対話で学ぶ精神症状の診かた

精神科医　宮内倫也
プライマリ・ケア医　樫尾明彦
著

南山堂

はじめに
プライマリ・ケア医から

　宮内倫也先生との出会いが全ての始まりでした．面識もなく，素性もわからない私から来た突然のメールに，宮内先生がご快諾くださったのが2017年12月でした．後押しいただいた南山堂編集部の方々にも改めて感謝申し上げます．そして，宮内先生とのネット上での対話が始まったのが2018年の年の瀬でした．共通のテーマに沿って宮内先生と対話をしていくなかで，メンタルの領域でそれまでどう対応すべきか悩んでいた「霧」が日々晴れていった感覚を，今でも覚えています．

　この本は，プライマリ・ケアで遭遇しそうな患者さんの精神症状への対応についてをテーマにしています．いろいろ寄り道してきた自分が唯一，取得・更新しているのが家庭医療専門医ですが，本書ではどんなセッティングで診療するにしても「プライマリ・ケアを担当する医師」として，「プライマリ・ケア医」という名称を使用しています．

　医療が細分化され，複数の科に並行して受診することが増えてきているなかで，プライマリ・ケアではその近接性から患者さんがまずやって来る入り口として，精神症状への対応が必要になる機会もあると考えます．また，すでに精神科や心療内科にかかっている患者さんから西洋薬を始める前や後で，その副作用の可能性や，漢方薬などに関するちょっとした相談も，プライマリ・ケアでは意外とあるのではないでしょうか．

　そのような相談に「精神科や心療内科ではないから」，「話を聞く十分な時間がないから」と蓋を閉めて詳しくは聞かないことも，患者さんと精神科や心療内科の先生との関係を考慮すれば，間違いではないかとも思われます．ただ，そこでどこまで診られるか（どこからは診るべきでないか）の線引きを常に意識しながら，精神症状に関する相談に対応することは，実はプライマリ・ケアにおける重要なニーズの1つなのかとも考えます．

　そういった事について学ぶには，日頃精神科や心療内科の医師がどのように考えているのか，どうすればプライマリ・ケア医とスムーズに連携を取っていけるのかについて，知ることがヒントになると思われます．

　対話の中で二人とも適度に（？）脱線しながら，「あるあるそういう事，なかなか教科書には書いてなくてね～」という「痒いところ」がいくつも出てきました．読者の皆さんにその解決への次の一歩が見つかるか……ぜひ読み進めていってください．

2019年10月

樫尾明彦

精神科医から

　本書は，精神症状をもつ患者さんに主にプライマリ・ケアの現場でどう接していくか，を念頭にしたものです．二部構成となっており，後半部分は給田ファミリークリニックの樫尾明彦先生との対話で，ここが本書の大きなポイントです．プライマリ・ケア医と精神科医という異なる目線の交差する先をご覧いただければと思います．前半部分は前座であり，後半用の基礎知識となっています．私が書籍や雑誌でこれまでに述べてきた考えをまとめており，精神療法，向精神薬，漢方薬について浅く述べています．

　後半の対話部分は，決して断定的なスタイルではありません．具体的な解決を示さず抽象的な言い方を多くしていますが，これは応用性を高めることを狙っています．そして，普段の臨床の悩みが二人のあいだで展開され，悩みそのままとして共有することで終わるものもあります．あえてそのような仕様にしており，"問題はその場で解決すべきものとは限らない"ことや"決定事項はその時の文脈によって容易に変更される"ということを意識しています．従来の医学書にある「これにはこう！」という書き方は，明快である一方，常に医療者側からの目線です．私たちの臨床は，医療者と患者さんとのあいだで，時には合意がつくられ，時にはつくられない，そして時には書き換えられるという不安定なものです．医療者が「正しい」と考える価値観のみで進めては，暴力性が生まれます．患者さんとのあいだを意識し，すぐには意見の一致を目指さない，ともすると頼りない雰囲気に身を預ける覚悟が必要です．それを味わってもらえれば，あえて言えば，消化しきれない不快さを感じていただければ，本書の狙いは達成できたと言えるでしょう．

　また，本書では"意志"という言葉が何度か登場します．昨今のトレンドである患者中心，意思決定支援，shared decision making（SDM）について，私はやや挑戦的な見方を持っています．これについては，賛成や反対などいろいろな考えを皆さんで持ち，発展していければと考えています．

　と，やたら真面目なまえがきになりましたが，対話がメインであり割とサクサク読めるものだと思っています．私のクセで脱線も多いのですが，対話からの連想ということでご容赦ください．ちなみに，私はかなりズケズケとした物言いをしていたのですが，南山堂編集部の素晴らしい力によって非常にマイルドに仕上がりました．安心してお読みください．

2019年10月

宮内倫也

目　次

精神症状，ニシエヒガシエ

総論
- 精神症状の診かた ……………………………………………………… 2
- 向精神薬と漢方薬の使い分け，精神科への
　紹介タイミング ……………………………………………… 12
- 薬剤の副作用 …………………………………………………… 23
- 疾患横断的精神療法 …………………………………………… 32
- 漢方薬を紹介する前に ………………………………………… 39

抑うつ
- うつ病の鑑別とその治療 ……………………………………… 51
- 抑うつの漢方的な理解とその治療 …………………………… 57

不安
- 不安の鑑別とその治療 ………………………………………… 68
- 不安の漢方的な理解とその治療 ……………………………… 73

不眠
- 不眠の鑑別とその治療 ………………………………………… 82
- 不眠の漢方的な理解とその治療 ……………………………… 90

対話から学ぶ 精神科医×プライマリ・ケア医×漢方

- ケース1　だるいんです…… ……………………………………………… 98
- ケース2　なんだか調子が悪くって ……………………………………… 118
- ケース3　会社で嫌なことがあって眠れません…… ………………… 134
- ケース4　ワンオペ育児が哀しくて ……………………………………… 152
- ケース5　これって更年期障害かしら …………………………………… 169
- ケース6　ベンゾってダメなんですか？ ………………………………… 186
- ケース7　もうすっかり元気です！ ……………………………………… 198
- ケース8　妻が亡くなってから眠れません …………………………… 206
- ケース9　西洋薬は増やせない，漢方はおいしくない ……………… 230

ケース10	自殺企図ですか……うちで診るんですか?	254
ケース11	義母の介護で眠れなくって	265
ケース12	BPSDで介護崩壊のピンチ	282

コラム

- 効果判定の時期や頓用としての使い方 ……………………………… 20
- 漢方薬とエビデンス ……………………………………………………… 46
- 肝気鬱結の治療 …………………………………………………………… 65
- 向精神薬との併用について ……………………………………………… 79
- 不眠用漢方薬の使い方 …………………………………………………… 94
- 事前確率? ………………………………………………………………… 113
- 自己責任の危うさ ………………………………………………………… 183
- プライマリ・ケアにおける心理職との連携と今後の課題 ………… 228
- 転移と逆転移を超えて …………………………………………………… 251

索引 ……………………………………………………………………………… 304

精神症状，ニシエヒガシエ

精神症状の診かた

■まずは身体疾患を除外しよう

「精神疾患って何なんですか？ 身体疾患と精神疾患の違いはなんとなくイメージできますけど，結局よくわからないんですよね……」

他の科の先生からそう言われてしまうと「たしかに……」と思います．精神疾患の捉えどころのなさは尋常でなく，転科してくる先生も最初にここでつまずくことが多いように思います．しかし，精神とはそもそも……と話し出すと果てしなく脱線してしまうので，そこには踏み込まないでおきます．

ここで，"てんかん"を例に出しましょう．この身体疾患は，昔々は三大精神病，すなわち精神分裂病（今の統合失調症），躁うつ病（双極性障害），てんかん，のひとつとして扱われていたのです．しかし，原因が明らかになったことで精神疾患の座から降り，身体疾患となりました．診療を担当する医師も精神科医から脳神経内科医にシフトしています（精神症状が出現するので精神科医も診るべきではありますが）．"進行麻痺"もずっと昔は精神科における重要な疾患だったのですが，原因が梅毒によるものと判明した結果，その表舞台から消えたのです．また，典型的には若い女性が幻覚妄想状態となり，しばらく経過した後にけいれん発作を繰り返し，意識がなくなり最悪の場合は死に至る……．以前であれば"致死性緊張病"と精神科で言われていたであろうその状態も，一部（全てではない）は"抗NMDA受容体脳炎"であることがわかり，脳神経内科医による治療が進んでいます．

つまり，精神症状が主体である"精神疾患（仮）"の原因が判明し治療が対応した際に，そこから外れて身体疾患に区分されていったという歴史が

あるのです．200年後の医療は今とはかなり異なっているのでしょうけれども，いくつかの精神疾患は身体疾患（脳疾患）として扱われるようになっているかもしれませんね．精神科はどこまでも"謎"を相手にしていかねばならず，「よくわからない」に付き合っていく科であり，冒頭の質問をした先生は鋭いのです．

　精神疾患は精神症状を主とする疾患ではありますが，原因が今のところ不明であるもの，と言えそうであり，あくまでも仮説に基づいた不完全な薬剤治療と診察での精神療法が基本になります．であるならば，原因がわかっておりそれへの対応が可能である疾患とは分けねばなりません．そう，それが身体疾患なのです．もちろん，身体疾患でも原因がよくわからないものはごまんとあります．ここでは精神症状を主体とするもの，という但し書きがついていることにご留意ください．

　精神症状をきたす身体疾患は薬剤性を含めて数多あり，まずはそこからしっかりと鑑別します．いくつか代表的な身体疾患を図にあげます．

精神症状をきたす身体疾患の例

内分泌疾患
甲状腺機能異常，副腎皮質機能異常（アジソン，クッシングなど），性腺機能低下症，副甲状腺機能異常，膵機能障害，下垂体機能障害

代謝障害
ウィルソン病，尿毒症，人工透析，電解質代謝異常，心疾患，肝性脳症，肺疾患，ビタミン欠乏症（ペラグラ，ウェルニッケなど），睡眠時無呼吸症候群

月経・生殖機能
月経前緊張症候群，産後うつ病，産後精神病，マタニティブルーなど

血液疾患
悪性貧血，失血性貧血，白血病など

膠原病
SLE，ベーチェット病，血管炎など

中枢神経変性疾患
パーキンソン病，進行性核上性麻痺，皮質基底核変性症，ハンチントン舞踏病，脊髄小脳変性症，ミトコンドリア病など

炎症性疾患
神経梅毒，脳炎（日本脳炎，流行性脳炎，ヘルペス脳炎，自己免疫性脳炎など），クロイツフェルト・ヤコブ病，HIV感染症

脱髄疾患
多発性硬化症，急性播種性脱髄脳炎

全身感染症
腸チフス，発疹チフス，リウマチ熱，インフルエンザ，マラリアなど

- 正常圧水頭症
- 脳腫瘍
- 頭部外傷
- 薬剤
- 認知症
- 血管性障害
- てんかん（原発性／症候性）

そして，身体疾患を疑うポイントを以下に列挙しておくので，これは必ず覚えておきましょう[1~3].

> 身体疾患を疑う12ヵ条
> 1. 初回エピソードの精神症状．精神疾患の多くは若年発症であり，中高年であればなおさら身体疾患を疑う．
> 2. 産後．産後は精神疾患が発症しやすいものの，下垂体機能低下などもきたす．
> 3. 身体疾患の併存や薬剤・アルコール・ドラッグなどの使用．
> 4. 神経症状の存在．たとえば不随意運動や増悪してくる頭痛，歩行障害など．
> 5. 体重減少や食事の嗜好変化．ビタミンや微量元素の不足を考慮するが，嗜好変化は認知症，とくに前頭側頭型認知症にみられやすい．
> 6. 頭部外傷の既往．種々の精神症状に関係している．
> 7. ハンチントン舞踏病など遺伝疾患の家族歴．大いに参考になる．
> 8. 意識レベルの変動や幻視．幻視は身体疾患に多くみられる．
> 9. 適切な治療のはずなのに精神症状が改善しない時．安易に"治療抵抗性"としない．
> 10. 認知機能低下．ごくわずかな低下を見落とさない．
> 11. 併存の身体疾患で説明できない血液検査の異常値．
> 12. 因果関係がきれい過ぎるとき．身体疾患による精神症状は環境の揺れに脆くなることを忘れない．

---

1) Honig A, Pop P, Tan ES, et al：Physical illness in chronic psychiatric patients from a community psychiatric unit. The implications for daily practice. Br J Psychiatry, 155：58-64, 1989.
2) 宮岡 等：内科医のための精神症状の見方と対応．医学書院，東京，1995.
3) 中井久夫，山口直彦：看護のための精神医学．第2版，医学書院，東京，2004

それはどんな精神疾患？

　晴れて身体疾患を除外した後は，曖昧な精神疾患同士の鑑別になります．「抑うつ的だからうつ病だ」，「家が火事になったとか言ってるな……．あるわけない妄想だから統合失調症だろう」，「死ねっていう幻聴が聞こえているのか．統合失調症だな」．このように1対1に症状と疾患が対応していれば私たちも楽なのですが，そうではありません．「ある精神症状はある精神疾患に特異的ではない」のです．そこで，多くの精神症状が1人の患者さんに出現しうると考えて，それらの精神症状の"配分"を見ていき，診断を決めていくと考えるのが無難でしょう．ここでは症状を6つの方向性に分け，その症状が示唆する代表疾患を提示することとします．

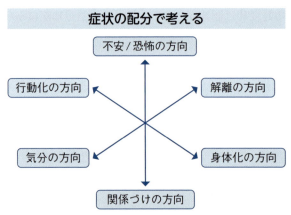

宮内倫也：プライマリケアのためのこころの診かた．日本医事新報社，東京，2016より改変

関係づけ：周囲の些細な振る舞いを自分にとって関係のあること（多くは迫害）として捉え，先案じしやすくなり現実との接触性が悪くなる．代表疾患は統合失調症．
気分(抑うつ/イライラ/躁)：抑うつでは気分が落ち込み頭がまとまらなくなる．躁では気分が高揚しいろいろなことが出来そうに思え寝る時間

が惜しくなる．イライラ感はいずれにも見られる．代表疾患はうつ病，双極性障害．

行動化：感情を抱えきれず，言葉でなく行動で示してしまう．代表疾患はパーソナリティ障害，摂食障害，物質使用障害．

不安/恐怖：今，そして将来に安住できず，回避したり身がすくんだりする．不安の代表疾患は不安症と強迫症．恐怖の代表疾患はPTSD（post traumatic stress disorder）．

解離：自分が自分からログオフされ，多くは"記憶の抜け落ち"や"自分が自分でない感じ"として体験される．代表疾患は解離性障害．

身体化[a]：身体が劇場となり，苦痛を身体症状として表現する．代表疾患は身体症状症．身体疾患を有しその症状がある場合もそれに対する認知面や行動面を重視すること．

　患者さんには複数の症状が見られるため，上記の6つを主症状＋随伴症状として捉えるとわかりやすいかもしれません．たとえば，不安と抑うつがあり抑うつがより強いのであれば，不安を伴ううつ病と診断できるでしょう．

　ただし，それら症状の中でも重み付けがあり，"関係づけ"と"躁"は地位が上です．仮に躁が過去に数回しか見られず現在は抑うつと不安が主体であっても，主診断は双極性障害となります．同じく，関係づけがあり現在は抑うつが強い場合も，主診断は統合失調症の可能性があります（"可能性"であり，絶対ではありませんが）．しかし，この2つの診断と告知は人生に与える影響が非常に大きく，治療も特殊になります．これらが過去に見られた，現在に見られるのであれば，鑑別疾患の考慮も含めて必ず精

---

a) 身体化は「身体に異常はないので精神疾患です」よりも「身体のつくり（構造）ではなくはたらき（機能）の不調です」と患者さんに伝える方が治療導入しやすいでしょう．機能の不調であれば，その機能を回復させるような精神面への働きかけも抵抗少なく受け入れられます．

神科が対応すべきと言えるでしょう．

躁と関係づけ以外に精神科医が診療の中心になるものは，恐怖[b]，行動化，解離です．そうすると，プライマリ・ケアで治療するものは決して多くはありません．診ない方向性をしっかりと除外するスキルが求められているのです．そして，残った気分（躁を除く），不安，身体化を相手にしましょう．診ない方向性が否定できず診断や治療に影響しそうであれば，"疑い"として無理せず精神科に紹介してください．外れていてもまったく差し支えありません．

併せて，睡眠障害，とくに"不眠"は数多くの精神疾患にみられる症状であり，またさまざまな疾患のリスクにもなります．不眠もうまく治療できるとよいですね．

ここで，先ほどの図をプライマリ・ケア用に修正しましょう．診るべきものはこのようになるのです．

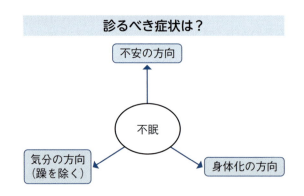

---

[b] 恐怖の代表例はPTSDです．トラウマという言葉は有名になりましたが，「心的外傷体験は診ることなんてないな……」と思うかもしれません．しかし，実はどの科にも潜んでいるのです．集中治療領域で話題となっているPICS (post-intensive care syndrome) の症状の1つにPTSDが含まれ，また重大な疾患の告知や治療の副作用，突然発症の激烈な症状なども心的外傷体験となります．医療以外に目を向けると事故や震災やいじめ，高齢者では戦争体験も含まれます．頑固な不眠，悪夢，過覚醒などがあれば心的外傷の可能性を考え，「昔あった嫌なことがふとした時に湧き出して苦しくなることはありませんか？」などと問うてから話を聞き（もちろん患者さんの話せる範囲内で），必要であれば精神科に相談をしてみましょう．

重症度という軸

ここまでは症状の方向性のお話でした．大事な視点はもう1つあり，それは"重症度"という，症状の奥行きです．"抑うつ"や"不安"といっても，軽症から重症まで幅広くあります．その判定は"日常生活や社会生活の障害度"と考えるとよいでしょう．症状への"とらわれ"や"視野狭窄（比喩の意味として）"とも言えますね．ほとんど影響がなければ症状というよりも"悩み"であり，健常と判断します．もちろん，健常な悩みを軽視してよいわけではありませんが，積極的な薬剤治療の対象とは言い難いでしょう．症状がありながらも生活にそれほど支障がないのであれば軽症，とらわれてしまい生活が送れなくなるのであれば重症と判断します．その中間が中等症．最も重症であれば症状へのとらわれが強すぎて一体化してしまい，幻覚妄想的，さらには昏迷状態にもなってしまうのです．すなわち，どのような精神疾患も重症になれば幻覚妄想状態になるということは覚えておきましょう．「幻覚妄想＝統合失調症」では決してありません．

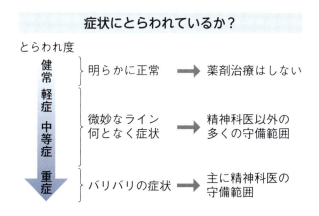

この重症度判定は，裏を返せば「症状があってもとらわれていなければ大丈夫」ということでもあり，治療においても症状を見つめていられるように精神科医はあの手この手でかかわります．

そして，プライマリ・ケアの対象範囲は軽症から中等症までであり，とくに慣れないうちは軽症が望ましいと思います．とはいえ，軽症だから治りやすいということもないのが精神疾患の難しいところであります……．重症であれば疾患として異質性が低くなり薬剤治療がよく効きます．しかし，軽症は異質性が高く，患者さんを取り巻く対人関係などの影響が強くなります．薬剤というよりは環境をうまく調整することや診察室を"ホッとできる場"とすることが大きな治療要素をもってくるわけですね．そのテクニックは精神科医以外でももっておくことが望ましいでしょうし，なかには精神科医顔負けのスキルを得ているプライマリ・ケア医も存在し，とても心強く感じています．

■本当に除外できたの？

　身体疾患を除外，とは言ったものの，見落としは誰にもあります．そして精神疾患同士の鑑別もできたようでできていないこともももちろんあるでしょう．「うつ病と思っていたけど，いやに疲労感が強いし電解質もちょっと乱れているし……」という状態が実はACTH単独欠損症だった，「強迫性障害だと思っていたのにSSRIによる治療がうまくいかず，時間が経ってから幻聴が……」という経過をたどって実は統合失調症だった，ということも．"後医は名医"と言いますが，大事なのは自分の下した診断はカッコつきの暫定である，と考えるべきということ．うつ病と診断して治療するも難渋した際には「これは難治のうつ病だ」と判断する前に必ず「自分の"うつ病"という診断は正しいのか……？　身体疾患ではないのか？　もしくは他の精神疾患ではないのか？」と疑問をもつようにしましょう．これは先にあげた12ヵ条の9番目に相当しますね．自分の診断が間違っている可能性は認めたくないかもしれませんが，そこは勇気をもって撤回しましょう[c]．私たちはなんのために治療をしているのかと自分自身に問えば，答えは明白なはずです．

〈宮内倫也〉

プライマリ・ケア医からのひと言

　この書籍の大きなテーマの1つでもありますが、プライマリ・ケア医も日常診療で精神症状に対応する機会は少なくないと思われます。この本文の「まずは身体疾患を除外して、次に精神疾患（の鑑別）を考える」ことは、後半の対話の部分でも前提となっています。また、複数の医師がグループで診療している場合には、普段主に担当している医師以外の医師が、精神症状の対応をする機会もありえます。患者さんとの関係からすると、いつもと違う医師が急にいろいろ介入することは、なかなか希望されないこともあるかと思われ、その場では患者さんに直接伝えなかったとしても、いつもと違う医師だからこそ、診断や経過を、もう一度見直す視点がもてるとも言えます。いつも担当している医師以外も含めて、お互いに意見を言い合えるような職場の関係を築いていけることも、日常診療ではプラスになるのではと感じます。

（樫尾明彦）

---

c) 勇気ある撤退は大切です。将軍ラケスは撤退を潔しとせず、ソクラテスに論駁されてしまうのでした。

精神症状，ニシエヒガシエ ──────────── 総　論

向精神薬と漢方薬の使い分け，精神科への紹介タイミング

▌どうやって使い分けるか

　前項をまとめると，【気分，不安，身体化】×【不眠】×【軽症～中等症】の組み合わせをプライマリ・ケアの射程範囲にしましょう，ということでした．そしてこれらの多くは，抗うつ薬と抗不安薬と睡眠薬の適応と言い換えることができます．これらの薬剤をどう上手く使うかがポイント．

　しかしながら，たとえばうつ病では，軽症であれば抗うつ薬の効果は小さいと言われます．「いやいや，そんなことはない」とするデータもあり心強く感じますが[1]，現段階で強く推奨されるものとは残念ながら言い切れません．そして，イライラや不安や不眠に処方されるベンゾジアゼピン受容体作動薬は，周知の通り依存性が指摘されており，医薬品医療機器総合機構（PMDA）も適正使用をするように呼びかけています．

　上記を考慮すると，とくに軽症においては，その薬剤の選択肢の中に漢方薬を加えるのも許容できるのではないでしょうか．まず漢方薬を使ってみる，そしてあまり改善してこないのであればその次に向精神薬の出番とする，という二段構えも悪いものではないと考えています[a]．対して中等症や重症では向精神薬の恩恵がやはり大きいようにも感じられ，漢方薬の出番は少なくなっていくでしょう．使い分けとしては次の図のようになると考えてみてください．

---

1) Furukawa TA, Maruo K, Noma H, et al：Initial severity of major depression and efficacy of new generation antidepressants：individual participant data meta-analysis. Acta Psychiatr Scand. 137（6）：450-458. 2018.
a) とはいえ無理をして引っ張らないように．効かない治療をダラダラ行っても有害です．

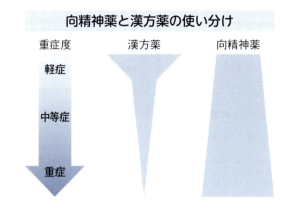

　バリバリの身体化に関しては向精神薬が効果を示しづらく，また漢方薬の選択もある程度の知識を要し，使い分けも複雑になると思っています．そのため，入門的な立場をとる本書では身体化を取り上げていません[b]．

ではむ向精神薬との併用はどうだ？

　向精神薬と漢方薬との併用は，個人的にはあまり積極的に行わないようにしています．プライマリ・ケアで漢方薬に習熟していない場合はなおさら，といってもよいかもしれません．進んで併用しない理由には，未知の相互作用があるかもしれない，どっちが効いているのかわからない，などがあげられます．抗うつ薬の副作用を抑えるために漢方薬を併用することがあるかもしれませんが，それも抗うつ薬の初回服用量を添付文書の半分にすることでかなり軽減でき，最初から漢方薬を足す必要性はあまり感じていません．「抗うつ薬が必要なんだけれども，副作用の吐き気がどうしても出てしまうなぁ」という困った時には，たとえば半夏厚朴湯を使って

---

b) 身体化に漢方を使うのであれば，やはり生薬ベースで行くのがオススメです．最初は難渋しますが，覚えればある程度論理的に漢方薬を選択できるようになります．そして，入門として扱う症状には腹痛や下痢などの腹部症状がよいでしょう．

もよいのかもしれませんね．
　私は併用しないということではなく，主に併用をするのは"向精神薬で治療をしてかなり改善したけれども，ほんのちょっとだけ症状が残る時"です(p.79)．"ほんの少し残る"というのがポイントであり，"大きく残る"のであればそれは向精神薬が十分に効いていないことを指すため，精神科医による新たな治療が優先されるでしょう．併用としての漢方薬はあくまで風味付けというかスパイスというか，それくらいの役回りと思ってみることをオススメします(もちろん経験に左右されるのでしょうけれども)．他に併用するのは，ベンゾジアゼピン受容体作動薬の減量サポートですね．漢方薬はとにかくデータが不足しているのでどうしても個人の感想になってしまうのが残念ではありますが，あくまでひとつの見解として捉えてみてください．なお，漢方薬に精通して経験も豊かであればこの記載が消極的に見えるかもしれませんが，ご了承ください．

▌漢方薬の勧めかた

　「向精神薬ではなく漢方薬でまずはいってみよう！」と思っても，実際に服用するのは患者さんです．患者さんの思いを考慮せずに処方内容を決めてしまってはいけません．"お薬を飲む"ということを，私たちが考えるよりも患者さんは真剣に受け止めています．期待もあるでしょうし，不安もあるでしょう．どんな薬剤であれ，処方する時は患者さんがどう思っているか想像をめぐらせながら，できるだけ親切な説明をし，できるだけ紙に書きます．"処方時の説明にかけた時間は報われる"と私は思っています．
　漢方薬を勧めたい時は，まずはこのように聞いてみます．
「○○さんの今の状態をお聞きして，私は漢方薬が合うかなって思ったんですけれども，いかがでしょうか」
　漢方薬に対して患者さんがどう思っているかを，この聞き方で探ります．「え！漢方薬ですか！」と食いついてきたら，処方は間近と考えてよい

でしょう．しかし「え，漢方薬ですか……？」と怪訝な顔をするようであれば，これ以上は控えておいたほうがよいかもしれません．その時は「なにか思うところがありましたか？」と聞いてその理由を明るみに出してみますが，よっぽどでない限り説き伏せようと思わないことです．医師と患者さんとの対決姿勢になることは禁忌であり，仮に患者さんに「飲みます」と言わせても，それは患者さんから湧き出たものとは遠く離れた意志であり，ノセボ効果が強く出てしまうことでしょう．処方は患者さんの希望の象徴になるべきで，医師の思惑のみでなされるべきではないのです．プラセボ効果をうまく引き出すのも技術のうち，ですね．

漢方薬同士の併用について

これはいろいろと議論の分かれるところですが，併用するにはそれなりの理由が必要です．それが説明できないのであれば，併用はしないこと．なぜなら，併用することで不要な生薬が重なったり増えたりしてしまってその量が多くなる，といった不都合が生じるからです．必要な生薬だけを足すことができればよいのですが，私たちが処方できるのはパッケージ化されたエキス製剤．1つの生薬だけ追加することは残念ながらできないのです．たとえば，抑肝散に芍薬を足したい衝動に駆られた時（？）は

・抑肝散＋桂枝加芍薬湯
・抑肝散＋芍薬甘草湯

といったようにエキス製剤同士を併用することになります．当然，いらない生薬も一緒に足されてしまいますね．この例でとくに怖いのは，甘草が増えてしまうということ．有名な偽性アルドステロン症という副作用を起こす確率が高くなります．

また，併用によって当然のことながら服用量も増えてしまう可能性があります．患者さんにとってただでさえ美味しくない漢方薬をたくさん飲まなければならないというのは，こちらが思うよりも負担増なのです．併用

したはいいけど患者さんは飲まなくなった，では笑い話にもなりません．

　私は必要とあらば漢方薬同士の併用をする方ですが，それなりの理屈をもって行いますし，患者さんにも了解を得てからにしています．もし「2種類の併用をしてみようかな」と思う時がやってきたら，どちらかは甘草を含まないものにしておくのがより安全かもしれません．たとえば苓桂朮甘湯＋六味丸，抑肝散＋半夏白朮天麻湯，などです．

▌服用のタイミングと処方量

　「漢方って食前じゃないとダメなんですよね」というのはよく聞かれることですが，実際のところ食前だろうが食間だろうが食後だろうが，そうそう違いはありません．食前にする根拠は非常に乏しいと言えるでしょう[2]．胃に障るタイプの漢方薬もあるため，むしろ基本的に食後にしておいた方がよいのではないかと思われるほどです．他の薬剤で食後投与のものを服用していれば，なおさら一緒に食後でまとめた方が優しいと言えるでしょう．また，眠りを目標として処方するのであれば，たとえば夕食後や就寝前にまとめることも合理的と思われます．

　ただし，処方箋に食後と記載すると，薬局から疑義照会がきます．薬剤師の先生も「食後でもよいのはわかっているけど，疑義照会せずに通すと個別指導が待っているんだよね……」という気持ちかと思います．そのため，お互いの無駄を省くために以下のような処方箋にしましょう．

---

2) 牧野利明：いまさら聞けない生薬・漢方薬．医薬経済社，東京，2015．

```
案1
・コタロー六君子湯エキス細粒　4包　分2　1日2回朝夕食後　28日分
コメント：コンプライアンス維持のため食後投与
```

```
案2
・コタロー六君子湯エキス細粒　4包　分2　1日2回朝夕食前　28日分
コメント：食後の服用でも可
```

　さて，次に処方量の問題です．多くの製薬会社の漢方薬は1日3回で1回に1包となっています（クラシエは1日2回タイプのものも販売しています）．ただし，この量では効きにくいというのが個人的な見解．なかには黄連解毒湯（おうれんげどくとう）や甘麦大棗湯（かんばくたいそうとう）など1日3回服用せずとももっと少なめで効果がしっかり出るものもありますが……．私自身は上記の処方案に記載したように1日4包で分2（1回に2包）とすることが多く，患者さんが漢方治療に乗り気であれば，1日6包や8包まで使うこともたまにあります．とくに向精神薬があまり効かなかった慢性疼痛患者さんに漢方薬を使っていることもあり，駆瘀血剤（くおけつざい）を中心にガッチリと使うため処方量も多くなりがち．前期研修を行った病院には中国の先生がおり，その先生も「これ査定されるんじゃないか……？」と思うほど大量の漢方薬を使っていたのを覚えています．あれは色んな意味ですごかった……．

　ただし，多くすればよいというものでもなく，当然のことながら副作用の問題が出てきます．それには，生薬の知識がどうしても必要になってくるでしょう．さらに，上述したように患者さんが「こんなに多くは飲めない」となってしまってはなんのための増量か意味がわからなくなります．

　多く処方することに慣れていないのであれば，たとえば1日2包くらいから始めて様子を見ながら4包まで増量してみてもよいかもしれません．決して無理をしないように．

▍精神科に紹介するのは？

　餅は餅屋という言葉があるように，専門家にお願いすべき事態に遭遇することも多いでしょう．私も「ちょっと手に負えない……」という身体疾患は潔く他の科の先生にドンドンお願いしています．精神科医になって以来，身体疾患の知識の経年劣化が著しく……．キャプテン・アメリカよろしく「まだやれる」と言っても線引きは必要であり，自分の力を超えていればお任せするのが大事なのです．

　ここで，紹介する時の状況を列挙していきましょう．

1. プライマリ・ケアで診るべきでない症状がある
2. 症状の重症度が中等症から重症である
3. 希死念慮や自殺企図がある
4. 向精神薬を使用してみても改善しないか悪化していく
5. 向精神薬の副作用が強く継続できない
6. 治療の過程で診るべきでない症状が出現する
7. 治療終了後に再燃し以前の治療を行うも改善が乏しい
7. 患者さんが向精神薬による治療を望まない
8. 妊娠希望や妊娠中・授乳中である

　注意したいのは，偏見はだいぶ少なくなったものの患者さんは"精神科"と聞くと「え，精神科ですか……？」と引いてしまうことがままあるという点．紹介時は言葉や態度に慎重になる必要があります．今の治療が残念ながらうまく行っていないことを認めたうえで「私は専門家の意見を聞いてみたいと思っています．もちろん，○○さんの身体の面は引き続きこちらで診ていきたいと思います」と言ってみましょう．「もうここでは無理だから，精神科に行ってください．次の予約？　要らない要らない」と言ってしまうと，患者さんは見捨てられたと感じてしまい，紹介先の精神科との関係構築も難しくなるでしょう．

〈宮内倫也〉

プライマリ・ケア医からのひと言

　プライマリ・ケア医がどのくらい精神症状に対応しているのかは，その医師自身がどれだけ学んでいるか……のみならず，診療時間やその医療機関に受診する患者さんのレイヤー（主にどんな対応を必要とするのか）にもよるかと思われます．本文にあるように，患者さんがいきなり精神科には行きにくくてプライマリ・ケア医を受診することは，たとえば，救急対応を必要とするような機会が比較的多い家庭医の診療所だったとしても，十分あり得るのではと思います．もちろん，どの段階で紹介するかにはルールはありませんが，本文に列挙された「紹介する時の状況」が1つの指針となるのではと思います．そして，精神科に紹介した後も家庭医が併診していく例としては，私は精神科に紹介した後，西洋薬の処方は精神科に任せて，漢方薬の処方を自分のところで継続していることもあります（本文にもある通りあくまで補助的にですが）．精神科の担当の先生と診療情報を共有したうえで，漢方薬の処方が精神科とこちらとで重なることがないようにすることが望ましいですが，「漢方薬については（家庭医に）任せます」という方針になることもあり，精神症状への対応のオプションの1つとして，漢方薬を使えることの意義があるのかと思われます．

（樫尾明彦）

コラム

効果判定の時期や頓用としての使い方

 いつ判定するか

　「漢方薬は気長に飲まないと効果が出ない」と思われるフシがありますが，そうでもない場合も多々あります．私自身は，大体2週間である程度の判定を行っています．量を多めに処方するため，効果発現も少し早いのかもしれません．抑うつ気分や不安や不眠も，処方して2週間で全く変わらないのであれば，4週経っても大きな変化はないというのが個人的な実感．患者さんが少しでも「そういえば身体がちょっと軽いような」などとプラスのことを言ってくれるのであれば，もう2週間続けます．

　ただし，慢性に経過して「複雑だな……」と感じた場合，とくに身体化ですが，4～6週くらいで効果を判定します．治療までの経過が長いと病態はさまざまなものが絡み合い，ほぐすのに時間がかかるのです．とくに瘀血(おけつ)や水滞(すいたい)(p.39で解説)は慢性化に寄与しており，そこを改善するには時間が必要になります．

　状態によって判定の時期は変わってくるのですが，プライマリ・ケアで漢方をこれから始めよう！という場合は軽症でシンプルな状態を扱うことが多いと思われ，判定は2週程度でよいでしょう．2ヵ月も3ヵ月も引っ張る必要性は乏しいと思われます．ただし，それは添付文書で示される量よりもいくばくか多め，4～6包/日の場合です．2～3包/日であれば，4週でみてもよいかもしれませんね．

 頓用で使えるの？

　漢方薬は一部に即効性を示すものもあり，一般には「構成生薬の少ないシンプルな漢方薬ほど効果が出るのも早い」といわれます．少ないほどシャープに効く，というわけですね．ピリッとした塩味を味わいたければ純粋な塩化ナトリウムだけを舐めればいい，というのと同じかも．海水か

20

らつくられた塩はさまざまな物質（いわゆる不純物）が含まれて，塩味自体はマイルドになります．

　構成生薬の少ない代表例は"こむら返り"に頻用というか乱用（？）されている芍薬甘草湯．その名の通り芍薬と甘草の2種類のみでできており，服用して15～30分くらいで効果が出ます．甘麦大棗湯という漢方薬は甘草・小麦・大棗の3つのみからつくられており，"悲しみが深くて泣けてきてしまう"という状況のときやパニック発作の時に1～2包を服用すると，なんだかスッと楽になります．呉茱萸湯は片頭痛急性期に用いられることのある漢方薬で，呉茱萸・生姜・人参・大棗の4つ．1回に2～3包を服用すると，合う人には（あくまでも合う人には……）トリプタン系と同等の効果が出ます．ほかに月経痛や謎の腹痛（いずれも温めて改善するタイプ）にもよく効きますね[a]．

　そこで気になるのは「構成生薬の少ないシンプルな漢方薬ほど効果が出るのも早い」の「少ない」というのがどのくらいか？というもの．明確に決まっていればよかったのですが，使用している生薬にもよるので一概にはいえないと思っています．私の不勉強で見逃しているのかもしれませんが．

　もうひとつの目安としては，"傷寒"や"温病"，今でいう急性の感染症に対してもともと用いていた漢方薬であれば早めの効果が期待できる，というもの．急性疾患に使用する漢方薬は相応の速さの効果発現が求められるので，当然といえば当然．桂枝湯，葛根湯，麻黄湯，小青竜湯，苓桂朮甘湯，柴胡加竜骨牡蛎湯，五苓散，麻黄附子細辛湯などなど……．

　これらを考慮すると，もちろん漢方薬にもよりますが，5～7種類までの生薬で構成されていればある程度は頓用で効いてくれそうです．10種類でもなんとか効かないこともないでしょうか……．この10種類という

---

[a] 芍薬甘草湯と甘麦大棗湯は甘いので，水なしでなんとか飲めないこともありません．呉茱萸湯は超苦いというかえぐみがあるというか，水なしでは拷問です……．この不味さで痛みを忘れるといっても過言ではない．

のは自分の経験であり，それは補中益気湯．私は元気を出したいときにこれ2包を頓用で飲んでいます．外来で患者さんが多く疲れてきて，「ちょっとこれはあかん……」というときですね．ただ，これはプラセボ効果かなと自分でも思っていますが……．タウリンが1,000 mg入っている某栄養ドリンクと同じようなもの？

　とはいえ，医療用エキス製剤は1包の量が少ないと感じています．もちろん，芍薬甘草湯や黄連解毒湯など1包でも十分な効果が期待できるものもいくつかありますが，頓用で，もしくは短期決戦で使うのであれば，多くは1回2〜3包が妥当だと思っています．

〈宮内倫也〉

薬剤の副作用

▌新規抗うつ薬の副作用

　抗うつ薬はうつ病にも不安症にも効果を示し、薬剤を使用する精神科医にとっては大きな武器です。ここでは選択的セロトニン再取り込み阻害薬(SSRI)以降の新規抗うつ薬の副作用を説明しますが、細かいものまであげるとキリがないのでメジャーなものにとどめておきます。

　新規抗うつ薬のもつ抗うつ効果は、十分量を使用すれば似たり寄ったりと言われます。2018年に公表されたネットワークメタアナリシスでは順位付けがなされていますが[1]、プライマリ・ケアで対処することを考慮するとそれほどの差異はないと考えてよいでしょう。不安への作用は、ノルアドレナリンがむしろ不安を強くしてしまうのではないかという恐れからセロトニン・ノルアドレナリン再取り込み阻害薬(SNRI)は使用されない方向でしたが、SNRIも不安症への臨床試験でまずまず良好な効果をあげていて、この矛盾を"noradrenergic paradox"と呼ぶ人もいます[2]。ノルアドレナリンニューロンの働きはセロトニンやドパミンからも干渉を受けていて単純ではないよ、ということでしょうか。

　以上のような作用とは別に、薬剤相互作用や副作用などはある程度の個性が認められるため、それを覚えましょう。ここでは一覧表にしておきま

---

1) Cipriani A, Furukawa TA, Salanti G, et al：Comparative efficacy and acceptability of 21 antidepressant drugs for the acute treatment of adults with major depressive disorder：a systematic review and network meta-analysis. Lancet, 391 (10128)：1357-1366, 2018.
2) Montoya A, Bruins R, Katzman MA, et al：The noradrenergic paradox：implications in the management of depression and anxiety. Neuropsychiatr Dis Treat, 12：541-557, 2016.

抗うつ薬の個性

	CYP阻害	CYP基質	PGP阻害
フルボキサミン	2D6（軽度），1A2，3A4，2C9，2C19	2D6，1A2	軽度
パロキセチン	2D6，1A2，3A4，2C9，2C19（2D6以外は軽度）	2D6，3A4	強度
セルトラリン	2D6（軽度）	2B6，2C19，2C9，3A4	強度
エスシタロプラム	2D6（軽度）	2C19，3A4，2D6	ほぼなし
ミルナシプラン	なし	なし（腎排泄）	ほぼなし
デュロキセチン	2D6	2D6，1A2	ほぼなし
ベンラファキシン	2D6（軽度）	2D6，3A4	ほぼなし
ミルタザピン	なし	2D6，3A4，1A2	ほぼなし
ボルチオキセチン	なし	2D6，3A4/5，2C19，2C9，2A6，2C8，2B6	軽度

提示した副作用はあくまでもその抗うつ薬で頻度が高いものであり，他の抗うつ薬で外路症状といった副作用もある．
宮内倫也：ジェネラリストのための"メンタル漢方"入門．第2版，日本医事新報社，東京，

すが，細かい部分は参考文献[3]をご覧ください．この中で重要な副作用は，"中断症状"です．後述するベンゾジアゼピン受容体作動薬の離脱症状と同様であり，急な減量や中止で種々の症状が現れます．抗うつ薬には依存性がないとされますが，減量中止にはベンゾジアゼピン受容体作動薬と同様に繊細な配慮を必要とします．

---

3) Carvalho AF, Sharma MS, Brunoni AR, et al：The Safety, Tolerability and Risks Associated with the Use of Newer Generation Antidepressant Drugs：A Critical Review of the Literature. Psychother Psychosom, 85(5)：270-288, 2016.

血漿蛋白結合率	肝腎機能低下への配慮	より多く見られる副作用	添付文書での自動車運転
81%	低用量から開始	脱毛	禁止
95%	低用量から開始	性機能障害，中断症状，発汗	注意
98.5%	低用量から開始	下痢，性機能障害	注意
55.4%	低用量から開始	大量でQT延長	注意
38.5%	腎機能低下で要注意	尿閉	注意
99%	肝腎機能低下で要注意（高度の障害で禁忌）	嘔気，中断症状，尿閉	注意
30%	肝腎機能低下で要注意（高度の障害で禁忌）	嘔気，中断症状，尿閉，発汗，大量でQT延長	注意
85%	低用量から開始	食欲増進，過鎮静	禁止
99%	低用量から開始	嘔気，下痢	注意

も見られる．抗うつ薬全体として，骨折，出血，低ナトリウム血症，けいれん，錐体

2019より改変

■ベンゾジアゼピン受容体作動薬における注意点

　ベンゾジアゼピン受容体作動薬については盛んに注意喚起がなされています．上手に使えばとても助けになる薬剤であることは強調しておきますが，下手に使えばしっぺ返しがやってきます（どの薬剤も多かれ少なかれそうではありますが）．薬剤相互作用で注意すべきところは，ほとんどのベンゾジアゼピン受容体作動薬はCYP阻害をもたないもののCYP3A4の基質であるという点，そして血漿タンパク結合率が軒並み高いという点です．作用と副作用については以下の図にざっくりと示していますが，そこ

25

に載っていないもので重要な副作用は"脱抑制"と"睡眠中の奇異行動"があげられます．認知症のリスクは肯定的な報告もあれば否定的な報告もあり，私は判断を保留にしています．

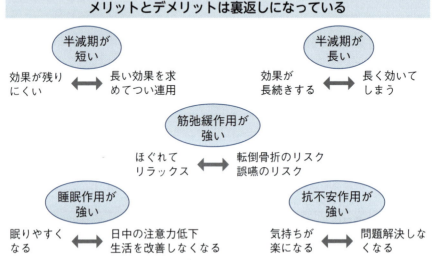

岩田健太郎（編）：薬のデギュスタシオン 製薬メーカーに頼らずに薬を勉強するために．金芳堂，京都，2015より作成

　ベンゾジアゼピン受容体作動薬の依存性や離脱症状はもう言うまでもないのですが，一度依存してしまうとそこから抜け出るのが大変なので，"依存をつくらない"ようにします．使う場合は"連用するなら2週間，頓用なら週に2回まで"を原則としましょう．減量/中止の際に見られる離脱症状は"なんでもあり"なので，原疾患の増悪と判断されてしまうこともあります．離脱症状はどれくらいの患者さんで起こるのかはなんとも言いかねますが，個人的な感覚では，手順を踏んでしっかりと漸減中止すれば多くの患者さんがごくごく軽微な離脱症状で終わると感じています．ただ，なかには本当にこじれることもあり，症状の多彩さから「不定愁訴だ」と言われ，厄介者扱いをされてしまいます．この"こじれ"は「離脱症状を人にわかってもらえない」という孤立や，「医者のせいで……」という怒り

が絡んでいるのでしょう．しかもインターネットではさまざまなことが書かれており，患者さんは不安になる一方．ちょっとした不調を大きく捉えてしまうことになり，いとも簡単に蟻地獄へとはまり込んでしまいます．

ただし，ベンゾジアゼピン受容体作動薬は絶対的な悪ではないので，"うまく使う"ことが大事です．そのためにも，それ以外の向精神薬を知る必要があり，またベンゾジアゼピン受容体作動薬そのものの作用と副作用も熟知しておかねばなりません．要は"ベンゾをうまく使うには，ベンゾを知り，ベンゾ以外も知らねばならない"ということなのです．

ノセボ効果の恐ろしさ

孤立や怒り，不安は，ノセボ効果を生みます．"プラセボ効果"はプラセボによってプラスの作用が出ることであり，"鰯の頭も信心から"と表現してもよいでしょう．"ノセボ効果"はその反対で，望ましくないマイナスの作用が出ることなのです．"病は気から"ではちょっと語弊がありそうですが……．ゾピクロンやゾルピデムの減量を行った臨床試験では，プラセボ群（実際は減量しなかった群）でも"離脱症状"が20％ほどに出現したという報告があります[4]．今では当たり前となったプラセボを比較対象とした臨床試験ですが，それにおけるノセボ効果を見たレビューでは，なんとプラセボ群の約半数にノセボ効果が出現し，5％に"重篤な有害事象"が出ているのです[5]．関係のない症状を「ひょっとしてこれは」と思い込んでしまう，説明された副作用が「起きるのではないか……」と不安になってしまう，などでノセボ効果は容易に出現します．患者さんの体験す

---

4) Lemoine P, Allain H, Janus C, et al：Gradual withdrawal of zopiclone (7.5 mg) and zolpidem (10 mg) in insomniacs treated for at least 3 months. Eur Psychiatry, 10 Suppl 3： 161s-165s, 1995.

5) Howick J, Webster R, Kirby N, et al：Rapid overview of systematic reviews of nocebo effects reported by patients taking placebos in clinical trials. Trials, 19(1)：674, 2018.

副作用に注意すべき生薬

生薬	副作用
黄芩	1. 間質性肺炎 　・他の生薬でも報告あり 2. 肝機能障害 　・9割は黄芩による
山梔子	腸間膜静脈硬化症
甘草	偽性アルドステロン症
麻黄	消化器症状，心血管症状，不眠，興奮，幻覚妄想，発汗，尿閉など
附子	消化器症状，心血管症状，呼吸困難，のぼせ，口唇周囲のしびれなど
大黄	腹痛，食欲不振，下痢
桂皮，当帰，人参など	皮膚症状

＊甘草を含まない漢方薬：六味丸，桂枝茯苓丸，当帰芍薬散，半夏厚朴湯，四物湯，五苓散，湯，柴胡加竜骨牡蛎湯，大柴胡湯

宮内倫也：ジェネラリストのための"メンタル漢方"入門．第2版，日本医事新報社，東京，

るベンゾジアゼピン受容体作動薬の離脱症状すべてがノセボ効果によるものといっているわけではありませんが，程度の差はあれど遷延化や複雑化に寄与しているでしょう．だからこそ，「どうせノセボ効果だ」などと軽く扱ってはならず，真剣に向き合ってほしいのです．「そんなわけない」や「気のせいだ」と突っぱねてしまっては，より症状が強まりそして広がっていくでしょう．患者さんの思いをきちんと汲むという，言われてみれば当然のところから始めることが求められるのです．

特徴	本書に登場する代表的な漢方薬
男女比ははっきりせず、60代以上の高齢者に多い 服用から3ヵ月以内が多い	小柴胡湯，柴朴湯，柴胡桂枝湯，柴胡加竜骨牡蛎湯，柴胡桂枝乾姜湯，大柴胡湯，黄連解毒湯，三黄瀉心湯，温清飲，柴胡清肝湯，半夏瀉心湯，女神散
女性に多く，50代に多い 長期の服用でも発症しうる（3ヵ月以内に限らない）	
中高年の女性にやや多い 4年以上（多くは10年以上）の服用で発症する CTで腸間膜静脈の石灰化，大腸内視鏡で青～紫の腸壁	加味逍遙散，加味帰脾湯，黄連解毒湯，温清飲，柴胡清肝湯
低カリウム血症，筋力低下，高血圧，浮腫など 用量依存的に発症リスク上昇（2gで1.7％，4gで3.3％） 小柄な女性や高齢者，基礎疾患のある場合は要注意	多数．含まないものを覚えておく*
交感神経賦活による諸症状 不安や恐怖の強い患者さんには向かない？ 高用量の麻黄には依存性のリスクあり？	葛根湯，麻黄湯，麻黄附子細辛湯，小青竜湯
交感神経賦活による諸症状 催不整脈作用はNa^+チャネルやCa^{2+}チャネルへの作用？	真武湯，八味地黄丸，牛車腎気丸，麻黄附子細辛湯
大黄は鎮痛作用や鎮静作用なども併せもっている 当帰，地黄，芍薬，麻子仁なども腹痛や下痢を起こす	大黄甘草湯，桃核承気湯，柴胡加竜骨牡蛎湯（ツムラ以外），大柴胡湯，麻子仁丸，三黄瀉心湯
もともと肌の弱い患者さんに起こりやすい 他にもさまざまな生薬が皮膚症状をもたらす	多数

真武湯，麻黄附子細辛湯，大建中湯，黄連解毒湯，三黄瀉心湯，麻子仁丸，温清飲，呉茱萸

2019より作成

漢方薬の副作用

　漢方薬にももちろん副作用はあります．漢方薬そのものと患者さんとの相性があるのだと思われ，できるだけ相性のよいものを選んで効果を高め副作用を少なくするのが，漢方業界で言われる"証"なのかもしれません．しかしながら，その"証"も科学的に検証されておらず，今後はその俎上に載せられる必要があるでしょう．本書も伝統的な"証"を参考に漢方薬

を選ぶスタイルですが，常にそこに疑問をもっておくことも大事かと思います．

今回は，生薬別にメジャーな副作用をまとめました．漢方薬を処方するならばこれくらいは注意をしておきましょう．しかし，生薬を見ても予想のつかない副作用が出現する可能性もあるので，服用後になんらかの不調が認められたら"疑わしきは罰する"方向で考えておいたほうが無難です．

▍漢方薬の依存性

「ベンゾジアゼピン受容体作動薬と違って漢方薬には依存性がない」と言われます．しかしながら，麻黄の主成分がエフェドリンであることを考えると，少なくとも"大量の"麻黄には依存性があると考えても理論的には間違っていないでしょう．エフェドリンについてはいくつか研究も見られます[6,7]．麻黄を多く含む漢方薬は，麻黄湯，葛根湯，小青竜湯，麻黄附子細辛湯です．麻黄湯はインフルエンザの悪寒戦慄に，葛根湯は肩こりや感冒の寒気に，小青竜湯はアレルギー性鼻炎に，麻黄附子細辛湯は疲労感を伴う風邪などに用いられることが多いですね．ごくごく短期間であれば依存については心配ないでしょう．しかし，あまりにも気軽に，そして長期に処方することは避けたほうがよいのです．アレルギー性鼻炎にずっと小青竜湯を処方していませんか？

残念ながら，他の生薬についてはまったくわかっていません．「漢方薬をやめたら調子が悪くなった」という発言が患者さんから聞かれることもありますが，それが果たして漢方薬の離脱症状なのかは不明です．一般的

---

6) Miller SC, Waite C：Ephedrine-type alkaloid-containing dietary supplements and substance dependence. Psychosomatics, 44(6)：508-511, 2003.
7) Martínez-Quintana E, Rodríguez-González F：Addiction to ephedrine in psychiatric disorders. Adicciones, 25(1)：89-90, 2013.

に，中断症状/離脱症状としての"調子が悪くなった"場合は数日〜2週間以内で出現することがほとんどと考えてよいでしょう．それ以降で「なんとなく調子が悪くなってきた」場合は，疾患そのものの再燃/再発の可能性が最も高いと思われます．漢方薬を減量中止しても短期間で不調となることはほとんどなく，個人的な感触では麻黄を多く含む漢方薬以外で明白な中断症状/離脱症状を見たことがあまりありません（附子を含む漢方薬では同様の経験があり，酸棗仁湯の中止による不眠も少々）．しかしながら，だからといって「やっぱり安全！」と飛びつくのではなく，これからきちんと検証すべき事項だと思われます．"危険だというエビデンスがないことは，危険ではないとは限らない"のです（そのような研究自体ほぼないので……）．ひょっとしたら，"ない"と思い込んでいて発見できなかったヘリコバクター・ピロリと同じなのかもしれません．"かもしれない運転"の目で見てみることが今後は求められるでしょう．

（宮内倫也）

総論 薬剤の副作用

プライマリ・ケア医からのひと言

　漢方薬がだんだん市民権を得てきた昨今，まさに「ベンゾジアゼピン受容体作動薬には依存性があり，漢方薬には依存性がない」と考えられている傾向はあるのではないでしょうか（……ですので，筆者はこの項は大変学びとなりました）．たしかに，葛根湯や麻黄附子細辛湯を，頻回に飲んでいる場合に，はたしてなにか症状があるからそのつど飲んでいるのか，飲まないと調子がよくないから頻回に飲むのか……．後者であれば，漢方薬についても離脱症状や依存性を示している可能性が考えられます．「ベンゾは悪者，漢方薬は安全」と短絡的に考えてしまうのは控えようと，改めて思いました．

（樫尾明彦）

精神症状，ニシエヒガシエ ── 総　論

疾患横断的精神療法

▍BATHE technique

　プライマリ・ケアの先生方にも実践可能な精神療法を紹介していきましょう．精神療法は，患者さんに安心してもらい，その素質に沿っていき，少し前向きになってもらうような方法です．単なるお説教は"押し付け"であり，精神療法の対極にあるものでしょう．薬剤治療も結局のところ"薬剤を介した精神療法"であり，その処方にどれだけ希望を込めるかがポイント．なにはともあれ患者さんが安心する，ホッとすることが大事であり，その基本は"支持"です[a]．この支持が"言うは易く行うは難し"の代表格で，自分が「支持したぞ」と思っても患者さんにそう受け取られていなければ，それは支持にはならないのです……．"寄り添う"という言葉にも同じことが言えますね．「患者さんに寄り添っています」と言ったとしても，果たして患者さんが「寄り添ってもらった」と思っているかどうか……．私たちができるのはあくまで"try to"なのであり，それが成就するのは，患者さんとの間でのことです．その謙虚さや振り返りのこころがなければ，言葉や態度は空振ってしまいます．

　精神療法と称されるテクニックは星の数ほどありますが，ここでは複数の精神疾患に応用でき（疾患横断的），かつ簡便な方法を紹介していきま

---

a) そのためには，言葉だけではなく身振りや手振り，そして"vocal"と言われる声の音色やトーンも重要です．同じ言葉でも声の質が異なれば意味は変わり，治療の大きなウェイトを占めます．言葉以外の要素に目を向け，診察室全体の雰囲気を柔らかくするようにイメージしてみましょう．実はp.14の「え，漢方薬ですか」というセリフも，字面は同じですが言い方によって全く反対の意味であることを示しています．

しょう．

まずは，"BATHE technique" というもの．これは『The Fifteen Minute Hour：Therapeutic Talk in Primary Care』[1]に書かれている精神療法的対話の方法です．

> B：Background〜What is going on in your life？（どんなことがありました？）
> A：Affect〜How do you feel about that？（どう感じました？）
> T：Trouble〜What troubles you the most？（いちばんお困りなのは何ですか？）
> H：Handling〜How are you handling that？（どうやって対処していますか？）
> E：Empathy〜That must be very difficult.（それは大変だったと思います）

少し説明をしておきましょう．話題にするのは患者さんが現在抱えている苦痛であり，その口火を切るのがBです．Aでそれに対する"感じ"を聞き，Tで最も困っていることにぐぐっと焦点化してポイントを明確にします．患者さんのなかにはあれやこれやと困ったことを言って収集がつかない人もいますが，「いっぺんにたくさんのお困りごとに対処するのも難しいので，1つずつやっていきましょう．いちばん困っているのはなんですか」と聞いて絞っていき，とりあえずその改善を目標とすることで合意します．Hを聞くことで患者さんの治療資源や対処方法を把握しますが，ここが精神科的に重要．他者からの援助方法などがここで収集でき，そしてなにより強調したいのは「患者さんは不器用ながらももっている力で適

---

1) Stuart M, Lieberman JA：The Fifteen Minute Hour Therapeutic Talk in Primary Care. 5th Ed, Radcliffe Publishing, Abingdon, 2015.

応しようとがんばっているのだ」という認識をもつことです．患者さんの素質や人間関係がそこで思い描けるようになるわけですね．Eはその対処に共感を示します．まずは患者さんに安心してもらえることが大切で，それを飛び越えての治療はあり得ない，と思ってよいでしょう．

▌認証とそれから

　患者さんには「わかってほしい」部分と，程度の差こそあれ「（健康なお前に）わかられてたまるか」という部分とがあります．患者さんがつらさを吐露したとき，不用意に「うん，わかりますよ」と言うと，場合によっては後者を刺激してしまいます．たとえば，重症うつ病の苦悩は私たちの想像の及ぶところではなく，その場合は「あなたの苦しみは，私の想像が届かないくらいのものなのだと感じました」と伝えることが，最大の共感となることも時にはあるのです．奥が深いですね（自分で言ってしまった）．そこを避けるために，「わかります」ではなく「今の状況なら，そのように苦しむのも無理はないと思います」という認証（validation）を用いましょう．この表現は「わかる」，「わからない」を超えたところを狙っており，BATHE techniqueのEは共感というよりこの認証に近いものだと思います．

　その認証で下地をつくった後，症状の新しい視点を患者さんに提供していきます．それは，症状というのはマイナスに働いてしまっているけれども，短期的には適応という側面が強かったということ．患者さんは症状にとらわれ，それが足枷となって生活を苦しめています．「こんなんじゃダメだ」，「なんとかしないと」という焦り，すなわち症状との格闘がさらに彼らを悪い方向に進めます（症状と戦っても勝てない）．しかし，振り返ってみれば"抑うつ"は心身ともに限界に近づいたときに，一時的に撤退して回復を図ることでもあります．"躁"は追いつめられたときに鬨の声を上げ，一点突破を図ろうとする強い努力でもあります．"不安"や"恐怖"

は危険を察知して前もって身構え回避することでもあります．つまり，短期的には「これはヤバい」という状況に対してなんとかしようとしているその有り様であったのです．まずはこういった"プラス"の側面をお伝えし，それがいつの間にか自分を縛るようになり，長期的にみて"症状"となってしまったと説明しましょう[b]．身体のトラブルでも，たとえば腰が痛くなった場合，一時的に負荷を控えて回復を待ちます．しかし，その安静が長引くと，筋力が落ちてしまい，かえって腰痛に悪影響を及ぼします．これと同様のことが精神症状でも起こっていると考えてよいでしょう．

　短期的なプラスの面と長期的なマイナスの面とを伝えることが，患者さんにちょっとした意外性をもたらしてくれます[c]．そして，その長期的なマイナスにはまり込んでいるループ（悪循環）を示し，焦りがそれを助長していることを示します．そのため，患者さんが焦りに気づいて「あ，今ループに入っているな」という意識をまずもってもらうことから進めていきます．症状をどうにかしようとあがいてループに入ってしまっているので，その戦略を手放すことが大切．ゆとりをもち症状を"いなす"ように方向転換を図るのです．ただし，それも徐々に行いましょう．"手放す"ことを無理強いすると，"角を矯めて牛を殺す"になりかねません．

▍"いなす"テクニック

　症状は，戦っても逃げてもまとわりついてきます．そんなループの現状から，たとえば症状と反対のベクトルを当てに行くように自身の思考への反証をあげてクセに気づくことができれば，または症状にベクトルを当て

---

[b] 精神科の診断で"適応障害"というのがありますが，これは「適応障害という名の適応」であるという認識をもつことをオススメします．
[c] ただ，それはあくまで患者さんが"安心"できたときになされるべきです．それなくしていきなり「実は症状ってね…」と言ったとしても，腑に落ちるものではありません．

るのではなくゆとりを持って症状を"ただあるもの"として眺めることができれば，苦しみはだいぶ楽になり，症状から"悩み"に移り変わってくれるでしょう．前者は"内容"面からのアプローチ，後者は"反応"面からのアプローチとも表現できます．私は後者を選ぶことが多く，ちょっとしたエクササイズを患者さんに行ってもらっています．もちろん，患者さんによっては前者がフィットすることもあります．どちらかでなければダメというわけでは決してありません[d]．

　後者のメジャーなものは"葉っぱのエクササイズ"や"雲のエクササイズ"，そして"スローモーション"です．"葉っぱのエクササイズ"は，まず以下をイメージ．目の前にゆっくりと流れる川があり，そこに1枚の葉っぱが，これまたゆっくりと上流から運ばれてきています．そこまで思い描けたら，その流れていく葉っぱの上にさまざまな感情を乗せて，そのまま視界から消えていくのを見送ります．"雲のエクササイズ"は同じようなもので，川が青空に，葉っぱが雲に変わっています．患者さんは嫌な感情をさっさと流そうとしてしまいがちなので，そうではなく，ゆっくりとした川の流れもしくは雲の動きを眺めて自然に去っていくのを見送る，という姿勢が大事です．"スローモーション"は，できるだけゆっくり身体の一部を動かして，動いた感覚も味わうというもの．右腕を動かすなら「右腕が上がります」とこころのなかで繰り返しながら，可能な限りゆっくりと上げていきます．そして，動きそのものや上げている最中の筋肉の疲れに注意を払います．呼吸であれば，これもできるだけゆっくりと行い，吸うときは空気が鼻腔から気道を順番に通って最後に肺が膨らむ感覚，吐く

---

[d] 第3世代のものを含む認知行動療法はとても重要ですが，基本的な「支持」が前提です．BATHEを学び，そこから例えば『認知行動療法トレーニングブック』(医学書院，2018)や『10分でできる認知行動療法入門』(日経BP社，2016)や『よくわかるACT』(星和書店，2012)などで，支持に上乗せするテクニックを習得してみましょう．

ときは肺がしぼむ感覚を大事にしていきます．いずれも内容そのものにはフォーカスを当てず，症状に対する反応を変えていこうという方法であり，争わない姿勢になります．もちろん，いきなりやってくる不安症状に対して最初からうまくできるほど器用な人はいないので，毎日練習をしてもらいます．

　ループに対処する別の方法には，「ループに気づいたら，それは別の行動を起こすサイン」というものもあります．「あ，ループに入ったな」と思ったら，難しく考えずにその場でなにか意識を集中できるような身体の動き（なんでもよいのです）をします．「あ，ループ．身体を動かそう！」というシンプルな対処．それによって"棚上げ"をしておくわけですね．これによって症状にとらわれる時間が少なくなれば，「意外といけるなぁ」と患者さんが思うことも多いのです．この方法には特別ルールがあり，それは「1日のなかでループに入る時間をあえてつくる」というもの．たとえば「午後8時から30分間はループに入ってとにかく悩もう！」と決めるのです．そのループで何かよいことが思いつけばノートに書き出してもらってもO.K.とします．大体は徒労に終わるので，そこで治療者が「ループに入ることでいい結果がありましたか（心の声：ないよね？）」と質問をし，とらわれの非生産的な部分へ患者さんの意識が向くようにやや強調していきます．

　さまざまな方法はあるにせよ，私たちができるのは，患者さんの大きな不幸をありきたりの不幸にするくらいなのかもしれません．「治療することで患者さんを幸せにする」と意気込み人ひとりの人生を変えようとするのは，生き死にをどうにかできると思うことと，とても似ている気がしてなりません．それはブラックジャックの恩師である本間丈太郎先生が言うように「おこがましいとは思わんかね……」です．

（宮内倫也）

総論

疾患横断的精神療法

プライマリ・ケア医からのひと言

　おそらく家庭医にも馴染みの深い"BATHE technique"、ここまで深く書かれているのは、少なくとも日本語ではあまりみかけたことはなかったかと思います。E：Empathyの共感は、たしかに、昨今、OSCE（客観的臨床能力試験）などで「共感は、まずは患者さんの発言を繰り返しましょう」と教えられることも増えて、OSCEでスコアを稼ぐためのような、共感の形だけになってしまう弊害も考えられます。実は「共感」するのは、一言で返せるようなそう簡単なことではないのではと思っていた読者には、「Eは共感というより認証に近いもの」という説明は、目から鱗が落ちるのではないでしょうか。

　葉っぱ（or雲）のエクササイズについては、あまり器用でない私は、まずは自分でやってみようかと思います（笑）。

（樫尾明彦）

漢方薬を紹介する前に

▍漢方の基本的な理解：ビギナー向け

　まずは漢方の原則からお話ししましょう．漢方では人体をさまざまなものがめぐっており，それがほどよければ"健康"とします．換言すれば，量が足りない，めぐりが滞っている，という状態が"病気"です．そのめぐるもので押さえておくものが3つあり，それぞれの"不足"と"停滞"が病気の所見となります．まずはこれを理解しましょう．

　1つめは"エネルギー"です．これがめぐるからこそ，私たちの臓器は機能してくれるのですが，エネルギーが足りなくなると"機能低下"，エネルギーが滞ると"機能異常"となります．消化管を考えるとわかりやすく，エネルギー不足によって機能が低下すると，食欲不振になり，場合によっては食物残渣が目立つ下痢（消化しないまま出ていく）になるかもしれません．エネルギーが滞って機能異常をきたせば，蠕動がスムーズではなくなり蠕動痛やその部位の違和感が生じます．

　2つめは"栄養"であり，血液の一部と考えてよいでしょう．これは物質面を強調したもので，若年者と高齢者とを比較すると理解しやすいと思います．栄養の豊富な若年者に対して，高齢者は肌がくすみ筋肉量は落ち，骨密度も低下します．女性で言えば更年期や閉経なども生じてきますね．栄養が不足すると，目に見える部分の衰えが出てきます（更年期や閉経は子宮や卵巣の衰え，と考えます）．栄養の停滞はどうでしょう．栄養は血液の一部であるため，この滞りは血流の障害とも言えます．静脈瘤やくも状血管腫はまさに血流障害．神経への血流障害を考えると，慢性疼痛やしびれも"栄養"の停滞で一部は説明可能です．

　最後の3つめは"水分"で，血液もそうではあるものの，とくに間質液や

細胞内液を指すことが多いものです．身体は水分のバランスを一定に保っていますが，"水分"の不足はまさにdehydrationをきたします．"水分"の停滞は，全体の水分としては不足していないものの，バランスが偏っていることを示します．下腿浮腫や胸腹水，胃腸炎による下痢（水分が消化管に停滞している）などがあげられます．天気や気圧による症状変化も，水バランスが偏ることで症状が増悪すると考えます．

　ここでは不足と停滞で分けましたが，この二者は密接に関連しています．不足が起こると停滞が起こり，停滞が起こると不足が起こります．めぐりを"川の流れ"と想像してもらいたいのですが，流量が不足すると流れ自体が淀んで停滞します．そして，流れが一部分で停滞すると，その先の流量は不足します．たとえば，エネルギーの停滞が生じれば，遅かれ早かれその先へのエネルギーは不足しがちになってしまうのです．

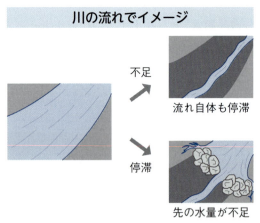

岩田健太郎（編）：薬のデギュスタシオン2．金芳堂，京都，2017を改変

　また，"エネルギー"と"栄養"と"水分"は独立変数ではありません．相互作用しながらめぐっており，そこもポイントです．たとえばエネルギーが不足すると栄養も不足し，そこから今度は栄養の停滞が生じることもあるのです．慢性化すればするほど波紋は広がりをみせ，事態は複雑にな

る，と言えるでしょう．

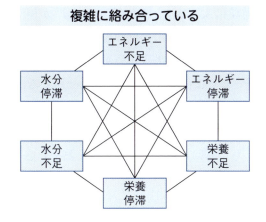

複雑に絡み合っている

　めぐるものとして"エネルギー"と"栄養"と"水分"をあげましたが，人体は一定の温度を保っていることも忘れてはなりません．これは異化と同化が行われ熱の産生がほどよい状態にあるからなのです．熱を身体中にめぐらせてなおかつ一定にしているのが，めぐるもののうち"栄養"と"水分"なのです．血液や間質液，細胞内液という形容をしましたが，"栄養"と"水分"は液体ですね．そして，この液体がサーモスタットの働きをしてくれて，熱をうまく分配してくれます．ということは，熱産生の異常とサーモスタットの異常は関連しています．

　もし熱が産生されすぎる，すなわち異化が亢進するとどうなるでしょう．これは甲状腺機能亢進症と同じような状態だといえ，食べてもそれが熱産生に回って身体はほてり，体重があまり増えずむしろ減る傾向にあり，ややイライラしたような状態で口渇を認めることもあります．熱が大きくなり，それによって"栄養"や"水分"といった"液体"が干上がっている状態，といえるのです．逆に熱が産生されない場合は甲状腺機能低下症と同様，低体温や冷え，体重増加，浮腫などが生じます．熱が生まれず，"栄養"や"水分"が不良在庫として溜まっている状態ですね．

　サーモスタットの異常に関していえば，"栄養"や"水分"が不足したら

熱を冷ますことができなくなり，今度はそれが"栄養"や"水分"を干上がらせるという悪循環に入ります．"栄養"や"水分"が停滞したら，熱が身体全体に届かなくなるため，熱の偏位が起きます．手足の冷えは，熱が産生されない場合もあれば，このように熱が停滞してそこまで届いてくれない場合もあります（多くは両方が関与）．手足は冷えるけれども頭はのぼせる，というときは，"栄養"や"水分"の不足と停滞によって，一部では熱を冷却できずのぼせにつながり，一部では熱が届かずに冷える，と説明できるでしょう．ちなみに，急性炎症による発熱や熱感などは熱産生の絶対的な過剰によります．

▌治療のための戦略

　"エネルギー"と"栄養"と"水分"のバランス．そして，"熱の産生"と液体である栄養と水分による"熱の調整"．これらがうまく働いていることが健康であり，それらに不足や停滞が生じてしまうのが"病気"でした．そのため，患者さんを前にして私たちは「1. どれが，2. どこで，3. 不足しているのか/停滞しているのか」という3つの視点で大まかに考え，漢方的な問診や診察を行います．そして，簡単に言えば"不足を補う/停滞を攻める"というのが漢方的な治療．身体のどこの，なんの，不足を補うか/停滞を攻めるか，によって，漢方薬を選ぶのです．

　ひとつ注意しておきたい部分に，"停滞を攻める"があります．攻めるというのは停滞させている邪魔物を取り除くことであり，これは外科手術のようなもので，患者さんの身体に侵襲を加えることでもあります．手術では出血し臓器の機能も一時的に低下しますが，それと同じようなことが起きます．とくに"エネルギー"や"栄養"が減っていればその手術は大きな負担となるため，「停滞の原因になっている邪魔を取り除きたいけれども，"エネルギー"や"栄養"は十分にあるだろうか？」と考えておきましょう．場合によっては先に"エネルギー"や"栄養"を補充したり，補充しな

がら同時にその邪魔を取り除いたり，ということも行います．攻めるにはそれなりのリスクがある，ということですね．

漢方の基本的な理解：専門用語で言うならば

これまででイメージが少しでもできてきたのであれば，漢方の専門用語と対応させてみることをお勧めします．

めぐるもののなかの"エネルギー"は"気"と言われ，その不足は"気虚"，停滞は"気滞"です．"栄養"は"血"であり（血≠血液），不足は"血虚"，停滞は"瘀血"です．"水分"は"津液"で，不足は"津虚"，停滞は"水滞"です．これらによる代表的な所見を以下にまとめましょう．1つ1つを暗記するのではなく，なんとなくのイメージで捉えることが大切です．

それぞれの異常の代表的所見：不足

気虚の具体的な所見

身体がだるい　疲れやすい　日中の眠気（とくに食後）　風邪をひきやすい　眼や声に力がない　内臓のアトニー症状（胃下垂や子宮脱など，平滑筋弛緩による症状）　顔色が青白い　血圧が低い　息切れが多い　汗をかきやすい　食欲不振　弛緩性便秘もしくは下痢傾向　はれぼったい舌　色の白い舌

血虚の具体的な所見

集中力低下　不安や不眠　やや萎縮した舌　苔の少ない舌　眼精疲労　こむら返り　月経異常　産後の諸症状　顔色不良　頭髪が抜けやすい　フケが多い　皮膚の乾燥や荒れ　爪の異常　筋萎縮や骨密度低下　麻痺　しびれ

津虚の具体的な所見

口渇　口腔内の乾燥　空咳や嗄声　尿量減少（volume depletionによる）　便秘（とくに兎糞状や硬便）　皮膚の乾燥

それぞれの異常の代表的所見：停滞

気滞の具体的な所見

抑うつ気分　イライラ感や緊張感　頭重感　喉のつかえ感　胸や季肋部の詰まり感　腹部膨満感　時間によって症状が動く（とくに痛み）　吃逆や呑気　排ガスが多い　発作的な咳嗽や動悸

瘀血の具体的な所見

眼輪部の色素沈着　暗赤紫や歯痕のつく舌　皮下出血　痔核　月経異常　毛細血管の拡張　静脈瘤　産後の諸症状　麻痺やしびれ　夜間に増悪する疼痛　頭部CT/MRIで虚血性変化　組織線維化や慢性疾患

水滞の具体的な所見

浮腫　胸腹水や肺水腫　はれぼったい舌　歯痕のつく舌　関節水腫や朝のこわばり　腰痛　水様性下痢　尿量減少（体液の偏位による）　身体の重い感覚　頭重感や身体の重い感覚　めまいや立ちくらみ　麻痺やしびれ　痰の多い咳　悪天候や気圧変動で悪化

　熱産生が大きい，もしくは熱の冷却ができない状態を漢方の世界では"熱（ねつ）"と言い，熱産生が小さい，もしくは行き届かない状態を"寒（かん）"と言います．これも図で所見をいくつかあげておきます．

それぞれの異常の代表的所見：熱と寒

熱の具体的な所見

自覚する体熱感	急性炎症の徴候
口渇と舌の乾燥	のぼせやほてり
イライラや興奮	月経周期が短い
冷やすと楽になる状態	代謝が盛ん（食べても太りにくい）

寒の具体的な所見

自覚する寒気	冷やすと悪化し温めると改善する種々の状態
顔色が青白い	皮膚が冷たい
脈が遅い	口渇が乏しい
基礎体温が低く月経周期が長い	麻痺やしびれ

専門用語はややこしいかもしれませんが，ここで紹介したものはまず覚えてほしい最頻出の言葉．対応をまとめて表にします．

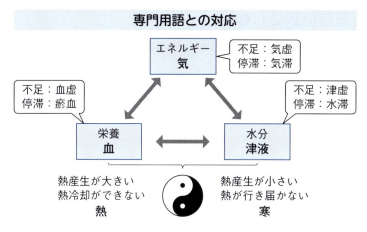

（宮内倫也）

プライマリ・ケア医からのひと言

　漢方薬を病名や症状から1対1で出しても，思うように症状が緩和できない場合に，ではどのように考えたらいいか，この「漢方の基本的な理解」が必要になると思われます．漢方に関心の高い読者でなくとも，この項目を読もうとするきっかけは，漢方薬の次の一手を考えるタイミングかも知れません．

（樫尾明彦）

コラム

漢方薬とエビデンス

証を言い訳にしない

　「漢方薬は証に合わせて治療するから，十把一絡げのエビデンスにはそぐわない」という意見が根強くあります．たしかに西洋医学で切った視点と漢方で切った視点は異なり，いわゆる"感冒"も漢方視点では細かく証（レスポンダー所見のようなもの）が分かれています．かぜに葛根湯(かっこんとう)を使いたくても，熱が高く本人も熱さを実感して汗をかいているのであれば，それは葛根湯の証，すなわちレスポンダーではないとされ，不適なのです．

　ただ，本当にそれは不適なのでしょうか．漢方の"証"は無批判に信じられている部分があり，きちんと検証されてはいません．私もいちおう昔々から伝わっている"証"を参考に治療しており，本書もその方針から大きくは外れないようにしています．しかし，本来であればその"証"が採用に値するものなのかは検証されるべき．いってしまえば，"証"は本当に重要なのか，無視しても治療成績はそんなに変わらないのではないか，という疑問があります[a]．

　そして，そもそも本当に"効く"のかどうかも重要です．日本の医療用漢方製剤は臨床試験を経て承認されたわけではなく，ほかの薬剤からアンフェアだといわれても仕方ありません．「漢方の歴史は長いから」といわれますが，歴史だけでは十分な反論になりません．しかも，エキス製剤が一般に販売されるようになったのは1957年であり，薬価収載はその10年後でかつ4処方のみでした．1976年に44処方，1982年に現在の148処方となっています．そう，医療用製剤の歴史は決して長くありません．

---

[a] これは漢方薬の種類にもよるのかもしれません．麻黄湯(まおうとう)をすべてのかぜに使ってもよい結果は出ないだろうとは思います．

もちろん,十分に有効である漢方薬,たとえば便秘に大黄甘草湯(だいおうかんぞうとう)などは今さらRCTを組む必要はないと思ってはいますが.

いくつかのDB-RCTやメタアナリシス

漢方薬の証がmythなのか,それ以前に漢方薬が"効く"のか,海外への展開もするのであれば,やはりここは突破しなければならない壁です[b].そのために臨床試験が組まれるわけですが,今までに行われているものの80％以上は証を考慮していないことが明らかになっており[1],また手法の質も高くないものが多いのです.漢方薬の臨床試験は漢方に親和性の高い(漢方が好きな)医師が行うことがあり,それは漢方薬への肩入れが危惧されます.問診の仕方で患者さんの返事をある程度調整できてしまったり,評価用紙の点数も迷ったらよい得点にしてしまったり,診察の時間を長くして精神療法に厚みをもたらしてしまったりすることも可能なのです.それを少なくするための方法が二重盲検でもあるのですが,その試験も多くなく,あってもなお質の低さが目立ちます……. つまりは,ツッコミどころの多い試験ばかり,なのです.

認知症BPSDへの抑肝散(よくかんさん)はいくつか報告がありましたが,初のDB-RCTが掲載されたのが意外と遅く2017年[2].そこではプライマリエンドポイントもセカンダリエンドポイントもプラセボに対して有意な差をつけることができませんでした.なんとか有意差を出そうとしてサブ解析をがちゃがちゃ行い,ようやくごく一部の条件で抑肝散群がプラセボに勝るという

---

1) Motoo Y, Arai I, Tsutani K：Use of Kampo diagnosis in randomized controlled trials of Kampo products in Japan：a systematic review. PLoS One, 9(8)：e104422, 2014.
2) Furukawa K, Tomita N, Uematsu D, et al：Randomized double-blind placebo-controlled multicenter trial of Yokukansan for neuropsychiatric symptoms in Alzheimer's disease. Geriatr Gerontol Int, 17(2)：211-218, 2017.
b) 漢方薬の生薬は資源枯渇の可能性もあるので,個人的には細々と一部で使われるくらいがちょうどよいのでは,と密かに感じています.

結果.「αエラー? なにそれ」状態であり,かなり見苦しい試験だったといえるでしょう.

　更年期障害への加味逍遙散は有名ですが,初のDB-RCTは2013年に行われました[3].しかし,プラセボが異常なほどに効いてしまい,加味逍遙散は優越性を示せなかったのです.そして,その結果は医学雑誌に掲載されていません.プラセボが効きすぎたという,ちょっと悲しい試験ですね.

　脳血管性認知症もしくはアルツハイマー病への釣藤散はいくつかRCTが行われていますが,2017年のシステマティックレビュー＆メタ解析では,短期的な全般改善度やBPSDの改善に関して「過大評価の可能性がある.しかし,ほかの抗認知症薬に比べて忍容性は高いから血管性認知症には使ってみてもよいかもしれない」と指摘されています[4].ちなみに,抗認知症薬もドネペジル以外は日本で行われたアルツハイマー病への第Ⅲ相試験ですべて転んでいるにもかかわらず,選択肢の乏しさや海外での成績を加味して国の大幅譲歩の果てに承認されています.血管性認知症に関してはさらに成績も芳しくないため,ここは釣藤散の活路があるかも……?

　化学療法による末梢神経障害の予防に牛車腎気丸が用いられます.しかし,残念ながら2015年に発表された第Ⅲ相試験では,むしろ牛車腎気丸群で神経障害が多くなり,早期中止に追い込まれたのでした[5].治療と予防のシステマティックレビュー＆メタ解析でも「効果なし」とされていま

---

3) 水沼英樹:更年期障害に対する加味逍遥散のプラセボ対照二重盲検群間比較試験.厚生労働科学研究費補助金 疾病・障害対策研究分野 循環器疾患・糖尿病等生活習慣病対策総合研究,2013.

4) Imai H, Takeshima N, Oda H, et al:Choto-san versus placebo for patients with dementia:systematic review and meta-analysis. Psychogeriatrics, 17(6):466-478, 2017.

5) Oki E, Emi Y, Kojima H, et al:Preventive effect of Goshajinkigan on peripheral neurotoxicity of FOLFOX therapy (GENIUS trial):a placebo-controlled, double-blind, randomized phaseⅢ study. Int J Clin Oncol 20(4):767-775, 2015.

す[6,7]．牛車腎気丸は結構難しい漢方薬で，生薬の附子・牛膝・車前子の特徴をよく理解して使ってほしいと思います．

「イレウス予防に大建中湯！」は製薬会社も宣伝しますが，膵頭十二指腸切除術後のイレウス予防を目的としたDB-RCTではプラセボと有意差がつきませんでした[8]．ほかにもいくつかRCTが行われているものの質が非常に低く，最近のコクランでは"効果のほどは不明"とされています[9]．

 厳しい戦い

このように，漢方薬はエビデンスの確立に苦労しています．しかし，ほかの薬剤と同様の立場で評価されるのは正しい姿でしょう．"依怙贔屓"はいけません．現代は西洋医学が主流であり，漢方の専門家からすれば不服かもしれませんが，西洋医学の土俵に乗って有効性を示していかなければなりません．そして，漢方薬特有の"証"に関していえば，その所見を試験の"事前"にサブ解析として，必要最小限で設定しておくべきでしょう（項目が多いと多重検定の問題で首を締める……）．事後であれば，上述した抑肝散のように有意差をひねり出そうとしがちになり，論文としての質が問われます．事前に設定して登録しておくことで，サブ解析の結果がきちんと参考所見として扱われることになるのです．

---

6) Hoshino N, Ganeko R, Hida K, et al：Goshajinkigan for reducing chemotherapy-induced peripheral neuropathy：a systematic review and meta-analysis. Int J Clin Oncol. 23(3)：434-442, 2018.

7) Kuriyama A, Endo K：Goshajinkigan for prevention of chemotherapy-induced peripheral neuropathy：a systematic review and meta-analysis. Support Care Cancer, 26(4)：1051-1059, 2018.

8) Okada K, Kawai M, Hirono S, et al：Evaluation of the efficacy of daikenchuto (TJ -100) for the prevention of paralytic ileus after pancreaticoduodenectomy：A multicenter, double-blind, randomized, placebo-controlled trial. Surgery. 159(5)：1333-1341, 2016.

9) Hoshino N, Takeda T, Hida K, et al：Daikenchuto for reducing postoperative ileus in patients undergoing elective abdominal surgery. Cochrane Database Syst Rev, 5；4：CD012271, 2018.

最近は，より医療現場に近い状態で臨床試験を行う必要性が叫ばれ，pragmatic trialsへの注目が高まっています．漢方薬もその場で薬剤としての立場を確立していけるかどうか．しかしバイアスが増えて解析も難しそうな気はします．

　ここまで漢方薬に批判的な目でみてきましたが，「じゃあなんでお前は使っているんだよ」といわれそうですね……．それはやっぱり，目の前の患者さんで"効いている"のを実感しているからなのです[c]．そして，皆さんにも「あ，効いた……」という驚きを体験してもらいたく，あわよくばそこから臨床試験を行ってくれるような気概のある方が出てくれれば，と．漢方薬はうまく使えば西洋医学のサポートとして力を発揮します．その"うまく使えば"が今後の試験で明らかになるとよいなぁと思っています．

（宮内倫也）

---

[c] ただ，私は化学療法による末梢神経障害に牛車腎気丸を"病名漢方"よろしく使おうと思いませんし，イレウス予防の大建中湯にも懐疑的な立場です．

うつ病の鑑別とその治療

■「うつ病かな？」と思ったら

　薬剤性を含む身体疾患を除外するのは言うまでもありません．ただし，うつ病は身体疾患に併存しやすく[1]，単純な鑑別とは言い切れません．そして，精神疾患同士の重要な鑑別はなんといっても双極性障害です[a]．この疾患はI型とII型の2種があり，うつ病エピソードに加え，I型では躁病エピソードが，II型では軽躁病エピソードが入ります（正確には，I型は躁病エピソードの存在のみで診断可能）．躁病エピソードと軽躁病エピソードの違いは，主に症状の"持続期間"と"激しさ"となります．"持続時間"は，診断基準上ではI型は1週間以上，II型は4日以上となっています．しかし，この期間は異論が多く，今後は短縮される可能性があります．"激しさ"は，I型では本人や周囲の生活に甚大な被害が出てしまい入院しなければならないほどの躁病エピソードをきたすもの，II型では被害がまだ軽くなんとか外来でやっていける軽躁病エピソードをきたすものとなります．

　古典的な躁病エピソードは"祭りのさなか（intra festum）"とも形容され，お祭りさわぎのようにクラシカルなハッピータイプです．しかし，そ

---

1) Evans DL, Charney DS, Lewis L, et al：Mood disorders in the medically ill：scientific review and recommendations. Biol Psychiatry, 58（3）：175-189, 2005.

a) 双極性障害の躁状態というのはブレイクスルーにも関与しているのだろうなと私は思っています．"賭け"的に勝負を挑むところがあり，それがマイナスになる一方で，停滞した事態を動かす突破口にもなるでしょう．いろんな状態に親和的な人たちがいる，つまりはバラエティに富んでいるからこそ，世の中は成り立っているのだと思います．世の中が私みたいな人たちだらけになったら，パソコンと本だけで趣味が完結し，仕事も週に3日で根を上げてしまいます．恐ろしい世界です……．

うではなくイライラが主たる状態となるタイプもあります．ほかに"混合状態"というのがあり，それは躁病/軽躁病エピソードとうつ病エピソードとが"混合"しているものです．うつと躁とが混ざるのは不思議ですが，言ってみればアクセルとブレーキを一緒に踏んでしまっているようなもの．「なにかしなければ！」と焦るものの頭ばかり空回りして思うように事態が進まず不安が強くなる，そして実際になにかをしてみても思うような結果を生まない，そんな状態をイメージするとよいでしょう．これはとくに双極性障害Ⅱ型でみられる印象で，Ⅱ型の患者さんは多くの場合この状態にいるように私には思えます．この混合状態にある患者さんは，気分症状といっても明確なうつ病とは表現できないような歯切れの悪さがあり，症状の腰が座っていないようにも感じます（あくまでも個人的な印象）．

▍診断の難しさ

　患者さんは軽躁病エピソードを苦痛と感じないことが多く，躁病エピソードほど人生の失敗が目立ちません．エピソードをエピソードとして認識していないため拾い上げるのが難しく，とくに双極性障害Ⅱ型の診断は後手に回ってしまうこともあります．自発的に語られるのはうつ病エピソードの苦痛であり，容易に"うつ病"と診断してしまいがち．かといって「双極性障害を見逃さないぞ！」という気持ちが強すぎれば，軽躁病エピソードとも言えないような軽微な気分の高揚を過大にみて，双極性障害の過剰診断に結びついてしまいます．診察する医師によって，診断が"過少"なのか"過剰"なのかはかなり異なるのでしょう．

　初診では必ずスクリーニングをかけますが，私は次のように聞いています．

> 「気分が落ち込む前の時期に,あまり寝なくても次の日頑張れたって時期が続いたことがありましたか?」
> 「気分が大きくなってしまって,本来のあなたならしないようなこと,たとえば車を運転中に信号無視をしてしまったり,大きな買い物をしてしまったり,そういうことはありましたか?」
> 「何回かお仕事を変えているようですけど,どういった事情からですか?」
> 「お仕事や学校では上手くやれていますか? 上司や先生にも自信をもって意見をいえた時期はありましたか?」
> 「中学校の頃にスランプがありましたか?」
> 「億劫だけれども,どこかイライラしている感じはありますか?」
> 「血のつながったご家族で,気分屋さんのような人はいましたか?」

　このあたりは皆さんも聞いてみるようにしてみましょう.躁病/軽躁病エピソードでは自分に自信が出てきて「いけるんじゃないか? いや,いける!」と思い込み周囲が驚くような行動をし,また時間が足りなくなるため眠るのがもったいなくなります.そして,双極性障害は若年発症であることが多く,とくにⅡ型は中学や高校で一度抑うつ(スランプ)を経験していることもあります.遺伝負因も指摘されており,家族歴も重要です[b].前述の質問はこれらに関係したことを聞いています.

　「双極性障害なんてほとんどみたことがない.本当にいるの?」と思うかもしれませんが,プライマリ・ケアでも遭遇します[2].多くはうつ病,不安症,物質依存などと診断されているのですが,後二者はそう診断されるのも無理はなく,実際,これらとの併存が双極性障害には多いのです.

---

2) Das AK, Olfson M, Gameroff MJ, et al：Screening for bipolar disorder in a primary care practice. JAMA, 293(8)：956-963, 2005.

b) とはいえ,きちんと診断をされている血族も少ないでしょう.未診断であることを考慮して,スクリーニングの問診では"気分屋さん"という表現にしています(特異度は捨てました).

「不安が強いな……」や「飲酒量がかなり多いな……」と思ったら，双極性障害の可能性を必ず念頭に置きましょう．そして，「ひょっとしたら……？」と感じたら精神科に一度は紹介をしてください．

双極性障害の可能性が高まるポイントを列挙すると

- 25歳未満の発症
- 双極性障害や統合失調症の家族歴
- 気分症状の不安定さ
- 抗うつ薬治療で躁転
- アルコール依存や物質依存や不安障害（DSM-IV-TRの定義による）の併存
- 不眠ではなくむしろ過眠
- 食欲減退ではなくむしろ食欲亢進（体重増加）
- うつ病相の再発の多さ（5回以上）

などです．

▌うつ病の向精神薬治療

抗うつ薬，とくにSSRI，SNRI，NaSSAといった新規抗うつ薬を使用します（当然といえば当然か……）．寛解したらその量を6ヵ月ほど継続し，漸減中止とします．ただ，軽症であれば前述のように抗うつ効果は小さい可能性が高く，必ずしも使わねばならないわけではありません．気分症状もさることながら身体症状として消化器症状が前面に出ているのであれば，30〜50 mg/日のスルピリドで経過を追ってもよいでしょう（よく使われる150 mg/日では高プロラクチン血症が出現しやすく，錐体外路症状を認めることもあります）．そして，不眠が目立てばそこからまず立て直すのが妥当でもあり，その場合は短期（2週間程度）であればベンゾジアゼピン受容体作動薬も候補．私自身はトラゾドンという昔の抗うつ薬を12.5

〜100 mg/日で使うことが多いです．イライラがみられるようなら，あくまでも頓用（週に2回まで）としてベンゾジアゼピン受容体作動薬の使用も考慮に入れます．しかし，十分な睡眠とうつ病そのものの改善で，イライラはじきに退いていくでしょう．抗うつ薬を使うのであれば，減量中止のしやすさや相互作用の少なさなどから選択することをお勧めします．どの抗うつ薬を使用するにしても，添付文書に記載されている投与量の半分から開始することで初期の副作用を軽減できます（それでもSNRIは嘔気が強く出ることも……）．"うつ病"と診断され"精神障害者"とラベルを貼られ，そのうえ向精神薬まで服用しなければならない患者さん．彼らに対して私たちは相応の配慮をする必要があります．そして，その配慮は細かければ細かいほど報われることでしょう．

双極性障害の治療は精神科医が行うものであり，うつ病と異なり気分安定薬という薬剤が主剤になります．抗うつ薬はむしろ気分の不安定化をもたらすと言われますが，双極性障害Ⅱ型では新規抗うつ薬の単剤使用でも躁転を思ったほど起こさず経過は悪くないのではないかという報告もあり[3]，もうなにがなんだかよくわからない状況に入ってしまった印象です．しかし，現時点で双極性障害に抗うつ薬単剤は推奨できません．うつ病エピソードに入ってまったく浮上しないときに，気分安定薬を使っているという条件であれば許容できるでしょう，たぶん．

■効果を左右するのは気合い？

　プラセボ効果とノセボ効果の話をしましたが，結局のところ，向精神薬であれ漢方薬であれ，処方する医者の態度がとても大事になります．根性

---

3) Amsterdam JD, Lorenzo-Luaces L, Soeller I, et al：Short-term venlafaxine vs. lithium monotherapy for bipolar type II major depressive episodes：effectiveness and mood conversion rate. Br J Psychiatry, 208（4）：359-365, 2016.

論ではありませんが，医者の情熱や希望が薬剤に乗り移るくらいの気持ちが必要．そのためには，使用する薬剤とその周辺について熟知していることが求められます．オカルト的と言われるかもしれませんが，よくわからない薬剤を自信がない状態で処方すると，不思議なことにそれほど効きません．自信のなさは目線や身振り手振り，そして声に出ます．それを患者さんは無意識に察知するのです．薬剤の知識をもち，そして"精神科のクスリ"を不安な気持ちで飲むであろう患者さんへの配慮をしながら処方することが，"薬を効かせる"コツの奥義，陸奥圓明流の無空波とも言えるでしょう．

　処方という行為を舐めてはいけません．診察室内での精神療法となり，そして気持ちが憑依した薬剤は，まさに診察室外での精神療法をしてくれます．患者さんが薬剤とともに希望を服用できるような念を込めるのです．アホらしいと思うでしょうけれども，疎かにしてはいけないところだと考えています．

（宮内倫也）

精神症状，ニシエヒガシエ ──────────── 抑うつ

抑うつの漢方的な理解とその治療

▎鬱という言葉

　"うつ"と聞くと「がっくりして元気がない」というイメージかも知れませんが，"鬱"という漢字は「鬱蒼としている」という表現に用いられるように，"生い茂っている"という意味もあります．うつ病患者さんもまさにそうで，エネルギーがない状態と，エネルギーが滞ってその場で溜まり行き場がない状態，この2つが入り混じっています．前者は疲れやすく元気がない，後者は億劫でどことなくイライラする，というもの．"2つが入り混じる"とは，前項で説明したように，エネルギーの不足が二次的なエネルギーの停滞を産み，逆もまた然り，ということです．どちらが強いかによって，漢方治療も強弱を付けます．

　このイライラについては，溜まった部分でエネルギーが乱流を起こし，例えるならば激しい分子運動となるのです．それはまさに"熱"を生みます．かつ，サーモスタットの働きが乏しい状態であれば，その熱もなかなか収まらないでしょう．湿度が低いと火事になりやすく，なかなか鎮火もしづらいとも言えます．これは前項（p.39）で説明した熱産生の過剰や熱冷却の低下ですね．

▎ストレスの脅威

　しかも，このエネルギーの停滞と熱の発生は，ストレスによって起こりやすいと言われます．エネルギーと栄養はある一大拠点から全身に届けられるのですが，ストレスはその拠点を攻めることでこれらの流れを阻害してしまうのです．そのため，身体のさまざまな不調の元となり，たとえば

ストレスでイライラする，ストレスで胃が痛い，ストレスで吐き気がするなどなど……が生じます．

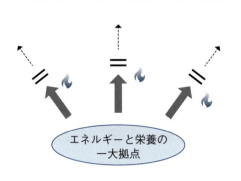

ストレスは万病の元？

エネルギーや栄養は，一大拠点から全身に行き渡る

ストレスがそれをブロックするため，いずれも一大拠点で足止めをくらう

エネルギーは乱流を起こし，また栄養の不足によりサーモスタットの能力低下が生じる

熱が発生し強まる

ストレスによるエネルギーの停滞（乱流）とサーモスタット能力の低下．これは熱の発生と維持にかかわります．かつ，乱流が起きるということは，そこから"風"が生まれます．乱流のパワーによって，空気が動かされ風になる，と理解しましょう．そして，熱の存在によって空気が温められ，上へと昇って行きます．上昇気流が生まれるのですね．そのため，上向きに風が吹き，身体のなかの上にある脳が揺さぶられます．これによる症状は，イライラの助長，頭痛，眼瞼けいれん，めまい，耳鳴などです．いずれも抑うつ患者さんで認められやすいものばかり．

ストレスによって，身体に熱と風が発生していろいろな悪さをする，と覚えておきましょう．そのため，抑うつをみたら，エネルギーの停滞と不足，栄養の不足（サーモスタット能力の低下），ストレスの強い関与，熱の発生，風の発生，などを考慮して治療を組んでいくことになります．

■肝を押さえるのがカンドコロ

ここからは専門用語で説明してみましょう．エネルギーは"気"でした

ね．抑うつは"気"の異常，すなわち気虚と気滞が主に関与しています．これらが相まって，患者さんの症状がもたらされていると考えましょう．そして，クリニックは言うに及ばず精神科病院の外来でも多くみかけるのが，"ストレスが明らかに悪さをして抑うつ状態になった患者さん"です．前述したように，ストレスは気滞と熱につながりやすいのですが，これを漢方的に見ていきます．

　気と血は一大拠点である"肝"という架空の臓器（≠肝臓）によって全身に届けられます．この肝はストレスによってダメージを受けやすく，それによって"肝気鬱結"という状態になり，とくに気滞が強く認められるようになります．肝気鬱結になると肝から気や血が広がらないため，気虚や血虚も出現していきます．さまざまな症状が出現するので，「肝気鬱結はストレスによる自律神経系の不調なのだ」と捉えてもよいでしょう．

　そして，肝気鬱結は"熱"を産むため，患者さんはイライラしてきます．血虚と熱はお互いをより強めてしまい，そこから"風"も発生します．すると，イライラに加えめまいやふらつきなどの頸から上の身体症状も出現してくるでしょう．ストレスによって自律神経系の不調が生じ，その症状の一部に"熱"や"風"という名前が付けられている，とも言えますね．

肝気鬱結からの派生エッセンシャル

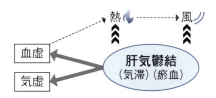

　治療では，気虚，気滞，肝気鬱結，熱，風への配慮が欠かせません．それぞれへの治療を補気，理気，疏肝解鬱，清熱，熄風，と呼びます．これらの作用をもつ生薬が含まれた漢方薬を選びましょう．重要なのは，熱や風が強いときに疏肝解鬱のみを行うと，停滞していた気がドドッと勢いよ

く流れることになり，熱と風を強めてしまうこともある，という点．しっかり清熱や熄風を行います．

　イライラは熱だと述べましたが，これは認知症BPSDの興奮にも該当します．ただし，高齢者は若年者に比べて気虚や血虚が見られるため，そこの治療を行う必要があります．とくに血虚を無視して疏肝解鬱を行ってしまうと，肝にある血を消費してしまいます．それは最も脆弱な"肺"を傷めることとなるので要注意[a]．長期に投与するのであれば，必ず肝の血をカバーする生薬，すなわち"柔肝薬"を含めましょう（高齢者に限りませんが）．副作用対策，と言い換えてもよいかもしれません．疏肝解鬱の生薬についてはこのあとのコラムでまた述べます．

■具体的な漢方薬

　抑うつ治療での基本的なポイントは

> 1. エネルギーの不足（気虚）⇒エネルギーを補充する（補気）
> 2. エネルギーの停滞（気滞）⇒エネルギーの停滞を解除する（理気）
> 3. ストレスによる自律神経の不調（肝気鬱結）⇒不調を緩和する（疏肝解鬱）
> 4. 栄養の不足（血虚）⇒栄養を補充する（補血）
> 5. 熱（熱）⇒熱を冷ます（清熱）
> 6. 風（風）⇒風を鎮める（熄風）

の6点となります．2と3の違いは，明らかにストレスが強く関与していると考えられるのであれば3を，そうでなければまず2を（効果不十分なら3を），という大雑把な捉え方で行きましょう．1，2，3を中心にして，

---

[a] 長期の疏肝解鬱で肺を傷める，で連想されるのは，小柴胡湯による間質性肺炎の副作用ですね．

ほかの症状を加味しながら選択を.

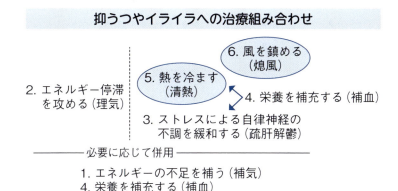

　頻用される漢方薬の名前をあげて説明をしていきます.このなかで柴胡という生薬をメインにした"柴胡剤[b]"というグループを紹介していますが,これは疏肝解鬱の作用に優れる漢方薬です.一般的な理気剤のみでは肝気鬱結を解除しにくいときがあり,その際は柴胡剤を用いて治療を行います.

各漢方薬の簡単な特徴

六君子湯:1が主体.食欲不振に多用される.水分の停滞を攻める作用（利水作用）をもつため,もともと水分不足（津虚）の患者さんへの長期使用には注意が必要.

補中益気湯:1が主体.疲労感,とくに身体の重だるさに有効.横紋筋や平滑筋の引き締め効果をもつ.

---

[b] 本当は柴胡と黄芩の組み合わせとなっている漢方薬が柴胡剤なのですが,柴胡のみでもそのように呼ばれることが多いので,本書ではそれに倣いました.

十全大補湯：1と4への配慮をもつのが特徴．まさに"十全"に補う．

人参養栄湯：十全大補湯の派生で，1と4への配慮がある．呼吸機能のサポート作用をもち，また不安を軽くする作用（安神作用）もあることから，不安や浅眠多夢に用いられる．

苓桂朮甘湯：1と水分の停滞を攻める作用（利水作用）ももつのが特徴．血圧が低めで"朝は弱く夕方は元気"というタイプに有効．不安を軽くする作用（安神作用）があり，パニック症にも用いられる．

香蘇散：2と軽い3に関与．呼吸器や消化管のちょっとした不調や，"プチうつ"に用いられる．他剤との併用（とくに六君子湯や四逆散や大柴胡湯）も多い．

半夏厚朴湯：主に2に関与．咽喉頭異常感（いわゆる"ヒステリー球"）に使用されることが多いものの，そこにとどまらず「○○が詰まった感じがする」というときや億劫感（気分の詰まり）に使用可能．水分の停滞を攻める作用（利水作用）をもつため，もともと水分が不足している患者さんへの長期使用には注意が必要．

四逆散：柴胡剤の基本処方．主に3に関与し，軽く4にも配慮しておりバランスがよい．緊張を軽くする作用に優れる方剤で，多くの場合は他剤と併用する．真面目でため息の多い抑うつに有効．とても不味いのが難点．

加味逍遙散：四逆散の派生で，3と5にかかわる．1と4にもわずかに配慮しておりブロードな効き方をする反面，突出した効果がなく，他剤の併用が必要となることも多い．

抑肝散：四逆散の派生．3への配慮はやや弱く，むしろ6に重点がある[c]．加味逍遙散と同様に1と4に配慮があるものの，5はかなり弱い．そのため，顔を赤くして激しく怒る（熱が強い）場合には力不足．

---

c) 抑肝散はむしろ釣藤鉤がメインであり，柴胡はサポート役です．そのため，柴胡剤と胸を張れる存在とは言いづらく，"親戚"と思うとよいでしょう．

柴朴湯：小柴胡湯という柴胡剤と半夏厚朴湯との合剤．半夏厚朴湯に3が加わり作用がアップしており，水分の停滞を攻める作用（利水作用）も増強されている．しかし，小柴胡湯は四逆散と異なり4の視点を欠いているためバランスが悪い．

柴胡加竜骨牡蛎湯：小柴胡湯の派生．3，5，6への配慮があり効果も明確である．不安を軽くする作用（安神作用）もあり広く構えている．しかしながら4にはかかわらず，攻守のバランスはあまり取れていない．

柴胡桂枝乾姜湯：柴胡加竜骨牡蛎湯のキレを丸くしたもの．特徴は，温める作用（散寒作用）と水分を補う作用（生津作用）をもつこと．

大柴胡湯：3と5にかかわり，わずかに4に配慮．小柴胡湯の派生と考えてもよいが，構成生薬をみると四逆散の派生としたほうがよいかもしれない[d]．四逆散よりも攻める方に重点を置き，平滑筋の緊張緩和に優れる．3をより重視する場合は，四逆散や香蘇散の併用を行うことが多い．

黄連解毒湯：5に特化している．血管収縮作用があり，真っ赤になって怒るようなタイプやちょっとしたことで鼻出血を起こしやすいタイプに向く．とにかく熱を冷ますため，長期使用で"冷ましすぎ"になることもある．

釣藤散：1と6にかかわり，水分の不足を補う作用（生津作用）もある．動脈硬化によるさまざまな症状（めまい，頭痛など）に用いられる．低血圧には向かず，動脈硬化による高血圧が使用の前提．

桂枝加竜骨牡蛎湯：6が主体だが，1と4に軽い配慮があり，不安を軽くする作用（安神作用）もある．柴胡加竜骨牡蛎湯の攻める作用を落として補う方を重視した方剤．マイルドで使いやすい．

---

[d] 芍薬が入っている，という点で考えています．この生薬は柔肝を担う大事な生薬なので，そこを際立たせてみました．

■使い方の例

- 対人関係によるストレスで億劫感＋食欲不振
  四逆散2包/日＋六君子湯2包/日
- 朝起き上がるのもつらくて疲労感が強い
  補中益気湯4包/日
- 朝の調子が悪く夕方になると楽＋血圧は低め
  苓桂朮甘湯3包/日（起床後に2包，就寝前に1包）
- 顔を真赤にして怒るBPSD
  抑肝散2包/日＋黄連解毒湯1包/日（抑肝散は朝食後と就寝前，黄連解毒湯は就寝前）
- イライラがずっと収まらないBPSD
  柴胡加竜骨牡蛎湯2包/日＋十全大補湯2包/日

（宮内倫也）

コラム

肝気鬱結の治療

攻めるということ

　肝気鬱結がみられるときの治療は疏肝解鬱を担う生薬を基本に据えて，ほかの症状に合わせて生薬を考えていきます．現代社会における精神症状は肝気鬱結を抜きにしては考えられないほどであり，これらの生薬の出番が多くなります．ということは，疏肝解鬱の副作用にも注意を払うべきでしょう．

　疏肝解鬱は，"攻める"治療です．肝気鬱結では肝気や肝血が目詰まりしているため，そこを通します．そのためとくに肝血が消費されるといわれ，ガンガン疏肝解鬱を行うとどんどん肝血がなくなっていき，"干上がる"状態になってしまいます．つまり，疏肝解鬱薬は"燥性"なのです．燥性の生薬ばかり使用すると，乾燥に最も弱い臓器に障害が出てきます．その臓器というのが，肺．漢方的に肺は変化に弱く，かなりデリケート．その肺が乾燥にさらされてしまえば，乾いた咳がコンコンと出て，肺もパリパリになります．そう，間質性肺炎ですね．日本で小柴胡湯による間質性肺炎が一時期話題になりましたが，疏肝解鬱を行い燥性である小柴胡湯を単剤で慢性的に使用すれば，この副作用が出ても全くおかしくありません．疏肝解鬱薬に限らず，燥性の生薬をある程度含む場合は間質性肺炎にとくに注意しておき，患者さんに原因不明の発熱や乾性咳嗽などが認められたら使用を中止し，胸部Ｘ線や肺底部の late-inspiratory crackles の聴取を積極的に行いましょう[a]．

---

[a] 間質性肺炎は黄芩を含む漢方薬に多く認められ，その黄芩は"燥性"です．小柴胡湯は柴胡，半夏，黄芩という燥性の強い生薬をいくつか含んでおり，これ単剤の長期処方はやっぱり怖いのです．

乾燥にはうるおいを

　疏肝解鬱を何ヵ月も行えば乾燥に傾く可能性がある，というのを知っておかねばなりません．そのため，燥性の反対である潤性の生薬を加えておきましょう．そうすることで，理論上は（あくまでも理論上なのですが）疏肝解鬱のデメリットを軽減することができます．とくに肝血を補う潤性の生薬のことを"柔肝薬"といい，地黄，当帰，芍薬，酸棗仁，天門冬などがそれに当たります．たとえば，柴胡加竜骨牡蛎湯に四物湯を合わせるのはまさに柔肝を意識した方法．小柴胡湯に桂枝湯が合わさった柴胡桂枝湯という漢方薬がありますが，それは桂枝湯のなかの芍薬による柔肝作用が期待でき，小柴胡湯よりもバランスに長けているといえるでしょう．

　ここで，疏肝解鬱を中心にした生薬の広がりを図にしておきましょう．

疏肝解鬱とその周辺

理気薬	疏肝解鬱薬
枳実　陳皮 桂枝　縮砂 生姜	柴胡　延胡索　香附子　川芎 木香　烏薬　呉茱萸 （薄荷　厚朴　半夏　紫蘇葉）

＋

柔肝	駆瘀血	利水	補気	安神	熄風	清熱
当帰　芍薬 何首烏　地黄 天門冬　阿膠 牛膝　酸棗仁 山茱萸	桃仁 紅花 当帰 蘇木 芍薬 大黄 川芎 牡丹皮	朮 茯苓 猪苓 沢瀉 薏苡仁 車前子 木通 益母草 防已	人参 黄耆 朮 甘草 山薬 大棗 茯苓 蓮肉	遠志 竜骨 牡蛎 酸棗仁 茯苓 大棗	天麻 釣藤鈎 菊花 竜骨 牡蛎	竜胆 菊花 黄連 黄芩 黄柏 山梔子 石膏 知母 牡丹皮 大黄 芍薬

森 雄材：図説 漢方処方の構成と適用．第2版，エキス剤による中医診療，医歯薬出版，東京，1998より改変

このような図で覚えておくと，生薬ベースでの処方組み立てができるようになります．そして，生薬の働きを知っておくと，副作用が予測しやすい，漢方薬同士のうまい併用ができてくる，といったプラス面があります．覚えるのは苦労しますが，それに見合うだけのことはあるかと．

〔宮内倫也〕

不安の鑑別とその治療

▎基本は外さない

　不安になったことのない人はいないでしょう．一時的な不安であれば誰しも体験するものであり，それだけで"精神疾患"とは言えません．しかしながら，不安が不安を呼んでしまい，不安にこころがとらわれてしまうと，一般的な感情であったはずのものが症状へと姿を変えてしまいます．

　不安に対しすべきことは，まず身体疾患（薬剤性含む）を考慮することです．悪性腫瘍による高カルシウム血症，甲状腺機能亢進症，側頭葉てんかん，カフェイン中毒とその離脱症状などなど……．実に多岐に渡ります．とくに"パニック発作"は突然発症であり，症状は動悸，発汗，胸痛，呼吸困難，嘔気や腹痛，めまい，しびれ感など多彩．致死的な身体疾患も含まれるので，慎重に鑑別を行いたいところです[1]．

パニック発作と鑑別を要する疾患

心疾患：不整脈，狭心症
呼吸器疾患：喘息，肺塞栓
神経疾患：片頭痛，多発性硬化症，側頭葉てんかん，前頭葉てんかん
内分泌疾患：アジソン病，クッシング症候群，褐色細胞腫，甲状腺機能亢進症
薬物中毒：抗コリン薬，ニコチン，コカイン

---

1) Sadock BJ, Sadock VA, Ruiz P：Kaplan and Sadock's Synopsis of Psychiatry. LWW, Philadelphia, 2014.

> 薬物離脱症状：アルコール，オピオイド，ベンゾジアゼピン受容体作動薬
> その他：ビタミン欠乏，電解質異常，アナフィラキシー

　除外の際に注意すべき点は，パニック症の患者さんは身体疾患の併存が実際に多いことであり[2]，「あぁ，いつもの発作だな」とタカをくくっていたら実は……となることもあります[a]．

「不安」の一歩先に

　不安はありとあらゆる精神疾患にみられる，というかその源泉かもしれません[b]．身体疾患を除外して，患者さんのもつ不安がどのような性質の不安なのか，ほかの精神症状にはどのようなものがあるか，6つの方向性に沿って考えてみましょう．たとえば，「1人で街を歩くのが不安なんです」という患者さんも

「いつパニック発作が起こるかわからないから」（不安の方向）
「通行人がお互い合図を送って私の動きを監視しているから」（関係づけの方向）
「気がついたら知らないところに自分が行っていたり，自分の趣味じゃない服を買っていたりするから」（解離の方向）

---

2) Chen YH, Lin HC：Patterns of psychiatric and physical comorbidities associated with panic disorder in a nationwide population-based study in Taiwan. Acta Psychiatr Scand, 123(1)：55-61, 2011.
a) 研修医のときに，若い女性が過呼吸で救急外来にやってきたのでパニック発作と考えていたら，頭痛が強く実はくも膜下出血だった……というのを聞いたことがあります．
b)「不安です」だけではまったく診断的価値はありません．不安を解剖していくことが欠かせないのです．

などの理由があり，それぞれ診断が異なります．プライマリ・ケアで治療できる不安は，内容が「たしかに無理もないなぁ」と思え，かつあまりほかの方向性に散らばらないタイプです（昔の分類でいう"神経症"の一部とも換言できるでしょうか）．また，"不安＋抑うつ"は頻度が高いのですが，"うつ病"に強い不安が併存している場合は要注意であり，"不安性の苦痛を伴ううつ病"とされます．これは難治性となる可能性が高く，さらには双極性障害のこともあるのです……！

▌不安の向精神薬治療

　総論でもお話ししたように，基本的には抗うつ薬であるSSRIやSNRIが主体になります．NaSSAは研究が少なく，SSRI/SNRIと同等の効果かはわかりません（不眠が強ければ使ってみてもよいのかもしれませんが……）．どのSSRI/SNRIを使用しても効果発現までは時間がかかり，かつ高用量が必要となることも多いとされます．そして，使用初期は一時的に不安を強くしてしまうこともあります．かつ，不安症の患者さんは副作用への不安も強いので低用量から開始すべきであり，最初はベンゾジアゼピン受容体作動薬を噛ませておくという手段もあります．また，抗うつ薬は不安を軽減することでエクスポージャー[c]を自然に促すのだろうな，というふうに私は思っており，薬剤治療は薬剤による生物学的な変化をもたらすだけではありません．というか，処方するという行為がある限り，薬剤は薬剤治療でもあり精神療法でもあるのです．

　このベンゾジアゼピン受容体作動薬は長期に使いたくないのですが，そ

---

[c] エクスポージャーは曝露療法ともいわれ，あえて不安な場面に遭遇させることや不安な場面を想起させることを通じて，考えや行動のクセに気づき不安の閾値を高めるというもの（やや語弊あり）．向精神薬で不安を軽減して生活の幅を広げていくのは薬剤的エクスポージャーともいえ，患者さんも「あれ，こんなものか」と思ってくれる，かもしれません．

れが抗うつ薬の処方をどんどん増やしてしまうことになってもいかがなものかという気持ちにもなります．「ベンゾはダメ！」という人の一部は抗うつ薬のステマに加担しているのかもしれません……．ベンゾジアゼピン受容体作動薬はうまく使えばよい効果を生みますが，それは取りも直さず依存をつくらないようにする使い方です．この薬剤の，多くの患者さんに期待できる効果を生み，さらに即効性がある，という特徴はとても魅力的．これを活かしましょう．"頓服なら週に2回，連用なら2週間まで"というのを患者さんと合意して使用するならば，薬価の安さも手伝って効果的です．もちろんその間に精神療法が必要となり，それを疎かにするとなかなかその薬剤から離れられません．「ベンゾジアゼピン受容体作動薬は問題を先送りにするだけだ」と考えておきましょう．先送りしている間に対処をしなければなりません．なかにはベンゾジアゼピン受容体作動薬が本当に必要で長期継続しなければならない患者さんもいるのかもしれませんが……．

　それ以外の薬剤には，プレガバリン/ガバペンチンやパフォーマンス限局型の社交不安症に対するβ遮断薬があります．プレガバリンに関しては，副作用や薬価や乱用のリスク[3]などを考慮するとSSRI/SNRIを差し置いて第一選択になるとは言いづらいかもしれません．ガバペンチンはプレガバリンよりも効果と副作用がマイルドでかつ安価ですが，乱用のリスクや服用回数（1日3回）などからやはり最初に用いる薬剤にはなりにくいと思います[d]．今のところ，精神科医の変化球という位置づけでしょうか．プレガバリンについては大体50 mg/日への反応性で効くかどうかがわかりそうな感じをもっています（50 mg/日でピクリともしなければ増量してもうまくいかないことが多い）．β遮断薬はプロプラノロールを私は

---

3) Schifano F：Misuse and abuse of pregabalin and gabapentin：cause for concern？ CNS Drugs, 28(6)：491-496, 2014.
d) しかも，添付文書上いろいろと縛りがあり，処方の際はちょっと工夫が必要です．

使っており，パフォーマンス限局型で動悸がして手が震えるという症状に，ベンゾジアゼピン受容体作動薬とともに頓用で用いています（たとえばプロプラノロール10 mgとロラゼパム0.5 mgなど）．連日服用すると効果が腰折れしてくるため，頓用で．禁忌が多いので注意して使いましょう．

〔宮内倫也〕

精神症状，ニシエヒガシエ ──────── 不　安

不安の漢方的な理解とその治療

■こころが落ち着かない

　不安と不眠は，漢方的にみると似たような病態です．漢方では，こころはふわふわと安定しないものと考えてよいでしょう．そのため，こころは容器のなかに入っていて，それによって安定を保っているのです．しかし，その容器が弱ってくる，それは容器のエネルギーが不足したり，容器の栄養が不足したりということによるのですが，そのために，容器からこころがスルッと抜け出してしまい，ふわふわと落ち着きがなくなってしまいます．これが不安や不眠の状態．そして，こころがふわふわではなく走り回る状態になれば，運動が激しくなるということで"熱"が生じてきます．不安や不眠が強くなってカッカしてくる，ほてってくる，というのはまさに"熱"によります．そして，その熱がさらにこころを不安定にしていきます．

　また，不安や不眠には強いストレスが関与してきます．抑うつの項目でお話ししたように，強いストレスはエネルギーと栄養の一大拠点の働きを阻害します．エネルギーと栄養はその部分でせき止められ，その先にはいずれも届きにくい，つまりは不足が生じます．かつ，エネルギーの停滞で乱流が発生し"熱"を帯びてきますし，栄養のサーモスタットとしての働きも弱くなります．そこから発生するのは"風"でしたね．その熱と風も，こころの不安定さに拍車をかけます．風はこころを煽ることで，容器に戻りづらくさせてしまうと考えてみましょう．

　ということで，不安や不眠をみたら，エネルギー不足や栄養不足，ストレスの強い関与，こころの動き回り，熱，風，といったところを考慮して治療を行います．

■心の理解がそのココロ

　専門用語で説明してみましょう．抑うつでは"肝"という臓器が重要でしたが，不安と不眠では"心"という架空の臓器（≠心臓）への理解が大切です．とくに精神科領域では，心とそれに格納される"神"を押さえましょう．すなわち"心"がこころの"容器"，そしてちょっとややこしいかもしれませんが，"神"がその容器に入っている"こころ"なのです．その心と神は，意識や睡眠，不安や恐怖などを司っていると考えられています．健康な状態であれば心は神をしっかりと抱えているのですが，気虚や血虚（とくに血虚）によって心の働きが落ちると，神を抱えておくことができなくなり，神は抜け出してしまいます．これを"心神不安"と言います．そして，神が走り回ることで"熱"を生み出します．

　「心の気虚や血虚はどこから来るのか？」と思うかもしれませんが，多くの場合は抑うつの項目で説明した"肝気鬱結"から．抑うつと不安や不眠は併存しやすく，またストレスがかかると不安や不眠も強まります．そう，心の異常は肝気鬱結と連動しているのです．肝気鬱結によって，そこから先の気や血が虚してしまいます．さらに，肝気鬱結で生じる熱や風も心神不安に関与します．とくに風は神を煽ってしまうため，心への戻りを阻害します．しっかり制しておきたいところ．

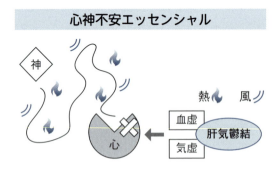

心神不安エッセンシャル

治療では，気虚，血虚，肝気鬱結，心神不安，熱，風をターゲットにします．対応する専門用語は，補気，補血，疏肝解鬱，安神，清熱，熄風，です．ここで新しく登場したのは"安神"作用ですが，これは動き回る神を心に戻す，と理解しておきましょう．

具体的な漢方薬

不安治療での基本的なポイントは

1. エネルギーの不足（気虚）⇒エネルギーを補充する（補気）
2. 栄養の不足（血虚）⇒栄養を補充する（補血）
3. ストレスによる自律神経の不調（肝気鬱結）
   ⇒不調を緩和する（疏肝解鬱）
4. こころが浮き上がる（心神不安）⇒こころを容器に戻す（安神）
5. 熱（熱）⇒熱を冷ます（清熱）
6. 風（風）⇒風を鎮める（熄風）

の6点となります．2，4，6を中心にして，ほかの症状を加味しながら選択を．

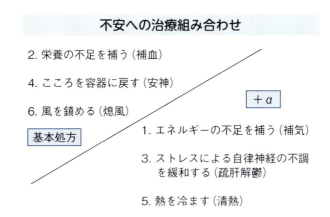

頻用される漢方薬の名前をあげて説明をしていきますが，本書では不安を2+1種類に分類し，それに対処する漢方薬を紹介していきましょう．その2+1とは，心配しすぎて疲れるような"思い悩み・気疲れ"，ちょっとしたことにドキドキしたりビクッと反応したりという"ドキビク"，そして悲しみのなかにいて自分がみえなくなるような"慟哭"，です．最後の"慟哭"は不安と少し毛色が違うので，3ではなく2+1という表現にしました．生薬によって，少しずつ得意とするものが異なってくるのです．

■各漢方薬の簡単な特徴

帰脾湯：1，2，4を重視しているが，2の作用はあまり強くない．1というところから，"思い悩み・気疲れ"してしまうような人に向く．嫁姑問題で弱い立場にいて何も言えないお嫁さん，といった印象．

加味帰脾湯：帰脾湯に3と5の配慮を加えたもの．ほてりやイライラが混じるときにはこちらを．

人参養栄湯：既出．1，2，4に関わる．痩せた高齢者（気血両虚）の漠然とした不安感に用いられる．呼吸機能が弱っている場合の軽い不安や心気的な状態にもよい．

桂枝加竜骨牡蛎湯：既出．1，2，4，6に配慮がある．攻めるよりも補う方を重視．竜骨や牡蛎といった生薬が4と6を担う．これらは不安で動悸がする，物音に過剰に反応するなどの"ドキビク"に効果がある，と考えておく．寝汗が多いときにも向くのが特徴．

柴胡加竜骨牡蛎湯：既出．3，4，5，6に関与．補うよりも攻めるタイプ．"ドキビク"に有効．製薬会社によって大黄という下剤成分が含まれるか含まれないかが異なる．大黄が含まれている方が攻めの姿勢．

柴胡桂枝乾姜湯：既出．柴胡加竜骨牡蛎湯のマイルド版．5よりむしろ温める作用（散寒作用）と水分を補う作用（生津作用）を軽くもつのが特徴．"ドキビク"用で，口渇がある時により効きやすい．

苓桂朮甘湯：既出．1と4を重視．ほかに水分の停滞を攻める作用（利水作用）をもつ．不安の領域では，竜骨や牡蛎を含む漢方薬（柴胡加竜骨牡蛎湯，柴胡桂枝乾姜湯，桂枝加竜骨牡蛎湯）や甘麦大棗湯と併用することで"ドキビク"の延長であるパニック症に用いられることが多い．

甘麦大棗湯：1，2，4（とくに2と4）にかかわる．強い悲哀の感情に飲まれているとき，つまり"慟哭"に最もフィットし，また苓桂朮甘湯との併用でパニック症に用いられる．ただし，この漢方薬は甘草を多く含むため，添付文書の用量を長期連用するのは避ける．

六味丸：他剤のサポート役．1，2，5に関与．水分に関しては補う作用と攻める作用の2つをもつが，これは中立を意図してのこと．単剤で用いるのではなく，ほかの漢方薬に併用して1，2の底上げを狙う[a]．

当帰芍薬散：他剤のサポート役．2に関与し，ほかに水分の停滞を攻める作用（利水作用）をもつ．これも単剤ではなく，とくに柴胡加竜骨牡蛎湯や柴胡桂枝乾姜湯などの"柴胡剤"と併用する[b]．

▌使い方の例

・出勤前になると動悸がする＋冷え症ではない
　柴胡加竜骨牡蛎湯4包/日
・身体疾患への不安が強く気疲れする
　加味帰脾湯4包/日

---

[a] 漢方的には"腎"という架空の臓器（≠腎臓）を補う重要な役割を担います．実は不安にとって"腎"は重要な概念なのですが，複雑になるので本書では扱っていません．増強療法として六味丸を足す，といった感覚でも大きな間違いではないでしょう．
[b] 柴胡に芍薬を足すことで，柴胡の作用がアップします．かつ芍薬は疏肝解鬱の副作用を抑える"柔肝"の作用ももつため，加えておきたい生薬．芍薬を足したいときは，四物湯，十全大補湯，当帰芍薬散，桂枝加芍薬湯，芍薬甘草湯などを，基本となる漢方薬に追加します．ただ，芍薬甘草湯は甘草の量がとても多いので，ちょっと扱いづらいですね．

・パニック発作が多い＋冷え症ではない
　柴胡加竜骨牡蛎湯2包/日＋苓桂朮甘湯2包/日
・会社の人の視線が気になる＋軽い冷え症
　柴胡桂枝乾姜湯2包/日＋当帰芍薬散2包/日
・わけもなく泣けてしまう
　甘麦大棗湯1包頓用（短期間にとどめるなら2包でも可）

（宮内倫也）

コラム

向精神薬との併用について

併用する場合は？

　漢方薬はたしかに向精神薬と併用されることがあります．たとえば，SSRIの副作用[a]である嘔気を軽減するために半夏厚朴湯を付加する，などです．しかし，未知の相互作用の懸念は捨てきれません．また同時に開始して患者さんが改善した際，どちらが効いているのか，もしくは両方使うことで初めて効いているのかなどが判定しづらいのです．そのため，私は積極的には併用しません．SSRIと半夏厚朴湯や六君子湯を同時に開始した場合，たしかに嘔気は軽くなるかもしれませんが，これら自体にも抗うつ作用（理気作用や補気作用）があるのです．

　では，併用するのはどういったときでしょう．それは，向精神薬による治療で改善したもののごくわずかに症状が残るときや，向精神薬を減量中止する際の離脱症状/中断症状を軽減したいとき，といえます．

ごくわずかに残るとき

　しっかり症状が残って生活に難渋するのであればそれは治療が有効であったとは言い切れず，メインである向精神薬の変更や増強を考慮せねばなりません．ごくわずかに残るというのは，たとえば「だいぶよくなって普段は気になりません．でも，週末は疲れて身体が重く感じますね」や「忙しいと，たまに動悸がやってきます」などが，それに当たるでしょう．そのため，繁忙期の時期や異動の時期など，症状が出てきそうな状況に合わせて，疲れには補中益気湯を，動悸には柴胡加竜骨牡蛎湯を，不眠には酸

---

[a] 向精神薬の副作用は，添付文書に示されている量よりも少なめから開始することでかなり軽減できます．それでも副作用が激烈で服用できないというのであれば，そもそもその薬剤が合わないのでは……と思わなくもありません．

棗仁湯を噛ませておくなどとします．いずれにせよ"ごくわずかに残る"というのがポイントです．

こう対応していると，患者さん側にもゆとりが出てきます．「ちょっと不調なときがあってもこれで乗り切れるな」という予測が立てば，その不調も起こりにくくなるのです．明るい見通しを自然にもてるようになる治療がベストですね．

ただ，前述のように相互作用が不明であるため，併用することでなんらかの不調がみられるのであれば，すぐに漢方薬を中止してもらうことが大事です．

離脱症状/中断症状を軽減したいとき

ベンゾジアゼピン受容体作動薬を減量中止するとき，離脱症状が出る場合があります．もちろん，抗うつ薬でも同様であり，中断症状が出ることがあります[b]．これらはさまざまな症状が出現し，まさに"なんでもアリ"な状況[1]．原疾患の再燃かと思われるような症状もあれば，頭のなかで鈴が鳴るような感じがする，インフルエンザに罹ったかのような寒気や関節痛がある，など本当に多彩です．減量や中止をしてから約2週間以内になんらかの症状が出現したら，疾患の再燃ではなく離脱症状/中断症状と考えておいて，軽度である場合を除いてすぐに量をもとに戻して仕切り直すのが懸命でしょう．

なかなか減量できないときは，対症療法的に漢方薬を使ってみますが，最初に漢方薬を上乗せしておいて，2週後くらいに向精神薬の方を少し減

---

1) Soyka M：Treatment of Benzodiazepine Dependence. N Engl J Med, 376(12)：1147-1157, 2017.

b) 本書では，依存性のない薬剤を減量中止する際に出現する症状を，離脱症状(withdrawal syndrome)ではなく中断症状(discontinuation syndrome)と表現しています．ただ，現在はwithdrawal syndromeで統一することが多いようです．パロキセチン，デュロキセチン，ベンラファキシンは中断症状が出やすいので，減量は慎重に．

らす方法がスタンダードだと思います．たとえば加味帰脾湯や酸棗仁湯は不眠に用いられることが多く，強い不安感や動悸があれば柴胡加竜骨牡蛎湯や桂枝加竜骨牡蛎湯なども使われます．めまいや耳鳴りであれば四物湯と苓桂朮甘湯の合わせ技など，ここは漢方知識を総動員して取り組みます．

ちなみに，この離脱症状/中断症状ですが，臨床試験で薬剤を減量中止する場合，プラセボ群でも起こることが示されています[2]．まさにノセボ効果ですね．しかし，それだけでなくもちろんプラセボ効果も認められ，ラメルテオンをゾルピデムの減量中止に用いたプラセボ対象試験[3]では，プラセボ群でも十分にそれが可能だったのです[c]．私の経験でも，減量中止の離脱症状/中断症状の有無や遷延は心理的な要因が非常に強いと感じています．しかし，だからといって軽んじてしまえば患者さんは医療不信となり，さらに"離脱症状/中断症状"が強くなり，遷延化もします[d]．こちら側が真摯な対応をして，"気長にゆっくり"をこころがけてもらい，離脱症状/中断症状にとらわれない生活を送ることができるようにアシストしていきましょう．臨床試験におけるプラセボ並の効果を実臨床で出そう！ということですね．

(宮内倫也)

---

2) Lemoine P, Allain H, Janus C, et al：Gradual withdrawal of zopiclone (7.5 mg) and zolpidem (10 mg) in insomniacs treated for at least 3 months. Eur Psychiatry, 10 Suppl 3：161s-5s, 1995.
3) Randomized, Double Blind, Placebo-Controlled Study to Assess Whether the Administration of Ramelteon Could Facilitate the Discontinuation of Zolpidem (Ambien®) ≥ 10 mg Therapy in Subjects With Chronic Insomnia. ClinicalTrials.gov Identifier：NCT00492232.
c) ゾルピデムの減量中止においてラメルテオンがプラセボに勝てれば製薬会社の狙い通りでどんどん売れるはずだったのですが，プラセボがしっかりと効いて(?)，有意差が出なかったのです．そのためかこの試験は未公表のまま……．
d) 患者さんのなかには「ベンゾを中止さえすれば人生が変わる！」と思い込む人もおり，この世の不幸をベンゾジアゼピン受容体作動薬に押し付けがち．そうではないことをゆっくりと，本当にゆっくりと理解してもらう必要があるでしょう．

精神症状，ニシエヒガシエ ─────────── 不　眠

不眠の鑑別とその治療

要因は複合的

　「眠れない」だけでは"不眠症"とはしません．眠れず，かつ日中のパフォーマンスに影響する場合に"不眠症"と呼びます．睡眠と覚醒が適切に切り替えられず，常に覚醒寄りになっていることが問題なのです．要因はひとつではなく，種々のものが折り重なっているため，かなり広く視野をもたねばなりません．

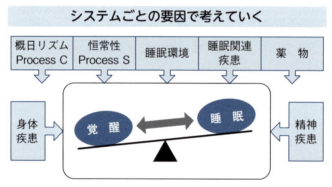

河合 真（著），香坂 俊（監）：極論で語る睡眠医学．丸善出版，東京，2016より

　とはいえ，そうでありながらも一定の重みづけをしておくことに悪さはないでしょう．患者さんのなかでの優先度を考えていく，ということになります．たとえば薬剤，身体疾患，精神疾患による不眠は，そこを解決することが大きな突破口になります．身体疾患では頻尿，搔痒，疼痛，しびれ，広い意味での種々の発作（てんかん，不整脈，気管支喘息，冠動脈疾患，GERDなど），低換気といったものを考慮してみます．そのなかで，

コモンである一方，見逃されやすいものに，"睡眠時無呼吸症候群"や"restless legs syndrome (RLS)[a]"があります．睡眠時無呼吸症候群はSTOP-Bangなどの問診票を使ってアタリを付けましょう．RLSは"むずむず脚症候群"という和名ですが，"むずむず"とは限りません．"そわそわ"や"チクチク"などもみられるので，「寝るときに足が落ち着かない感じになってお布団を蹴っ飛ばしたくなりませんか？」などと問うてみましょう．まさにrestlessであるのがポイント．患者さんによっては自発的に言ってきません．「むずむずするから眠れないのだ」ではなく「眠れないからむずむずするのだ」と思えば，患者さんの口から出てくるのはまず「眠れません」でしょう．その背景はこちらから聞くことが大事です．

不眠に対する認知行動療法

不眠には薬剤が必要なこともありますが，まずはそれ以外で攻めたいところ．簡単な指導は厚生労働省が2014年に12箇条としてまとめており[1]，それをみてみましょう．

> 健康づくりのための睡眠指針2014〜睡眠12箇条〜
> 1. 良い睡眠で，からだもこころも健康に．
> 2. 適度な運動，しっかり朝食，ねむりとめざめのメリハリを．
> 3. 良い睡眠は，生活習慣病予防につながります．
> 4. 睡眠による休養感は，こころの健康に重要です．

---

1) 厚生労働省健康局：健康づくりのための睡眠指針2014.
   https://www.mhlw.go.jp/file/06-Seisakujouhou-10900000-Kenkoukyoku/0000047221.pdf

[a] 最近は"legs"にとどまらず，顔や腹部や陰部など，さまざまな部位の"restless ○○ syndrome"があると言われています．ちなみに私はたまに左上肢がむずむずして眠れなくなることがあります．

5. 年齢や季節に応じて，ひるまの眠気で困らない程度の睡眠を．
6. 良い睡眠のためには，環境づくりも重要です．
7. 若年世代は夜更かし避けて，体内時計のリズムを保つ．
8. 勤労世代の疲労回復・能率アップに，毎日十分な睡眠を．
9. 熟年世代は朝晩メリハリ，ひるまに適度な運動で良い睡眠．
10. 眠くなってから寝床に入り，起きる時刻は遅らせない．
11. いつもと違う睡眠には，要注意．
12. 眠れない，その苦しみをかかえずに，専門家に相談を．

当然といえば当然の内容であり，12個は結構多いな……という気もします．睡眠時間は質より量であり，しっかり寝ることが重要．また，気持ちよく寝るには昼間の過ごし方が大事になりますね．そして強調したいのは10番であり，起きる時間から考えていこうという姿勢です．「眠れないから早めにお布団に入って……」というありがちな作戦では，眠気がやってこないうちにお布団に入るため，「横になっているのに眠くならない！どうしよう！」と焦り，さらに目が冴えてしまう悪循環が生まれます．起きる時刻を決めておき，眠くなってからお布団に入るというのがシンプルながら扇の要．

ここでは，不眠のための認知行動療法（CBT-I）を紹介します．"刺激制御法"と"睡眠制限法"の2つを以下にまとめてみましょう[b]．

刺激制御法
1. 眠くなったときだけお布団に入る．
2. 眠ること以外にはお布団を使わない．
3. 寝付けないと判断した場合はサッサとお布団から出て別の部屋に行く．眠くなったらまたお布団に戻る．可能ならば時計はみない

---

[b] 睡眠に携わるのであれば，この2つは必須のスキルです．必ず習得しましょう．

ようにする．
4. それでも寝付けなければ3をいくらでも繰り返す．
5. 眠れた時間にかかわらず，毎朝決まった時間に起きる．
6. 日中はお昼寝をしない．

　刺激制御法は「眠くならないうちは，お布団に入ってはいけません」という，患者さんからすると「え？」と思う方法ですね．日中のお昼寝禁止はなかなか厳しいところで，仕事の合間のお昼休憩に10〜20分寝るくらいならよいのでは……と個人的には思っています．

睡眠制限法

1. まず2週間分の睡眠日誌をつくってもらう．
2. それをもとに以下を計算する．
    - 平均TST（total sleep time：実際に眠っている時間）
    - 平均TST＋15分＝初回のTIB（time in bed：お布団のなかにいる時間）
    - TIB＜4時間30分なら，TIB＝4時間半
    - 起床時刻は実際の生活に合わせて設定
    - 入床時刻＝起床時刻－TIB
    - 設定したそれぞれの時刻の実行結果を睡眠日誌に記録
3. 1〜2週間後の診察で，睡眠日誌をもとにして以下のようにTIBを調節
    - 平均睡眠効率（TST/TIB×100）≧90％→TIBを15分延長
    - 85％≦平均睡眠効率＜90％→TIBを現状維持
    - 平均睡眠効率＜85％→TIBを15分短縮
4. これを繰り返す

　たとえば，TSTが5時間であり起床時刻が7時の場合，初回TIBを5時間＋15分，入床時刻を1時45分にそれぞれセット．そして，1〜2週後の

外来で睡眠効率をみて，TIBを調整していきます．もちろん，細かいTIBの設定は治療者によって異なります．

この睡眠制限法も逆説的な方法ですね．時間を設定して「その時間になるまで寝てはいけない」というのが大切なポイントです．フランクルの逆説志向[c]を嗅ぎ取れないこともない．

刺激制御法と睡眠制限法はどちらも初期に"副作用"がありますが，とくに睡眠制限法により強くみられます．それは，睡眠時間が一時的に減ることで，疲労感や眠気はほぼ必発であるという点．「これが出るからこそよくなっていきますよ」，「しっかり取り組んでくれている証拠です」と，事前に，そして折に触れてお話ししましょう．ここを強調しておかないと失敗の可能性が高くなります．私は『自分でできる「不眠」克服ワークブック』(創元社，2011)[2]を患者さんにお勧めしており，いろんなところで宣伝もしています(COIは一切ありません．というかなにかもらいたいくらい？)[d]．

■認知シャッフル睡眠法

ひとつ，面白い方法をご紹介します．お布団に入るといろいろと考えてしまって眠れない，という人にお勧めできるのが，この方法．お互いに関連性のない言葉をポンポンと浮かべていき，それによって眠くなります．

---

2) 渡辺範雄：自分でできる「不眠」克服ワークブック．創元社，大阪，2011．
c) 逆説志向は「逆に行く，あえてね」というものであり，たとえば人と話すと赤面してしまうという患者さんであれば「もっと赤面してみよう，これ以上ないくらいに赤面してやろう」と考えるようにするのです．あえてね．そのような考えをすることで，症状へのとらわれから離れることを目指すのがこの方法．「眠れない」という患者さんに「この時間までは(眠くなるまでは)絶対にお布団に入らないでください」というのも，まさに"あえてね"なのです．
d) 出版社の創元社さんがtwitterで「2011年の本なのにここ数年売れている」とつぶやいたそうです．これはひょっとして私が本や講演で宣伝しているからでは……？と勘ぐり中．

これは例をあげてみましょう．

　まず，ひとつの言葉を思い浮かべます．かんぽうやく（漢方薬）が頭に出てきたので，今回はそれにします．このとき，仕事に関連する言葉は禁忌．仕事を思い出して嫌な気分になりますからね（漢方を使って診療する私にとって"かんぽうやく"は禁忌ですね……）．思い浮かべた"かんぽうやく"の最初である"か"で始まる言葉を適当にあげ，その映像を数秒イメージします．このとき，あげる言葉同士が関連していてはいけません．無秩序，というのが大事なのです．カルデナリン，かめのこうら，解体新書……．"か"で始まる言葉がすぐに出てこなければ考え込まず次に移りますが，"ん"はほとんど単語がないので飛ばして"ぽ"です．ポカパマズ，ポーキー，ポロロッカ……．もし"かんぽうやく"の最後まで行っても覚醒していたら，次にほかの言葉を思い浮かべ，同じことをします．

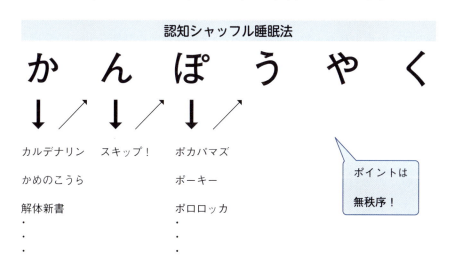

　脳が脈絡のない言葉で埋められるので，いろいろと考える必要性がなくなります．精神科医なら頷いてくれると思いますが，統合失調症患者さんの無秩序な話を聞いていると眠くなってくる，あの経験と同じかも．結構効くので，ぜひトライしてみてください．

不眠の向精神薬治療

　薬剤を使うにしても，CBT-I（的態度）は必ず念頭に置きましょう．そうでないとなかなか薬剤が切れずにダラダラと……ということになりかねません．薬剤を使用するのであれば，それをきちんと中止するところまで責任をもって行いたいものですね．

　睡眠薬として広く使用されているものは，ベンゾジアゼピン受容体作動薬，ラメルテオン，スボレキサントになります．ベンゾジアゼピン受容体作動薬については何度も述べているので，ここでは後2者を少し．ラメルテオンはほとんど"効いた"感じがしないことで有名（？）ですが，これはむしろ睡眠相後退症候群への治療に用いるべきと考えましょう．1週間の平均入眠時刻の7時間ほど前に2～4 mgを服用し，徐々に睡眠相を戻していく方法です．スボレキサントはラメルテオンよりも効く感覚がありますが，プラセボよりも入眠時間を5～10分早め，総睡眠時間を10～20分ほど延長するという作用です．ただ，これは臨床試験のデータであるため，実臨床では「入眠時間を5～10分早め，総睡眠時間を10～20分ほど延長する」よりも効いてくれます．つまり，薬効というのは"プラセボ効果＋その薬剤特有の薬効"なのですね．しかし，2014年に世界に先駆けて日本で発売されたものであり，本当の長期的な安全性は不明です．傾眠，疲労感，悪夢は多くの患者さんにみられ，まれですが怖いものに希死念慮があります．うつ病患者さんに軽く出してよいのかどうか……？ 依存性も本当に少ないと言えるかもちょっと不透明ですね．反跳性不眠も出現してしまいますし，もともと薬剤を乱用傾向にある人ではスボレキサントも乱用するようです．ほかには用量設定の問題があり，日本では標準用量が20 mg/日ですが，FDAは10 mg/日での開始を勧めており，私も使うときは10 mgを用いています[e]．あと，薬価も高いし……[f]．

使い方の例

- 気分が億劫で出社前に動悸＋中途覚醒：柴胡加竜骨牡蛎湯4包/日＋酸棗仁湯2包/日（柴胡加竜骨牡蛎湯は朝食後と就寝前，酸棗仁湯は就寝前）
- 旅行で観光しすぎて疲れたけれども眠れない：芍薬甘草湯2包頓用（高齢者や腎機能低下などあればせいぜい数日の使用にとどめる）
- 心配事があり，お布団に入ると考えてしまう：加味帰脾湯4包/日＋酸棗仁湯2包/日（加味帰脾湯は朝食後と就寝前，酸棗仁湯は就寝前）
- 嫌な上司を思い出し，カッカして眠れない：黄連解毒湯1包/日＋酸棗仁湯2包（すべて就寝前）
- 高血圧があり，起床後に頭がスッキリしていない：釣藤散2包/日（就寝前）

（宮内倫也）

不眠用漢方薬の使い方

 服用する時間帯は？

　「眠れない」という患者さんに漢方薬を飲んでもらいたいとき，どの時間帯が適切でしょう．これは比較試験がなくあくまでも経験的なものになりますが，不眠が問題であれば，夜にまとめて服用してもらうのがベターだと思います．たとえば酸棗仁湯であれば，夕食後に2包＋寝る前に2包，などとして，お布団に入る辺りが血中濃度のMaxになるようなイメージにします．ただ，血中濃度が実際に服用から何時間後に最大になるのかはわかりません……．そもそも，漢方薬の血中濃度は測定するのが極めて困難だと思います．漢方薬はさまざまな生薬，すなわちさまざまな物質が混じって構成されているので，1剤でポリファーマシーといっても過言ではありません．血中濃度といっても，種々の物質がいろんな動きをするのでしょう．ここで"お布団に入る辺りが血中濃度のMaxになるような"というのは，あくまでもイメージです．

　「眠れない」以外に「日中も不安で」や「日頃から疲れていて」という訴えがあれば，朝にも服用してもらうとよいでしょう．患者さんの症状がお昼の時間帯もあるのか，それとも寝るという問題だけなのか，によって使い分けます．たとえば，加味帰脾湯4包を朝食後・就寝前にして酸棗仁湯2包を就寝前にする，という方法は，両方に配慮していると言えるのです．このように柔軟に対処してみましょう．

 処方する時のポイントは？

　漢方薬が不眠に対して初日から十分なほど効くことはほとんどないと言ってよいでしょう．患者さんは睡眠薬を「飲んでその日のうちに効いてぐっすり」という，福本 豊の走塁なみの速さの効果発現をイメージします．そこでなんの説明もないまま漢方薬を出されて飲んでみたところ，全

然効かなければどう思うでしょう．「やっぱり漢方薬なんて効かないじゃないか！」と感じて，私たちが期待するプラセボ効果は出ず，ノセボ効果ばかりが目立ちます．そのため，処方するときには「漢方薬なので，その日のうちに効くということはまずないと思います．まずは1週間（もしくは2週間）続けてみてください．終わり頃には少し眠りが健やかになっていると思います．なっていなかったらまた来週（もしくは2週後）の外来で教えてくださいね」と声をかけることが欠かせません．なかには即効性をもたらすことがたまーにあるので，それはそれでよかったよかった，となります．

睡眠薬は当然のことながら運転への注意が必要です．漢方薬については添付文書上では運転に関する記載がなく，「漢方薬は安全だ」という専門家もいますが，これは検証されていないだけです．ベンゾジアゼピン受容体作動薬のようなシャープな効果をもたないので，注意力が低下するレベルにまで到達することはほとんどないと言ってよいかと思います．しかし，私は酸棗仁湯と加味帰脾湯で眠気が遷延した患者さんを数人ずつ経験しているので，いくら添付文書に記載がなくとも日中に眠気を感じるようなことがあれば運転はやめてもらい，漢方薬の量を減らす必要もあるでしょう．「たぶん大丈夫だと思いますけど，もし漢方薬を飲んで眠気が日中も残るようなら，その日のうちは運転を控えて，次から量を減らしてください」などとお伝えします．漢方の専門家はつい西洋薬（あまりこの言い方は好きではありませんが）に対する優位性を示したいがために[a]，検証されていないことを「記載がないから安全だ」と誤って解釈してしまう

---

[a] 他には，主要評価項目を達成できずに副次評価項目でなんとか有意差をつけたような報告でも，主要評価項目のことには触れず副次評価項目の結果を大本営発表するような人たちも多いですね．そして，ネガティブな結果になった論文には触れないことも日常茶飯事．そうなってしまったら，漢方の専門家は科学者ではなく運動家になってしまいます．「不利なエビデンスは隠す」と豪語するような人になってはいけません．それへの警鐘の意味も込めて，別項のコラムではあえて漢方に不利なエビデンスも紹介しています（p.46）．

傾向にあります．"○○のエビデンスがない"と"○○ではないというエビデンスがある"はイコールではありません．とくに漢方薬は"たぶん大丈夫だけれども，○○ではないかどうかはわからない"が正しい姿勢であり，断言は怖いと思います．そこをお間違えなく．

(宮内倫也)

対話から学ぶ
精神科医×プライマリ・ケア医×漢方

ケース1 ── 対話から学ぶ 精神科医×プライマリ・ケア医×漢方

だるいんです……

> **症 例**
>
> 20代女性．とくに既往歴なく，精神科初診．この1年ほど身体がだるく，近医内科で漢方薬治療を受けてきたが改善せず，「うつ病だ」と言われ抗うつ薬治療を開始された．しかしそれでもよくならず，重症だから精神科を受診するようにと言われ，来院．

First Impression

> **樫尾**：精神科に紹介になっているがプライマリ・ケア医に相談されることも十分あり得る……．おそらく近医内科で貧血はなさそうだと判断されていると思われるが，Hb値の推移など，少し気になる点がある．
>
> **宮内**：月経のある女性では"うつ病モドキ"が意外に多い．血液検査でスクリーニングをかけておいたほうがよさそう．

宮内：最初の2つは私から提示いたします．一応お知らせしておきますが，本書では"ケース"という表現を使っています．ただし，"ケース"や"症例"と表現してしまうと医療者もすでにその事象に組み込まれていることを忘れがちになります．言い換えると，医療者は外にいて事態を客観的に見ている，という近代科学的な視点に陥りがち，ということでもあります．しかし，そのようなことはできるわけもなく，常に私たちは関与から抜け出ることはできないのだ，ということを皆さんには覚えておいてほしいと思います．たとえ"ケース"を"患者さん"に言い換えても同じことであり，適切な表現が見当たらないので本書ではあえて"ケース"として

います.

さて，1番目は「身体がだるい」という訴えで近医を受診された患者さんです．補中益気湯や十全大補湯などを使用されましたが効果なく，そこの内科では「うつ病ではないか」と指摘されたそうです．言われてみればこのところ会社でストレスはたしかにあったと語りました．そこでセルトラリンを25 mg/日で2ヵ月ほど投与されるも改善なく，専門の精神科を受診するように言われた，という流れです．睡眠時間は1日7時間程度でまずまず取れている状態．内科で血液検査をしたそうで初診時に用紙を見せてくれました．そこでは一般的に行われる血算や肝腎機能，そして甲状腺機能はすべて基準範囲内，CRPも測定されており，それも陰性でした．
色々と指摘事項はありますが，当院初診時にフェリチンを測定して10未満であることが判明しました．そこで鉄剤投与を行ったら倦怠感が著明に改善．診断はうつ病ではなく，鉄欠乏による倦怠感，"うつ病モドキだった"という流れです．

倦怠感の原因を見つけられるか？

樫尾：これは，血算に異常がなくてもフェリチンを追加したことが，まずはよく気づいたなと思いました．だるさが悪化しているのが1年ほど前からですので，結果論的な意見ではありますが，可能なら，それ以前と比べて，ヘモグロビンやMCVの数値がどうなっているかは知りたいところではあります．ヘモグロビンの基準値は医療機関や外注する検査会社によっても違いますが，たとえば今勤めている職場では，女性ですと11.3〜14.6（男性ですと13.0〜16.9）g/dLが基準値で，この幅が判断を難しくしているかも知れません．仮に女性でヘモグロビン値が11.4 g/dLですと，その時点では基準範囲内ですが，もし1年前は12 g/dL以上あれば，下がってきているとも考えられます．初診でみる場合は，前のデータはわかりませんので，前に健診などで採血しているデータがあれば，比べることも必要

かと思います．ヘモグロビン値に以前から低下がなく[a]，MCVも80 fL以上あると（ヘモグロビン値が下がっている場合はMCV値が低くなくても小球性のことはあり），あまりフェリチンまで調べることはしてこなかったのですが，そのあたりはどうなのか気になるところです．

宮内：ご指摘のとおり，時系列で見ることはとても重要だと思います．正常範囲内であってもじりじりと変化してきているのであれば，それはなんらかの所見として捉えるべきですね．内科で検査をした時と当院初診の時点では4ヵ月以上が経過しており，Hb値を比較をしてみると，内科では12.0 g/dLで，当院初診時では11.8 g/dLでした．明確に低下しているとは言えず，これを変化と捉えると"見過ぎ"になってしまうかもしれません（しかも内科での測定は夏だったので）．MCVは内科で85 fL，当院では84 fLです．健康診断の結果は「全部捨ててました……」と素直なお返事でした．ただ，再検査は指摘されたことなく，とくに何もなかったと思うと述べていました．私はひねくれているので，紹介状に書かれてある病名は一度疑ってみるようにしており，「本当にその疾患か……？」というところから始めるようにしています．この患者さんの場合は「本当にうつ病なの……？」となり，若年者ということもありまずは双極性障害のスクリーニングをかけてみましたが完全に空振りでした．そして，「身体のだるさって具体的にはどういうことですか？」と聞くと「とにかく疲れやすくて，周りの子が元気なのを見るとどうして自分はこんなんだろうって情けなくなって……」と語りました．内科では「うつだからだるいんだ」と言われたそうですが，倦怠感とこの自責的なところを"抑うつ"と捉えたようです．

樫尾：経過を教えていただいてありがとうございます．調べてみると，貧

---

[a] 例外として，急性期の出血はヘモグロビン値がまだ下がっていないこともある．

血のない鉄欠乏（non-anaemic iron deficiency：NAID）という状態もあり得るんですね[1]．他の研究では，貧血のない出産可能な女性の易疲労感への鉄補充の有効性についても報告があり[2]，1960年代の報告ですので，NAIDがけっして新しくない知見なのだなと恥ずかしい限りです……．上記の文献では，ヘモグロビンや赤血球の材料となる鉄の病態とは別に，鉄だけが不足していく病態が考えられるとあり[1]，ひとつ前の自分の発言は，貧血に伴う鉄欠乏という前提を考えて話したので，この別の病態があるとすると，時系列から隠れた貧血を探すことの意義はそこまで高くないかも知れません……．上記の文献では，貧血がなくてもフェリチン30〜50 μg/L以下であれば（カットオフ値は報告によってばらつきあり）鉄剤補充で症状が改善したとの報告[2]で，これは一般的に鉄欠乏性貧血のカットオフ値と言われている「フェリチン12〜15 ng/mL（μg/L）以下」よりも割と高めですので注意が必要ですね．やはり貧血がなくても，症状がある場合には，フェリチン値も調べる意義がたしかにありますね．

宮内：男性ではあまり明確ではないのですが，女性の倦怠感とフェリチン低値（＜50 μg/L）との関連性は強いと考えられ，私は初診でフェリチンを測定することが多いです．結構見落とされがちなので，"女性の原因不明の倦怠感を見たらフェリチン測定を"と覚えていただければ，いつか役に立つ日が来るかと思っています．うつ病とフェリチン低値との関連はなんとも言えず，肯定する報告もあれば否定する報告もあります．うつ病そのものというよりも，この女性患者さんのように，倦怠感から仕事や家事がままならず，そこから二次的に抑うつ的となる状態であれば，鉄剤は根本

---

1) Pratt JJ, Khan KS：Non-anaemic iron deficiency – a disease looking for recognition of diagnosis：a systematic review. Eur J Haematol, 96(6)：618-628, 2016.

2) Verdon F, Burnand B, Stubi CL, et al：Iron supplementation for unexplained fatigue in non-anaemic women：double blind randomised placebo controlled trial. BMJ, 326 (7399)：1124, 2003.

の倦怠感に有効なので結果的に抑うつも改善してくるのでは，と考えています．"THEうつ病"な症例だと有効ではないのかもしれませんね．ただ，鉄は過剰に摂取しなければフェリチン50 ng/mL以上を目安に補ってみるのは悪い選択肢ではないと思います．

樫尾：まだNAIDの知名度はそこまで高くなく，このケースを提起する意義も高いですよね．宮内先生ご指摘の「前医の診断は鵜呑みにしない」ことも大切と実感した次第です．

精神症状に飛びつかない

宮内：前医に指摘したいところは"身体の倦怠感→抑うつ"という順番をあまり考慮しなかった点，ストレスを症状と安易に結びつけてしまった点，そして仮にうつ病としても抗うつ薬を有効量まで増量していないため効果は不明であった点，などがあげられます．
この患者さんは「とにかく身体が疲れる」というのが最初の症状で，いわく「身体が疲れやすくて，どうしたんだろうと思っていました．気がつくと周りの人とずいぶん仕事で差がついちゃって」とのことでした．この順番はうつ病でもたしかに見られることはあるので絶対ではありませんが，身体の疲労感が先行してしばらくそれのみであれば，うつ病以外を考えてみてもよいかと思います．もちろん，こころの倦怠感（頭が回転せずに「あれ？どうしちゃったの？」と焦る）が先でも身体疾患から除外するのは変わりませんし，鉄欠乏に関しては血液検査でフェリチンを測定するのが最も重要です．
ストレスについては，心当たりのない人のほうが稀なのでしょうね……．仕事なんてしたくない人のほうが圧倒的に多いでしょうし，私も宝くじが当たればすぐにでも辞めようと思っています（当たらないんですけれども）．思い当たるきっかけを聞くのは悪くないのですが，それに飛びつい

てしまうのは避けたいですね．
抗うつ薬は，増量しないとそれが有効かどうか判定できません[b]．教科書的に，セルトラリンなら100 mgまで使用して無効なら"効かない"と言えますが，25 mgなら不明です．あくまでも個人的な経験になりますが，抗うつ薬が効く患者さんは初回投与量である程度の反応をしてくれる印象です．とはいえ，その量で引っ張って無効という判断は避けたほうがよいでしょう．

樫尾：NAIDについての知識がなかったら，セルトラリンを投与して身体の疲労感（こころの倦怠感）が改善しなければ，100 mgまで増量する前に，精神科や心療内科など専門家に紹介しようとするのもプライマリ・ケア医としてはわからなくはないところです．この「身体の疲労感」と「こころの倦怠感」のどちらが先かの順番がうつ病かどうかの目安になるというのは，知っておいて損はないと思います．迷うのが，症状があって，フェリチンが40 ng/mL後半から50 ng/mL前半台くらいあるときですが，鉄剤は，消化器症状の副作用と過剰摂取に注意すれば，そこまで内服によるリスクのある薬ではないと思われるので，鉄剤を開始して症状の変化を見てみることも可能ではとと思いました．

あとは，鉄剤を投与開始した際の，改善の目安ですね．まずは自覚症状が改善していくことを確認はしますが，改善してどこまで継続するかは，気になるところです．ちなみに，鉄欠乏性貧血の鉄剤補充については，古めの教科書だと，フェリチンが25〜50 ng/mL程度までとされていたり，とくに基準の記載はなく6ヵ月程度は最低投与すると書かれていたりします．NAIDの場合は，鉄剤開始する前に，すでにフェリチンが50 ng/mL程度あることも予想され，NAIDに関する文献を見ると，フェリチン

---

b) それに一石を投じる論文が出ました．今後注視していきましょう．
　　Furukawa TA, Cipriani A, Cowen PJ, et al：Optimal dose of selective serotonin reuptake inhibitors, venlafaxine, and mirtazapine in major depression：a systematic review and dose-response meta-analysis. Lancet Psychiatry, 6(7)：601-609, 2019.

100 ng/mL以上を目安としているものもありました[3]．このあたりはまだ議論が分かれていそうです．初期治療でうまくいかないときに，自分の専門範囲ではないと考えて別の専門家に任せるのか，もう一度自分の診断について考え直すのか，患者さんとも相談にはなりますし，近隣にどのくらい他の医療機関があるかにもよるかとは思いますが，医師である以上は診断可能なものを逃さない努力は必要かと，反省の意も込めて思いました（汗）．

宮内："身体の倦怠感"と"こころの倦怠感"の順番はあくまで目安で，フェリチン低下があれば抑うつにも鉄剤が有効かもしれないという報告もあるため，いずれにしてもフェリチンは測定しておいて損はないかなと思っています．ただ，個人的な経験ではやはり"身体の倦怠感（易疲労感）"に効く，という感じです．フェリチン100 ng/mLを目安にするとほぼ月経のある女性全員が対象か？とも思ってしまいますが，治療開始の値についてはコンセンサスが得られていないようですね．病態によっても異なり，restless legs syndromeではフェリチン75 ng/mL以上を目指しますし，100 ng/mLまでではなく，一応は50 ng/mLを目指してトライというのが現実的かもしれません．他に身体の倦怠感の理由が見つからずフェリチンが100 ng/mL未満であれば，やってみる価値はあるでしょうか．いつまで投与するかも意見の一致がないようで，私はフェリチンが50 ng/mLに乗ってから最低3ヵ月は続けるようにしています．

鉄剤使用で気をつけること

宮内：鉄剤といえばその副作用である胃の不快感や便秘でなかなか継続で

---

3) Soppi ET：Iron deficiency without anemia - a clinical challenge. Clin Case Rep, 6(6)：1082-1086, 2018.

きない患者さんが多いように思います．1回の投与量を少なくしたり隔日投与にしたりと頑張っていますが，なかなか難しい状況です．何か先生の工夫があれば教えていただきたいのですが，いかがでしょうか．

樫尾：今回，貧血のない鉄欠乏（NAID）について調べてみて，鉄剤を投与することは同じですが，鉄欠乏性貧血の治療として鉄剤を投与しているのか，NAIDの治療として鉄剤を投与しているのかは常に意識しておくことは大切かと思いました．鉄欠乏性貧血の治療ですと，鉄剤で貧血が改善していったとしても，貧血の原因検索が必要になってきますし，NAIDの治療でしたら，貧血はない前提ですので，症状が改善してフェリチン値も改善していけば，いったん治療のゴールにはなるかと思います．

鉄剤の投与についてですが，教科書に出ているような工夫以外はとくに持ち合わせてはいないのものの，言えることは「鉄が足りていないのでまずは飲んでみましょう」だけで勧めてはいけない薬ですね．有名ですが，まずは便が黒くなりますよね．伝えずに患者さんも知らないとびっくりされます．便潜血は偽陽性にはならないことも伝えておくといいかもしれないですね[4]．あと鉄剤は，このケースも含めて，そこまで胃が強くなさそうな患者さんに出すことが多いので，まずは眠前1回の内服とすることでしょうか．眠前1回の内服でも副作用が出てしまう場合には，小児用の鉄剤のシロップを試しています．それでも経口投与が難しい場合は，鉄剤の静脈投与を検討しますが，静脈投与では鉄過剰のリスクが出てくるので，あらかじめ投与量を計算してからになるかと思います．たとえば，日本鉄バイオサイエンス学会ガイドライン委員会がだしている以下の式

必要総鉄量（mg）
＝（16－治療前患者Hb値）/100×体重（kg）×65×3.4＋500

---

4) Coles EF, Starnes EC：Use of HemoQuant assays to assess the effect of oral iron preparations on stool hemoccult tests. Am J Gastroenterol, 86 (10)：1442-1444, 1991.

は，鉄欠乏性貧血と鉄欠乏にも対応できるようです．自分が気をつけているのはこのあたりかなと思います．

宮内：ありがとうございます．便の黒色変化は「岩のりみたいっていう人もいます」と患者さんにお伝えすると，最初は「またまた〜」と私が冗談を言っていると感じるようですが，次の診察で「本当でした！」と元気よく（？）報告してくれることもあります．恥ずかしながら私は鉄剤の静注は経験がなく，なんとか内服で頑張ってもらっています．鉄剤静注は投与による感染症リスクが怖かったのですが，調べてみたら現在の感染症がない健康な患者さんであれば，そのリスクは高まらないようですね[5]．

樫尾：鉄剤の静注についてですが，自分も外来での経験はそんなにはないものの，40代くらいの比較的若い方でも，今まで鉄剤はシロップ含めどれを飲んでも気持ち悪くなって続けられなかったとか，以前に内服はできずに鉄剤の静注をしていたことがあるという患者さんには，外来でも静注しました．ただ，鉄欠乏性貧血以外に鉄剤の静注はしたことはないので，今回のように「貧血のない鉄欠乏」に対して，鉄剤が飲めないからと静注までやるかは，悩ましいところかも知れません．

宮内：鉄剤投与に関しては，60 mgの連日投与と隔日投与とでは隔日投与の方が吸収もよかったという報告があります[6]．有意差はないものの嘔気も少なかったということで，最近は1日おきに服用してもらうことが多く

---

5) Avni T, Bieber A, Grossman A, et al：The safety of intravenous iron preparations：systematic review and meta-analysis. Mayo Clin Proc, 90 (1)：12-23, 2015.

6) Stiffel NU, Cercamondi CI, Brittenham G, et al：Iron absorption from oral iron supplements given on consecutive versus alternate days and as single morning doses versus twice-daily split dosing in iron-depleted women：two open-label, randomised controlled trials. Lancet Haematol, 4 (11)：e524-e533, 2017.

なりました．顆粒で鉄 10〜20 mg 換算にして隔日投与とするとなんとか服用できる印象です．ただ，飲み忘れが頻発してしまいますが……．
食事では鉄を強化した牛乳やヨーグルト，フルーツグラノーラがあるので一応摂取してもらうなど（カルシウムは鉄吸収を阻害しますが，ゼロよりマシかと思い），涙ぐましい（？）努力をしています．

樫尾：鉄剤の隔日内服は経験ありませんでしたので，隔日内服できそうな患者さんには試してみたいと思います．隔日内服は，1週間が7日間と奇数なので，厳密にやると，月，水，金，日，火，木，土，月……ですし，偶数日（奇数日）と決めても，30日の月と31日の月で混乱しますし，飲んだか飲んでいないかわからなくなるんですよね．そんなときは，患者さんと相談して，月，水，金の週3日にしちゃいましょうとなることもあります．それでも，たぶん自分はカレンダーに丸をつけるか薬を直接貼っておかないと忘れると思います（笑）．

宮内：なんとか鉄剤内服の副作用を少なくしようと思って「気持ち悪くなるなら六君子湯でも使ってみようか」と，期待薄ながらトライしてみたことがあるのですが，鉄剤の気持ち悪さには勝てませんでした．ただ，半夏瀉心湯や苓桂朮甘湯＋紅参末が副作用軽減に有効だったという報告がありました[7,8]．樫尾先生は鉄の副作用に漢方を併用して乗り切ったというご経験はあるでしょうか．

樫尾：半夏瀉心湯は頓用で使ったことがあります．鉄剤で嘔気が出たときに，そこに顆粒剤の漢方薬を追加するのはハードルが高いかもしれず，た

7）早川 智，佐藤和雄：半夏瀉心湯-鉄剤．臨床婦人科産科．46(12)：1450，1992．
8）津田篤太郎，渡辺浩二，矢数芳英：鉄剤の消化管副作用により治療困難であった鉄欠乏性貧血に漢方治療が奏功した一例．日本東洋医学雑誌，69(1)：48-51，2018．

しか漢方薬に関心の高い患者さんだったからできたのかとも思います．その患者さんは鉄剤内服している間は，半夏瀉心湯もなくなれば出していたので（プラセボの可能性はあったにせよ）使えたことは事実です．

鉄剤処方のポイント

鉄剤の投与 眠前1回からスタート （隔日投与も検討） 半夏瀉心湯， あるいは苓桂朮甘湯＋紅参末が副作用軽減に効く可能性あり ⬇（副作用で難しい場合） 小児用の鉄剤シロップ ⬇（それでも難しい場合） 静脈投与も検討	処方の際に伝えるべきこと ・吐き気，下痢，便秘などの消化器症状 ・便が黒くなる ・便潜血（免疫法）は偽陽性にはならない ・（患者によっては鉄欠乏の症状を自覚していない） 必要総鉄量（mg）の計算式の例 （16－治療前患者Hb値）/100×体重（kg）×65×3.4＋500

宮内：なるほど．ありがとうございます．隔日投与は，他の薬剤も服用している患者さんであれば薬局で一包化してもらうという方法もよいかもしれません．「どうしても忘れてついつい……」であれば，"おくすりカレンダー"や"ウォールポケット"は100円ショップで売っていることもあるので，それも活用したいところですね．ディズニーショップも"おくすりカレンダー"を販売しているので，かわいいタイプが好きであればそれを使ってモチベーションアップにもなるかもしれません．

樫尾：おくすりカレンダーは，けっこう大きいサイズだと，ずっと自分で薬剤管理してきた患者さんには「（家にきた人に）見られて管理できてないと思われるのがイヤ」と当初は不評だったりしますが，もし自分が将来，定期内服が必要な薬ができたらぜひとも欲しいです（笑）．

宮内：半夏瀉心湯についても貴重な情報でした．苦くてかつ顆粒というのはなかなかに難しいところかもしれません．クラシエなら錠剤の半夏瀉心湯がありますね．添付文書通りなら18錠，1日3回であれば1回に2袋（1袋に3錠）なのですが，鉄剤の嘔気予防であれば，1日1回に鉄剤を服用する時に1袋の3錠か，ひょっとしたらもっと少なくてもよいのかもしれません．

ここでびっくりした読者のかたもいるでしょうか．なんと，漢方薬にも錠剤があるのです．意外と知られていないのですが，また後のケースでもご紹介していきます（p.230，ケース9）．

樫尾：そうですね，漢方薬を出そうとすると「漢方薬は粉しかないでしょ」と患者さんやたまに医療者からもまだ言われるので，一部ですが錠剤もあることは紹介していきたいです．

この患者さんの話に戻りますが，鉄剤投与で倦怠感が著明に改善したとのことですが，実際に，鉄剤はどのくらい継続したのでしょうか．

宮内：投与開始1ヵ月後で「身体が軽くなった」と話しており，3ヵ月でフェリチン50 ng/mLを達成しました．なので，そこから3ヵ月は処方をキープして，そこからは処方無しで2回ほど2ヵ月ごとのフォローアップを行い，順調であることを確認して終診としました．非常に理想的なかたちだったと思います．

一言追加しておくと，この疲労感は，実際に貧血が慢性的にあるとその状態に身体が慣れてしまってHbが8〜9 g/dLでも自覚していないことがあります．「疲れやすくないですか？」と聞いても「いえ，とくに……」と．でも実際に鉄を補って貧血が改善すると「私ってこんなに動けたんですね」と実感する患者さんもかなり大勢います．その時に以前を振り返れば「そういえばあの時はやっぱり……」となるので，鉄を補うことはとても大切だと思います．

樫尾：大変参考になります．「妊娠可能な年代の女性」が「倦怠感」を主訴に来院されたら，たとえ貧血がなくてもフェリチン値は調べておくということがインプットされました．

たしかに，通常はHb12〜13 g/dL以上ある人が，急にHb8〜9 g/dLになったら，きっとだるさや息切れが起きそうですが，何年もHb8〜9 g/dLが続いている人は，主訴がないことは全くあてにはならないですね．それに，貧血で有名な眼瞼結膜蒼白の所見[c]も，特異度は高くても感度は低く，蒼白でないからといって貧血がないとは言えないとされているので，採血してみないとわからないところもあるかと思います．

鉄欠乏性貧血の治療をすると，お化粧するときにチークがほとんど不要になったと言われることもあります．チークを前よりもしないと以前のように紅くならないというのも，貧血を示唆する所見，かもしれませんね．

精神疾患と思う前に考えるべき大前提

樫尾：この書籍の主なテーマが「精神症状への対応」や「漢方」ではありますが，今回のように，倦怠感を含めた精神症状の原因となり得る器質的な疾患の否定を常に意識することは，どんな科でも大切かなと思いました．

宮内：そうですね．身体疾患や薬剤性というのは常に考えておかねばならないものと思っています．精神疾患は本人や周囲の言葉や振る舞いで診断をつけるというとてもアナログな方法なので，自分の診断が正しいのか振り返る癖をつけるべきですね．

鉄欠乏は，TV番組で紹介されるような"印象に残るけれども有病率があまり高くない疾患"ではなく，とてもコモンです．遭遇することが多いの

---

c）とくに眼瞼結膜環（conjunctival rim pallor）の蒼白が高い特異度を示します．

で，ぜひぜひアンテナを高くしていただきたいです．貧血については，マクギーを見ても感度の高い所見が見当たらず，除外したいのであれば必ず検査を！だと思っています．問診と身体診察ではわからないことも多いので．

樫尾：患者さんからの話ですが，検査結果がその日にわかるような状況だと「貧血かも知れない……」や「最近浮腫が……」という訴えには「じゃあ先に採血を」となり，「最近，頭痛が……」という訴えには「じゃあ今，頭部CTを」などと，問診も切り上げて先に検査になる傾向も最近はあるそうです．検査結果が異常なければ，救急疾患は否定的になるかも知れませんが，「検査は異常ないので」と患者さんの訴えは置きざりになったり，この患者さんのように，あくまで調べた項目については異常なかっただけなので，「先にとりあえず検査」は，見逃しのバイアスの要因になりそうかとも思います．いつもすぐに検査ができるセッティングで診察できるとは限らないですし，検査偏重への懸念から，身体診察の意義を見直そうという書籍やワークショップも増えてきていますね．危険な所見を見つけるために急ぐ検査は，たしかに入念な診察よりも優先されることもありますが，慢性的な経過の訴えであれば，問診や診察の意義が相対的に高まるとが思います．

宮内：おっしゃる通りだと思います．読者の皆さんに誤解を与えてしまうといけないので，私の「必ず検査」という発言は，あくまでも貧血の診断についてのお話だということを付け加えておきます．検査は，問診や診察で検査前確率をきちんと見積もってからというのが大原則です．

樫尾：そうですね．とても示唆に富んで学ぶことが多く，最初のディスカッションとしてふさわしいケースだったと思います．

宮内：精神症状は最初に身体疾患や薬剤性を除外すること，精神疾患と考えて治療をしても経過が思わしくない場合は，もういちど診断そのものを考え直す勇気をもつこと，そして自分の中で無理やりに因果関係をつくらないこと，これらは重要ですね．

Take Home Message

- 月経のある女性では，"うつ病モドキ"の原因に鉄欠乏が（貧血のない鉄欠乏も含めて）ある．
- 鉄欠乏を血液検査でみる時は，血清鉄ではなくフェリチンを測定すること！
- 鉄剤は消化器系の副作用が多い．飲み方や剤型など工夫して継続できるようにしてみよう．
- 鉄の静脈投与では過剰投与に気をつける（あらかじめ投与量を計算しておく）．
- 抗うつ薬が効かず"治療抵抗性"と思ったときこそもう一度鑑別を！

コラム

事前確率？

 ## 尤度比という概念

　私たちの診断という行為は，"見積もり"といってもよいでしょう．たとえば，恋人と一緒にディナーと洒落込んで，別れ際に「後で電話するね」といわれたとします．家に帰る途中に男友達と会って一緒にテレビゲームで遊ぶこととなり，帰宅．対戦が始まってしばらくしたら，着信を知らせるバイブが鳴りました．友達から「誰から？」と聞かれたら，あなたは疑う余地なく「あぁ，彼女だよ」と少し照れながら答えるでしょう．それは，診断と同じ思考回路．これまでの経緯から，恋人から電話がくる確率が非常に高く，鑑別診断の第1位です．ほかの鑑別としては，そういえば月に何度か，夜に実家の母親から電話がきているのでした．多くは土曜日の夜にきていて，そして今日はまさにその時間．となれば，母親からの可能性も結構高そうです．鑑別診断の第2位にしておきましょう．あとは，最近不動産の勧誘が多いので，ひょっとしたらそれかもしれませんし，病棟からの呼び出しなんてことも（がっかり）．

　このように，鑑別はそれまでの背景によって順位が変わります．多くの場合は検査を行って診断を確定しますが，それまでの"見積もり"が大事なのですね．上の例では，携帯電話で着信をチェックすることが検査だとすると，その電話が恋人からのものという診断の検査前確率は，「後で電話するね」という言葉によって跳ね上がります．すなわち，その言葉は陽性尤度比が高いといえるのです．

尤度比は英語でlikelihood ratio（LR）であり，"もっともらしさ"を示します．陽性尤度比は，その所見があった場合に，診断のもっともらしさが変動するもの．陰性尤度比は，その所見がなかった場合に，診断のもっともらしさが変動するもの．これらは感度と特異度から計算することができ，

> 陽性尤度比＝感度/（1－特異度）
> 陰性尤度比＝（1－感度）/特異度

となります．どちらも1を境にし，1は，あってもなくても診断の可能性は微動だにしないことを示します（尤度比1というのは，感度50％，特異度50％という"丁か半か"を指します）．1を上回ると診断の方に向き，1を下回ると除外の方に向きます．

尤度比だけでは決められない

「陽性尤度比のめちゃくちゃ高い検査が陽性になったらそれはもう一発診断として考えてもよいのでは？」と思うかもしれません．しかし，そうは問屋が卸さないもので，"検査前確率"を必ず考慮します．この検査前確率と尤度比とでなにやら難しい計算をすると検査後確率が出てくるのですが，算数が苦手な私はnomogramを使ってズルをします[1]．検査前確率と尤度比の値を線で結んで，その延長線上に検査後確率があるというもの．

---

1) Fagan TJ：Letter：Nomogram for Bayes theorem. N Engl J Med, 293（5）：257, 1975.

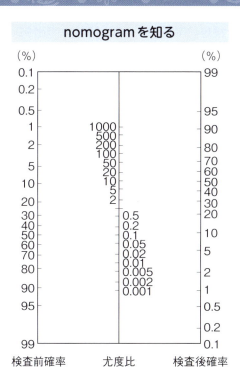

では,感度99%,特異度99%というものすごく優秀な検査を想定しましょう.ELISAによるHIV抗体検査が実はこれ以上に優秀な検査であり,確か国試の公衆衛生でも出てきたような.この尤度比を計算すると,

陽性尤度比:99
陰性尤度比:0.01

もうなにか有無をいわさない,範馬勇次郎なみのオーラが漂っています.この検査が陽性なら必ずその病気をrule in,陰性なら必ずrule outにできそうな気がしてくるでしょう.しかし,ここでちょっと冷静に.検査前確率を思い出すのです.検査前確率が0.1%である,鑑別にほとんど浮かんでこないような疾患の場合を想定してみましょう.それでもそんなに興奮できるかどうか.nomogramを使ってみると…….

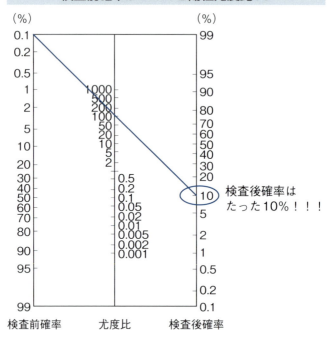

なんと，検査後確率がたったの10％ほどなのです！ 強力な検査をもってしても，検査前確率が低ければ診断できません．このことから，絨毯爆撃的な検査がいかにミスリーディングであるかは一目瞭然，といえるでしょう．どれだけ疑うか，というのが検査を活かすために大事になり，それは疾患の疫学情報，患者さんの症状，そして診察なのです．問診前確率，診察前確率，検査前確率というのを若いうちから意識してみましょう．

大雑把な使い方

とはいえ，いつもnomogramを使うわけではなく，検査前確率が10〜90％の範囲内という前提で，大きく言うとある程度鑑別にあがっているという状況，さらに換言すると普段の外来で「これかな？」や「あれかな？」と思うような疾患の場合，

> 尤度比（LR）から推定される確率
> LR10→＋45％
> LR5→＋30％
> LR2→＋15％
> LR0.5→－15％
> LR0.2→－30％
> LR0.1→－45％

という足し算が大体当てはまります[2]．救急外来や日常診療で鑑別にあげるような疾患の場合（検査前確率が10〜90％の場合）は，

> 検査前確率＋［LRから推定される確率］＝検査後確率

となるのです．これは便利ですね．ただし，検査前確率が異様に低い場合は当てはまらないということは強調しておきます．

　大事なのは"尤度比だけで考えてはいけない"ということ．必ず"どんな患者さんで"というセッティングを考慮しましょう．インフルエンザ迅速診断キットはLR＋34.5ですが[3]，陽性はインフルエンザを意味する，わけではありません．"インフルエンザを疑った患者さん"というセッティングで初めて尤度比は力を発揮します．ある夏の日，母趾MP関節が急に真っ赤に腫れ上がって痛がる中年男性患者さんに対してインフルエンザ迅速診断キットを施行して仮に陽性になったとしても，その発赤の原因疾患がインフルエンザでないことは明々白々でしょう．

（宮内倫也）

---

2) Steven McGee：Evidence-Based Physical Diagnosis. 4th Ed, Elsevier, Amsterdam, 2017.
3) Chartrand C, Leeflang MM, Minion J, et al：Accuracy oh rapid influenza diagnostic tests：a meta-analysis. Ann Intern Med, 2012 Apr 3；156(7)：500-511, 2012.

ケース2 ── 対話から学ぶ 精神科医×プライマリ・ケア医×漢方

なんだか調子が悪くって

> **症 例**
>
> 60代男性．双極性障害で当院通院治療中．バルプロ酸1,000 mg/日とリスペリドン2 mg/日を長年内服しており，6ヵ月に1度バルプロ酸の血中濃度と血中アンモニア濃度を測定しており，おおむね前者は90 μg/mL前後，後者は40 μg/dL前後で推移していた．最終血中濃度は4ヵ月前であり，それぞれ94 μg/mL，43 μg/dLであった．3ヵ月前に2型糖尿病と診断され，近医でSGLT2阻害薬を開始されていた．この1ヵ月ほど「なんだか調子が悪いというか変な感じがする．うつ病相とは違う調子の悪さだ」と話した．近医内科で血液検査を行ったが，一般的な項目（血算生化学）に問題なく，甲状腺機能も正常範囲内だった．「わからない」と言われ，かかりつけである当院に来院．

First Impression

樫尾：バルプロ酸の現在の血中濃度が気になるのと，SGLT2阻害薬はまだ新薬の部類に入るし，副作用の可能性もあるのでは……

宮内：精神疾患を有していても，その症状が常にその疾患によるとは限らない．ドキッとするようなことが原因になることもあるが今回はどうだ……ッッ!?

宮内：さて，次の患者さんです．バルプロ酸（デパケン®/セレニカ®）とリスペリドン（リスパダール®）は双極性障害でよく使用される薬剤で，この

患者さんは体格もよく90 kg近くあったため，バルプロ酸を1,000 mg要していました．この患者さんについては，バルプロ酸の血中濃度が80 μg/ml以下になると過干渉になって周囲から怒られることが多くなる傾向にあったようで，前医から私への引き継ぎの時も「血中濃度は80以上を保ってください」と一言ありました．1,000 mgで6ヵ月ごとのバルプロ酸血中濃度とアンモニア濃度は安定しており，肝障害もなかったため，いじらずに2ヵ月に1度の外来で診ていました．身体疾患は脂質異常症があり，それは他院内科で治療がなされていました．そこで糖尿病が判明しエンパグリフロジン（ジャディアンス®）による治療が開始されたのですが，「調子が悪い」という訴えで当院に予約外受診となりました．

調子が悪い原因は？

宮内：てっきり「うつ病相に入ってしまったかな……」と思ったのですが，患者さんは「うつじゃない．それとは違う」と言います．うつ病相は昔に何度も経験したそうで，「あれとは感じがぜんぜん違う」と話すのです．バルプロ酸中毒も頭をよぎりましたが，長年安定しており血中濃度も6ヵ月ごとにきっちり測定しており，直近の測定は4ヵ月前でそれも問題ありませんでした．そのため「バルプロ酸中毒でもないか……．でもうつ病相でもないし……」と，正直なところかなり私は困惑しました．しかし，外見になんとなく違和感があり，なんだろうなんだろうと疑問をもっていましたが，「痩せたのかな？」と思いつき聞いてみたところ，「10 kg以上痩せました」との返事があり，そこで納得しました．SGLT2阻害薬によって体重減少をきたし，バルプロ酸1,000 mgが重くなっていたのです．血中濃度を測定したところ見事に中毒域で，144 μg/mLにまで上昇していました．体重減少に気づいたからよかったものの，そうでなかったらちょっと怖かったな，無理にうつ病相に結びつけていたかもしれないなと思った患者さんです．

樫尾：これはいろいろ示唆に富んだ内容が含まれていると感じました．まず気になったのが，SGLT2阻害薬のエンパグリフロジンです．これは2015年発売ですし，SGLT2阻害薬はどれもまだ，糖尿病非専門医であるプライマリ・ケア医には，新薬の部類に入ると思われます．糖尿病診療の経験がそれほど多くないプライマリ・ケア医には，SGLT2阻害薬はまだ時期尚早の薬という意見が多く，効果や副作用の検証も含めて，その分野の専門医に安全な使用方法を確立してもらってから使っていくほうがいいのではと，自分も思っています．しかしながら，自分では新規で出さないにしても，とくに他の医療機関と併診していると，患者さんのおくすり手帳にSGLT2阻害薬が出されているのを見る機会もあるかと思います．このケースのように，SGLT2阻害薬の作用を，何が起こっているか「わからない」となったのを見ると，ほら言わんこっちゃない……と思いたくなります．と同時に，もしおくすり手帳にSGLT2阻害薬を見つけたら，今回のように，治療域や中毒域のある薬剤が併用されていないかは，もし自分が処方していなくても，家庭医としてケアしておきたいと思います．

宮内：私自身も糖尿病患者さんを治療することはあります．しかし，私は愚直なまでにメトホルミンを出していてSGLT2阻害薬をファーストで使用することはないのですが，他院で処方されているのをちょくちょく見ます．健康診断のアルバイトをしていても，尿糖4+を見て「うわっ！ 未治療の糖尿病か？」と思ったら，実はSGLT2阻害薬による治療がすでになされており，それによる尿糖だったということも増えてきました．しかも体重がかなり減少するので，他剤の血中濃度をギリギリに保っている患者さんでは，たとえ長年安定していても注意しなければならないと今回感じました．SGLT2阻害薬は若くて高度の肥満があるのならよいかもしれませんが，そうでない場合は果たして……という印象です．EMPA-REG OUTCOMEやCANVAS Program，DECLARE-DIABETESでもBMIが30前後の患者さんを対象としていますし，ひょろひょろのおじいちゃん

にも処方されているのを見ると「大丈夫かな?」と思わなくもありません. そもそもEMPA-REG OUTCOMEなどのいわゆる"上乗せ試験"は実薬群での効果(HbA1c低下)がどうしても最初に現れるので，いくら対照群で投与量を調節できても，盲検化が破られやすいのではないかとも疑っています.

樫尾：EMPA-REG OUTCOMEは発表当時，講演会などでも話題になっていたので見た覚えがあるのですが，その結果のメインは上乗せ試験なのに，実際には単剤で出ていることもありますよね……. もし転院してきた患者さんがSGLT2阻害薬単剤で飲んでいたら，前医ともできれば相談して，腎機能を確認したうえで，メトホルミンに替えたいです…….

宮内：EMPA-REG OUTCOMEではたしか70％以上の患者さんがメトホルミンを使っていて，そこにエンパグリフロジンを乗せた試験でした. まずはメトホルミンありき，とは思うのですが……. この試験の結果で「エンパグリフロジンが第一選択だ!」と考えるのは飛躍しすぎですね. 専門家以外は口出しするなという意見はあるでしょうけれども，専門外だからこそ疑問に思うところもある，ということでご了承ください.

血中濃度に注意すべき薬剤は？

樫尾：ちなみに，血中濃度や至適な効き具合に気をつけなくてはいけない薬というと，まず頭に浮かぶのがジギタリス(血中濃度)やワルファリン(PT-INR)ですが，精神科領域で，血中濃度をモニタリングしておきたい薬は，バルプロ酸以外にもどんなものがありますでしょうか.

宮内：精神科領域で血中濃度にとくに注意が必要な薬剤は，バルプロ酸やカルバマゼピン(テグレトール®)などの抗てんかん薬全般，そして気分安

定薬のキングであるリチウム（リーマス®）です．抗精神病薬も血中濃度を測定できるものがありますが，やはり抗てんかん薬と気分安定薬は常に血中濃度を見ておかねばいけません．もしこの患者さんがバルプロ酸でなくリチウムを服用していたら，とても危なかったと思います．気分安定薬として超優秀なのは強調しておきますが，それほどまでにリチウムは一歩間違えたら中毒域になるリスクがあります．バルプロ酸に関しては，この薬剤はグルクロン酸抱合を受けるのですが，エンパグリフロジンもグルクロン酸抱合なのです．あくまで推測ですが，ひょっとしたらそこで競合してしまったのかもしれません．ただ，メインは著明な体重減少によるものでしょう．ホントすっかりしぼんでいました，その患者さん．

樫尾：リチウムは，自分ではほとんど出したことがなく，精神科や心療内科の先生は気をつけているのかと思われますが，カルバマゼピンは，高齢者でも三叉神経痛やてんかん既往のある小児でも継続処方されていたりするので，初回の投与はしていなかったとしても，転院や足りなくなって出してほしいと依頼される機会は予想され，気をつけておきたい薬剤かと思います．

宮内：たしかにカルバマゼピンの処方機会はリチウムより断然に多いはずです．かなりふらつくので，とくに高齢者にはちょっと怖いですね．私は血球減少の副作用を出したことがあり，結構焦りました．

樫尾：本当に，教訓のような事例だと思います．この患者さんは60代ですが，もう少し上の年代になると，いろいろな科に通ってたくさん薬を処方されている患者さんはけっこう多いと思います．ポリファーマシーの問題が広く認知されてきて，「高齢者の安全な薬物療法のガイドライン」や「Choosing Wisely」など，必要な薬剤以外はなるべく処方しない気運も出てきていますが，おくすり手帳を見ると，理想と現実のギャップも感じま

す．ですので，何か新しい症状が起こったときに，その症状に薬を追加しようと思う前に，新しい症状は今飲んでいる薬が原因ではないかとまず考えるのは，医療の現状からしても間違いではないと思われます．

宮内：症状を見たら身体疾患や薬剤性から考える，というのは重要であり，この患者さんやケース1の鉄欠乏の患者さんもそれを教えてくれたわけですが，実際のところは結構難しいですね．薬剤性についての目安としては，薬剤が開始されてから症状が見られており，その症状はその薬剤による可能性がどのくらいあるか，そして，その症状は薬剤"以外"による可能性がどのくらいあるかとなります．しかし，この見積もりを考えるのに大量の情報を必要とします．とくに今回はSGLT2阻害薬による体重減少でバルプロ酸の血中濃度が上昇したという合わせ技だったので，かなり頭を使いました．「薬剤が原因……？」と判断しても，それは確実ではなくあくまで暫定（可能性は高いけれども）という立場になりますね．いつでも引き返せるように，柔軟に対処しなければなりません．

気を使う近医とのやりとり

樫尾：ところで，今回のような近医の処方が原因と考えられた場合，フィードバックはされますか．似たような経験は自分もあるのですが，近医のドクターは大概は自分よりもだいぶ先輩だったりで，割と気を遣うのですが……．

宮内：薬剤が原因だった場合，いちおう情報提供書でお知らせはしますが，私もあまり強くは言えません……．今回は「バルプロ酸減らしておきました」でよいのですが，明らかに他院が出した薬剤で精神症状が出現していた場合は，中止した旨を記した後に「私も○○でこのような副作用が認められると知り勉強になりました（知ってたけどな）」という書き方にし

ています．もちろんカッコの中のこころの声は入れませんが．

樫尾：情報提供書の「こころの声」，たしかに感じるときがありますね．プライマリ・ケア医の立場上，臓器別の専門医の先生に情報提供する機会が多いのですが，返書に「〇〇の専門として経過を診ておりますのでご安心ください」と書いてあると，「もしかして別のこころの声が??」と行間を読んでしまったりします……．一方，家族的にも社会的にも課題山積みの患者さんを，紹介いただく情報提供書に「ぜひホームドクターや家庭医の先生に今後は診ていただきたいと（ご本人ご家族も）希望されて」と書かれていたりもして……まぁあまり深読みせずに文面通り受け取るほうがお互いのためかもしれません（笑）．

難しい薬と精神症状の管理

樫尾：話が逸れてすみません．今回，バルプロ酸の減量が必要だったのですが，双極性障害は専門性の高い疾患かと思います．それ以外のてんかんなどでバルプロ酸が処方されている場合でも，減量に関して，疑わしいと思った時点で，精神科（あるいは神経内科？）に紹介した方が無難でしょうか．バルプロ酸の開始は別のところでも，そこから引き継いでプライマリ・ケア医が処方していることもあり得るかと思いますので．もしくはプライマリ・ケア医が減量するうえで，気をつける点はありますでしょうか．

宮内：減量の注意点はやはりてんかん発作の再発です．てんかん患者さんは発作が2年間なければ自動車運転が可能なのですが，順調だったにもかかわらずそこで減量して発作が何年かぶりに……となると運転ができなくなり，生活状況が一変してしまいます．過去の血中濃度がわかっているのであれば，それに向けて減量していくことになるかと思います．残念なこ

とですが精神科は最近あまりてんかん患者さんを診なくなっており，日本てんかん学会に所属する精神科医も若い人が少なくなっているのが現状です．そのため，精神症状が目立たなければ診療は脳神経内科がメインになっている印象です．紹介するかどうかは，そのプライマリ・ケア医の先生がてんかん治療に慣れていらっしゃるかどうかで分かれそうですね．「詳しく知らないけどとりあえずdo処方しておけばよいよね」というレベルであれば，薬剤をいじるのは専門家にいったんお任せした方が無難かなと思っています．ただし，中毒域に入っていればそんな悠長なことはできず，すぐに減量しなければならないので，やっぱりみなさん勉強しましょう！ てんかん学会に入ってくださいね（宣伝）．

樫尾：てんかんといえば，現在在宅で，脳神経内科と併診でてんかん治療中の患者さんがいるのですが，レベチラセタム（イーケプラ®）投与を継続していました．何ヵ月かに1回てんかん発作が起きてしまい，レベチラセタムの増量を試みるも，高齢で腎機能が低下してきて，もうそれ以上増量ができなくなり，脳神経内科に紹介して，新薬の投与が開始になりました．しかし，新薬によると思われるふらつきが出てしまい，またレベチラセタム単剤に戻ったものの，増量ができないので，てんかんが起きればその都度，脳神経内科に紹介する方針になっています．認知機能低下もあり，訪問薬剤や家族の服薬介助も続けていますが，しっかり薬を飲み終わるまで見届けていないと，薬を机の上に置いておいても飲まないで捨ててしまっていたこともあり，薬が飲めていないことによるてんかんのリスクもありそうです．もう少し自分でもてんかんについて勉強してみたいと思います．プライマリ・ケア医は，いろいろな疾患の患者さんを担当して本当に日々飽きないのですが，反面，多くの疾患の診断や治療のupdateが容易でなく，情報の更新についていくのが大変です（汗）．

宮内：てんかんは精神症状をきたすことも多く，精神科医にも必須の知識

てんかんの精神症状

部分発作としての症状（側頭葉てんかん，前頭葉てんかん）	不安感，恐怖感，既視感，要素性幻聴，上腹部不快感，頭部違和感，暴力など非常に多彩．毎回同じ症状か，数分以内か，意識消失に先行するか，などで鑑別を行う． 複雑部分発作では，もうろう状態や認知機能低下や抑うつ状態や易刺激性などが発作後に遷延する．多くは数十分以内だが，高齢者では数日単位のこともある．
てんかん性精神症状	てんかん発病後に出現した精神症状（精神病症状，抑うつ症状，躁症状，不安症状など）のこと．発作周辺期精神症状，交代性精神症状，発作間欠期精神症状に分類される．
・発作周辺期精神症状	発作前後またはその最中に認める精神症状．前後のものは数日程度続く．発作後精神病が最も重要．
・交代性精神症状	発作が激減もしくは消失してから出現する精神症状．
・発作間欠期精神症状	発作とは直接の時間的関連なく出現する精神症状．
・発作後精神病	発作後1週間以内に幻覚妄想や奇異な行動や情動の変化が1日から2週間続く．暴力も起こりやすい．
てんかんに併存した精神疾患	あらゆる精神疾患が併存するが，とくに不安症やうつ病が多い．ADHDや精神遅滞や自閉スペクトラム症はてんかんの要因の1つとなる．
抗てんかん薬による精神症状	バルプロ酸，カルバマゼピン，ガバペンチン，ラモトリギンは多くないが，それ以外はコモン．

だと思っています．レジデントの頃はその重要性がまったくわかっておらず，また強く認識しだしたのもここ数年でお恥ずかしい限りなのですが……．

認知機能低下とてんかんも複雑なコンビだと感じました．認知症はてんかん（この場合はとくに側頭葉てんかん）の重要な鑑別疾患でもあると同時に併存もしやすいですね．認知症患者さんが増えているという事実から

も，そしてとくに新規抗てんかん薬の副作用には易怒性や抑うつなど精神症状を呈するものが多いという点からも，てんかんに対して詳しくなれば色々と役に立ってくれると思っています．
プライマリ・ケアの先生はかなり広い範囲を刷新していかなければならず，実に苦労が多いかと思います．自分の専門領域だけでも常に情報が変わっているのに，それ以外もカバーしなければならないですしね．

樫尾：今回の内容を見ると，もし，バルプロ酸の血中濃度増加に気づくのが遅かったら，別の対応をされてしまう可能性もありますよね．精神科でも，内科で処方される薬剤の知識や，精神症状の原因となる身体疾患など，周辺領域についても，学んでおくことの意義がありそうですね．どの科にもフリーアクセスで受診できる現状では，他の医療機関でどんな薬が出ているか，できたらどんな検査をしているかも，気をつけておきたいと思います．それで自分の勉強にももちろんなりますしね．患者さんに採血などの検査結果を渡そうとすると「渡されたって見てもわからないから」と言われることもありますが，他に受診している科がある場合は，できれば直近の検査結果は，他の科の医師にも見せるようには勧めています．

宮内：おっしゃる通り，フリーアクセスの欠点がそこに出ていますね．ベンゾジアゼピン受容体作動薬をわざわざ複数の病院で処方してもらって多く服用したり転売したりする患者さんもいますし，病院側でも気づかずに同じ機序の薬剤を出してしまうこともあるでしょうし．カルテ内容や処方薬などを病院や薬局で共有できるようにしてほしいと思っています．そのような取り組みが行われ始めているというのは聞いたことがありますが，まだまだ道は遠いような印象です．

樫尾：2016年にエチゾラム（デパス®）が30日処方制限になったことで，「もう他院で今月30日分出してもらったんだけど足りないので出してもら

えないか」という臨時受診が増えてきた気がします．万が一そこで出してしまっても，薬局がゲートキーパーの役割をしてくれていることもありますが，なるべくなら出す前に気づきたいところです．今回の内容もふまえて，われわれ医師も，薬についても一層，日々是勉強ですね．

治療抵抗性という便利な言葉

宮内：ケース1の患者さんでもそうでしたが，とくに精神症状では身体疾患や薬剤性を繰り返し疑うことが大事になってきます．"治療抵抗性"という便利な言葉があり，たとえばうつ病と診断し治療がうまくいかないと"治療抵抗性うつ病"と考え，さらに薬剤が多種類になっていくことがあります．"治療抵抗性"と考える前に，ぜひ診断を見直していただきたいです．薬剤性に関しては，先述しましたが，薬剤が開始されてから症状が見られており，その症状はその薬剤による可能性がどのくらいあるか，そして，その症状は薬剤"以外"による可能性がどのくらいあるか．それらを考えながら，そして原因は単一の薬剤とは限らずコンボ技も見られるということ，これらを意識してみることが大切だと思います．こういったことを自分だけで考えずに薬剤師の先生にも相談して，複数の人の頭で悩むのがよいかと思っています．

樫尾：たしかに，「治療抵抗性」とは「私（医師）の（診断に基づく）治療に，症状が抵抗してよくならない」という，「私の診断」が正しいという前提ですが，その前提を見直すことが，とくに治療がうまくいかない場合には必要ということですね．初期研修やレジデントの頃ならまだしも，単独であまり交流のない職場で仕事をしているとなおさら，自分の治療がうまくいっていないケースについて周囲とシェアする機会は減っていくと思います．この患者さんの場合は「よくわからない」と精神科に相談するように患者さんに伝えていたのでしたら，「わからない」ままどんどん薬を足し

ていかなかった点では，よかったのかも知れません．内科外来でも，「わからない」ことをうやむやにして，熱が下がらないからとか，咳がよくならないからといって，抗菌薬やらステロイドを足していき，結局のところ診断は「高CRP」と紹介状に書かれていて，袋小路で病院に紹介という，試験の臨床問題には到底出せないようなケースも，病院で勤務していた頃は紹介されてきていました．

1人でなんとか解決したいという気持ちもわかりますが，「□□の疾患は否定できたので，○○の診断（疑い）として治療」という根拠は最低限必要かと思いますし，根拠乏しく前の薬が効かないからと，突き進むことは避けたいと思います．今は逆に診療所で働く立場として，もちろんわからなければ調べますが，患者さんとの相談もあったうえで，うまくいかなければ，同僚に聞く，もしくは戻れなくなる前に，紹介するのも一法かと思います．調べてもわからない事は「聞くは一時の恥，聞かぬは……ヤブ化への一歩」かも知れません．患者さんのためにも，です．

宮内：医療者は「なんとかしよう，なんとかしよう」と思って，ついつい患者さんを抱え込みがちになってしまいます．多くの場合は面倒見のよさから"患者さんのために"診断の変更や薬剤の変更・上乗せなどがなされるのですが，1人ではどうしても限界のあることがあります．研修医の時，ルート確保について「2回やってダメなら手を変えなさい」と指導医から言われたたことを思い出しましたが，うまく行かなければバトンタッチというのは大事ですね．精神科は予約しても初診日が1〜2ヵ月先になってしまうこともありますが，可能ならば紹介元と精神科の複数で診ていただければ，と思います．"わからない"ということを開示する勇気が必要，ということですね．

樫尾：ルート確保は，初期研修の最初の頃を除けば，医師の技術の違いよりは，手が替わって視点が変わることでうまくいったりしますよね．胸部

X線写真の読影も，だいたいダブルチェックになっていますが，視点が変わると異常を見つけやすいことも経験します．そこには，能力の「優劣」よりも「視点の違い」が大事なのだと思います．患者さんも，慣れている同じ医師に長く診てもらうほうが安心というのも頷けますが，その反面，慣れている医師の診療の内容にもし患者さんが疑問をもったとしても「この医師とも長い付き合いだし」と言い出しにくいこともあるかと思います．患者さんが疑問を正直に話せるような関係性を日頃から作りたいですし，やはり医師側からも別の視点を入れることの提案をできる勇気をもっていたいと思います．たしかに，精神科はほとんどが予約制で，すぐ予約を取れるところは多くはないですが，予約日までは，アクセスのよいプライマリ・ケア医が繋いでおき，精神科の受診後も併診していくのが，現代的には望ましいのではと思います．

宮内：おっしゃる通り，患者さんが遠慮して言わないこともあります．だからといってなんでも話さねばならないということでもなく，ジンメルの言う"秘密"が重要だと思います．よい意味での距離をもつことが大切で，その距離は隔たりではありますが接近の可能性をも含みます．「なんでも知っている」や「なんでも知るべきだ」ではなく，理解には制限があることをお互いに知るのがポイントだと思います．そのような優しい"配慮"が"ほどよい"関係につながっていくのでしょうね．
プライマリ・ケア医の先生の多忙さには本当に敬礼したくなりますが，相手を完全に理解する必要はなく，"秘密"の大事さを感じながらの関係性をつくるように心掛けていただくと，気負わずに肩の力を抜いてやっていけるかもしれません．

樫尾：なるほど，勉強になりますね～．他科の先生からですが，総合診療の医師は真面目ゆえに，診療に際して家族への説明も生真面目すぎる印象を従来からもっていて，もう少し間合いの取り方が上手くなればもっとよ

い外来診療になるのに，という気持ちをもたれることもあるようです[1]．自分はそこまで生真面目なつもりはないのですが，肩の荷をもう少し降ろすこともあってもいいのかも知れませんね……．

てんかんに漢方薬は使えるの？

樫尾：ちょっとこのケースの患者さんの内容からは離れているかもですが，こういった脱線も自分には心地よいのですが，読者の方々はいかがでしょうか．

宮内：そういえばずいぶん遠くまで来てしまいました．油断するとついつい他の方向に行ってしまって……．
ということで，薬剤は思わぬ作用をもたらすことがあるので，それが起こる"もっともらしさ"を常に考えて，そして薬剤師の先生や他の医師などの目でも見ていくことが大切なのでした．PubMedでケースレポートを探してみてもよいかもしれませんね．
あ，いちおう漢方薬に触れておくと，双極性障害ではないのですが，"てんかん"に対して"相見処方"というのがあります[2]．柴胡桂枝湯を用いるのですが，さすがに現代医学において漢方でてんかんを治療しようとするのはやめた方がよいでしょう……．今は薬剤の選択肢も広がりましたし．あくまで私の憶測ですが，この柴胡桂枝湯の効いた患者さんの多くはPNES（心因性非てんかん発作）だったかもしれません．柴胡剤でストレス緩和をすることで改善していた（？）と想像を膨らませています．"けいれ

---

1) 宮本雄策，大橋博樹：小児科医宮本先生，ちょっと教えてください！．羊土社，東京，2018．
2) 相見三郎，斉藤 隆，松田健身：柴胡桂枝湯による癲癇の治療その成績と考察及び脳波所見に及ぼす影響について．日本東洋醫學會誌．27(3)：99-116，1976．

ん"には漢方的に平肝熄風薬(へいかんそくふう)を使いたくはなりますが，本当のてんかんによるけいれんであれば，繰り返しになりますが漢方で挑むのはいかがなものかと思います．

樫尾：たしかに，てんかんの治療というと西洋医学的な病態生理を考えれば，もちろん西洋薬が第一選択とはなるかとは思いますが，さきほどご紹介したような，とくに高齢の患者さんですと，西洋薬の副作用が出てしまって継続が難しいこともあり得ます．その場合に，漢方薬を試せるのであれば，一考の価値はありかなと考えます．

宮内：そうですね．てんかんに対しての使用はちょっと個人的にはどうなのだろうと思ってはいるところではありますが，抗てんかん薬はかなり種類も出てきており，さじ加減という部分もあるものの，少量をうまく併用することで効果を示すことも経験しており，専門家への紹介含め，あくまでも私の意見ですが，そちらでまずいってみたい気もします．とくに高齢者では副作用には重々注意ですが，漢方薬もトライしてみて悪くはないと思いますし，効かなければすぐに撤退するスタンスであればその価値はあるかもしれませんね．このあたりは個々の患者さんへの治療の引き出しがどれくらいあるかによっても変わってくるかと考えています．いずれにせよ順番が大事と思われ，まずは抗てんかん薬で治療をしてみる，そしてなんともかんとも……な状況であれば，漢方薬を試してみる，という流れでしょうか．専門家へのアクセスがなかなかよろしくない場合もありますし，手持ちの武器でなんとかしなければならない時には，ちらりと思い浮かべてもよいのだと思います．ただ，てんかんに関しては抗てんかん薬が漢方薬よりも圧倒的に優れていると思うので，私自身はてんかん治療に漢方薬は使いません．これは考え方の違いもあるでしょう．

Take Home Message

- 他院からの処方薬が新たに入ることで,思わぬ薬剤相互作用が生じることがある.
- 薬剤の血中濃度はさまざまなファクターで変化する.長年安定していても油断できない.
- 薬剤師の先生の協力も得ながら,さまざまな視点を取り入れて診ていこう.
- 1人で気負わない.なんでも知ろうと思わない.ほどよい距離感をもっておこう.

ケース3 —— 対話から学ぶ 精神科医×プライマリ・ケア医×漢方

会社で嫌なことがあって眠れません……

> **症 例**
>
> 30代男性．会社の仕事で嫌なことがあったり，やらなくてはいけない仕事が溜まっていると，深夜までパソコンやスマートフォンを使用して眠りにつけない．当初は日中の活動は問題なかったが，最近は日中に眠気が出てくるようになったので，治療希望で来院．

First Impression

樫尾：「はい，じゃあ睡眠薬出しておきます」の前に，隠れている病気やすでに飲んでいる薬，生活習慣を探ってみたい．

宮内：眠りにくくなった経緯はあるのか？ あればそこにヒントが見えてくるかも．

■ 眠れない患者さんを診るポイントは？

樫尾：プライマリ・ケアでは，比較的よくある相談の例かと思います．受診の動機を聞くと，周囲から睡眠薬を飲むとよく眠れるらしいので，自分もまずは弱めの睡眠薬が欲しいという希望も割と多いかと思います．もしくは以前に睡眠薬を飲んだことがあって効いたので，今回もまた欲しいという希望も多いですね．

宮内：まずは眠りにくくなった経緯から聞いてみたいところですね．その

経緯が自然と理解できるようであれば，そこに改善のヒントがあるように思います．不眠をきたす身体疾患を毎回すべて除外するというのも非現実的と私は考えています（身体疾患の除外についてはp.2）．身体疾患同士の鑑別でも，高血圧の患者さん全員に原発性アルドステロン症を考えて検査をするかどうかは考えものでしょうし．事前確率を考えながら，ですね．

樫尾：そうですね．患者さんは，他院ですぐに睡眠薬を処方されたりした経験があると，あまり詳しい問診は望まずに「睡眠薬だけもらえれば……」という雰囲気を感じる方もいますが，やはり経緯をしっかり聞かないといけませんね．この方は，必要に駆られて深夜までパソコンやスマホを使用していて，それでつい時間が過ぎてしまうようなことを話されていました．

宮内：であれば，初回外来では身体疾患を精緻に詰めなくてもよいかもしれません．上記のようなきっかけが起こる前まで問題なく眠れていて，体重変化がなく血圧も高くないというのであれば睡眠時無呼吸症候群の事前確率も低く，スクリーニングの問診で除外できそうです．また，不眠も「眠れない」だけならまだよいのですが，日中の活動にやや影響が出てきているのであれば不眠"症"ですね．薬剤性の不眠がないか確認してから，治療介入してもよいかと思います．医者としてはまず非薬物療法から行きたいところですが．

樫尾：「不眠」と「不眠症」の違いの視点は大事ですね．健診などでとくに高齢者では，眠れていますかと聞くと「実は寝付きがあまりよくなくて，でも眠れない日の翌日は少し昼寝すれば一日過ごせます」と，日中の活動にそこまで影響がなさそうな「不眠」は介入の必要性は高くないですよね．今回のケースの介入については，たしかにすぐに薬物療法よりは非薬物療法から始められないかとためらわれますが，睡眠薬の処方を目的に受診す

る患者さんも一定数いるかと思います．非薬物療法をどのように勧めるかはぜひ宮内先生にお聞きしたいです．教科書的には「非薬物療法でダメなら薬物療法」なのかと思いますが，経験的にすぐに薬物療法開始となっているケースも割とあるのではと感じています．

睡眠問題の非薬物療法の始めかた

宮内：まずは「なかなか眠れないと神経が疲れてきて気分が億劫になったり楽しめるはずのことが楽しめなくなる人もいますが，○○さんはどうですか？」と聞いて，うつ病スクリーニングをしておきます（"神経が疲れる"という表現にもっていって，そこから派生させます）．そのうえで，私は「眠りは一日の総まとめなので，起きている時間をどう過ごしていたかが一番大事になってきます．そこを工夫するとお薬を使わなくても眠りがよくなって，もしこの先また眠れなくなっても自分自身の力で修正できるようになります．私としてはそれをお勧めしたいのですが……」と切り出しています．それでも「やっぱりお薬で」と言われたら，非薬物療法を仮に行っても継続しづらい印象があるので，その時点で私は折れています．本人にその気がなければ，暖簾に腕押しというか（本当は言い方を工夫してモチベーションを上げていくべきなのですが），外来の時間もないので……．

樫尾：宮内先生の診療での言葉の選び方は，大変勉強になります．たしかに，不眠症の患者さんでも予約のない一般外来の枠だと話をできても10分程度だと思いますので，「薬をもらいにきただけ」という患者さんにどこまで話ができるか難しい点もあります．でも最近は，睡眠薬を気軽に飲むことの弊害を調べたり聞いたりしている患者さんも増えてきた印象で，そういった患者さんには，非薬物療法から勧められると思います．非薬物療法として有名なのは厚生労働省の「睡眠12箇条」[1]（p.83）でしょうか．

宮内：そうですね．ただ，12箇条は多すぎるという意見もあり，いくつかピックアップしてお話しするのがよいかもしれません．私は『10分でできる認知行動療法入門』（日経BP社，2016）という本の付録についている睡眠記録表を使いながら説明して生活ぶりを記録してもらい，外来で改善点を見つけていきます．ただ，非薬物療法はすぐ効果が出るわけではないので，そこは言っておかないといけませんね．意欲のある患者さんには『自分でできる「不眠」克服ワークブック』（創元社，2011）を買ってもらって，外来で進捗状況を話し合います．

樫尾：患者さん向けとしては『ベッドにいてはいけない 不眠のあなたが変わる認知行動療法』（弘文堂，2018）なども使えそうです．自宅血圧や自己血糖などもそうですが，ある程度のモニタリングができたり，外来で患者さんと供覧できるツールは，治療のモチベーションの強化や維持にもつながるかと思います．モニタリングは気にしすぎる患者さんもいるので，途中抜けていてもあまりそこだけを指摘しないようにはこちらも気をつけますが，「睡眠12箇条」は，たしかに「12」という数字だけで面食らう患者さんもいますので，宮内先生もご指摘のとおり，そのうちの4つくらいをまず紹介するといいかも知れません[2]．

睡眠12箇条から抜粋した4項目

・適度な運動，しっかり朝食，ねむりとめざめのメリハリを
・年齢や季節に応じて，ひるまの眠気で困らない程度の睡眠を
・良い睡眠のためには，環境づくりも重要です
・眠くなってから寝床に入り，起きる時刻は遅らせない

厚生労働省健康局：健康づくりのための睡眠指針2014より

このケースの話に戻すと，この患者さんは，仕事を深夜までパソコンやスマホでやってしまうのが原因の1つでした．今はタブレットでもスマホでも寝床に入りながら仕事ができてしまって便利ですが，自分もついこの原

稿も寝る前に確認してしまっています……．これは現代社会の問題かとも思いますが，なかなかすぐに止められないかもしれませんね（自分も含めて）．

宮内：難しいところですが，眠りに問題が出て日中のパフォーマンスに影響しているのであれば，そこは改善点としてピックアップせざるを得ないですね……．睡眠薬を飲んで一時的に寝られても，生活のクセが残っていれば同じことの繰り返しになってしまいます．そういうところから「睡眠薬をやめたら寝られない」になり，ついつい長期に使ってしまう，というのも多いように思います．実際の臨床では，依存性の少ない薬剤を使いながら，生活のどこに改善点があるかを少しずつ詰めていくことになろうかと思います．非薬物療法を受け入れてもらえない場合は「折れる」とは言いましたが，それは生活指導をしないということではなく，同時進行で，ということですね．ある程度患者さんの希望も叶えながら，こちらの思惑もじわじわ進める，というような．

樫尾：そうですね．「こんにちは」，「はい，また睡眠薬出しておきます」の10秒診療にはならないように心がけたいと思います．家庭医の立場としては，プライマリ・ケアの5つの理念[3]の1つとして「継続性」があげられます．アクセスのよい外来は1回きりの診療にはならないですし，逆に1回の診療にあれもこれもと盛り込み過ぎない方がいいかなとは思っています．それに，降圧薬や脂質異常症の改善薬と比べても，眠れなくなるこ

---

1) 厚生労働省健康局：健康づくりのための睡眠指針2014. https://www.mhlw.go.jp/file/06-Seisakujouhou-10900000-Kenkoukyoku/0000047221.pdf
2) 宮内倫也：不眠の鑑別と対応のしかた．治療，100(06) 702-706，2018.
3) 日本プライマリ・ケア連合学会：プライマリ・ケアとは？（医療者向け）． http://www.primary-care.or.jp/paramedic/

とは切実で，薬を飲み忘れることも少なく，きっちり30日ごとに受診されることが多いと思います．よって，宮内先生もおっしゃるように少しずつでも介入をしていくことがやはり大切かと思われます．

宮内：「眠れない」の裏にはいろんな背景があり，その「眠れない」がさらに背景を色濃くしてしまいますね．その悪循環に対し，まずは単純に眠りから入ってみると，意外にも多くの患者さんが背景について「気にならなくなりました」と言ってくれるように感じています．

これについては精神科医の笠原 嘉先生のお考えを借用しており，ダムの水位でイメージしています．ダムの水はこころのエネルギーであり，眠れずに疲弊してくるとダムの水位が下がってきます．すると，水位が十分あった頃には隠れていたはずの岩が露出してきます．このダムの底にある岩が，さまざまな悩みを表しています．眠れないと悩みが顔を出して大きく感じられるというわけですね．その岩を常に粉砕する必要はなく，また眠れるようにして水位を上げていっても悪くはないんじゃないか，となります．

笠原先生はうつ病でこのモデルを用いていますが，不眠でも同様のことが言えるように考えています．なので，私は精神科医ではありますが，最初から人間関係の改善に舵を切るわけでなく，眠りをよくすることで間接的な解決をまず図ろうとしています．こころが疲れてくると色々なことにとらわれてしまいますが，眠ることでその疲労を軽くしていくと，見えていたはずの岩がまた隠れてくれます．もちろん，外来で悩みを一切聞かずに睡眠薬を出すというわけではなく，いわゆるBATHE technique（p.32）でプチ精神療法をしながら，になります．

樫尾：たしかに不眠症の患者さんはいろいろ悩みの訴えを話すこともありますが，それはダムの水位が減って見えてきた，岩の1つ1つであるという説明は，なるほどと思います．プライマリ・ケア医から精神科や心療内

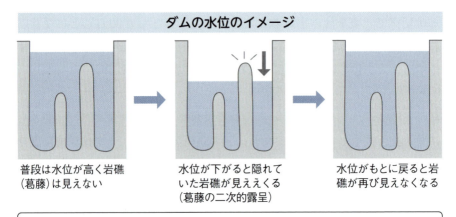

笠原 嘉：気分障害の小精神療法もしくはサイコエデュケーション．精神科，13(3)：178-183，2008より改変

BATHE technique

B：	Background	⇒どんなことがありました？
A：	Affect	⇒どう感じました？
T：	Trouble	⇒いちばんお困りなのは何ですか？
H：	Handling	⇒どうやって対処しているんですか？
E：	Empathy	⇒それは大変だったと思います．

科に紹介することもあるので，精神科の先生がどのように考えているか知ることの意義は大きいかと思います．BATHE techniqueは，薬物療法だけに頼らない対話のアプローチの1つとして，プライマリ・ケア医も知っておくと診療に活かせると思います[4]．Background, Affect, Trouble, Handling, Empathyのうち，とくに"Handling"のコンポーネントは，患

---

4) Stuart MR, Lieberman JA：The Fifteen Minute Hour：Efficient and Effective Patient-Centered Consultation Skills. 6th ed, CRC Press, Florida, 2018.

者さんがどのようにその症状に対処してきたかを聴けるのも，BATHE techniqueを使用する意義の1つかと思います．

睡眠薬は何を使うのがよい？

樫尾：睡眠薬を使う場合は依存性の少ない薬剤からという話が出ましたが，ゾルピデム（マイスリー®）とゾピクロン（アモバン®）の非ベンゾジアゼピン系薬剤については，以前は，ベンゾジアゼピン系薬剤に比べて依存性や副作用も少ないとされていましたが，最近はそうでもなさそうだというのが言われてきていますよね[5,6]．

宮内：薬剤についてですが，おっしゃる通りで非ベンゾジアゼピン系であっても同じベンゾジアゼピン受容体に作用するので，差異を強調しないほうがよいかと思います．「非ベンゾです！」というのは"ベンゾではない＝安全"という意識を刷り込もうというマーケティングの香りがしますね……．ゾルピデムは転倒リスクが高いとも言われていますし[7,8]，これはGABA-A受容体α1サブユニットが小脳に多く分布していることによるのだろうと思っています．

樫尾：薬物療法に関して，現在，依存性が少ないとされている薬剤という

---

5) Kolla BP, Lovely JK, Manusukhani MP, et al：Zolpidem is independently associated with increased risk of inpatient falls. J Hosp Med, 8(1)：1-6, 2013.

6) G. Hajak, Müller WE, Wittchen HU, et al：Abuse and dependence potential for the non-benzodiazepine hypnotics zolpidem and zopiclone：a review of case reports and epidemiological data. Addiction, 98(10) 1371-1378, 2003.

7) Tom SE, Wickwire EM, Park Y, et al：Nonbenzodiazepine sedatire hypnotics and risk of fall-related injury. Sleep, 39(5)：1009-1014, 2016.

8) Kolla BP, Lovely JK, Mansukhani MP, et al：Zolpidem is independently associated with increased risk of inpatient falls. J Hosp Med, 8(1)：1-6, 2013.

と，ラメルテオン（ロゼレム®）やスボレキサント（ベルソムラ®）か，もしくは漢方薬になりますでしょうか．

宮内：ラメルテオンはあまり効いた感じがなく，スボレキサントはたしかに患者さんの印象は悪くないのですが，依存性が本当に少ないのかははっきりとしていないですね．反跳性不眠も治験で確認されていますし，希死念慮の副作用がまれにですが認められます．あとは薬価が高いというのが問題です．そのため，私はトラゾドン（レスリン®/デジレル®）を使っています．適応外であり文献的には質の高いものはないのですが，感触はよいですね（私も眠れない時に飲んでいます！）．パソコンのなかに説明文書のファイルを入れておいて，処方する時にプリントアウトをして説明しています．トラゾドンは抗うつ薬なので患者さんが誤解しがちで，「うつ病だから処方するというわけではない」と強調しています．もちろん，トラゾドンだから絶対安全，どんどん使うべし，というわけではありません．
漢方薬もいくつか使いますが，「漢方薬もありますけど，どうですか？」と聞いて患者さんの食いつきがよければそれでトライします．ただ，とくに漢方薬は飲んだその日のうちからぐっすりというのは難しいので，そこを説明しておかないといけませんね．不眠に用いる漢方薬の依存性については，経験的には「おそらくないだろう」と考えられますが，実際に検討自体されたことがないのではないでしょうか．「検討されていない＝その副作用がない」ではないので，依存性がないと言い切れる確証はまったくないのですが……．

樫尾：たしかに，ゾルピデムやゾピクロンから，ラメルテオンに変更を検討しても，思うような効果が得られず結局もとのゾルピデムやゾピクロンに戻ることがある印象です．スボレキサントについては，悪夢を見たり翌日朝まで眠気が残るなどの症状が起こらなければ続けていける印象ですね．トラゾドンは宮内先生の書籍で見たことはありますが処方したことはあま

りありません．ベンゾジアゼピン系ではないので依存性もそこまでないのでしょうか．

漢方薬については，宮内先生と編集した『治療』2018年6月号も参考にしながら，最近は酸棗仁湯(さんそうにんとう)を眠前2包かもしくは夕食前（or 後）と眠前に1包ずつ内服するように処方しています（まだ「酸棗仁湯パルス療法」(p.91)は試せていません）．眠前1包や毎食前に1包ずつとするよりは，いい感触を感じています．漢方薬は西洋薬に比較して使われてきている期間が長いので，きっと安全性も高いだろうとは言われていますが，生薬によっては，最近になって依存性や副作用が疑われているものもあるかと思いますし，漢方薬も絶対に安全とは言えないですよね．

宮内：ラメルテオンは純粋な睡眠薬というよりは，生体リズムの位相変位作用を期待して，2 mgや4 mgを入眠時刻の7時間前に服用するのがよいようですね[9]．スボレキサントは米国で10 mgが推奨用量なので，私は使う場合に10 mgの錠剤を最初に選択しています．この10 mg錠はCYP3Aを阻害する薬剤を併用する時に使用すると添付文書に書かれています．地域によって異なるのかもしれませんが，併用せずに処方，かつとくにコメントを付けなくても今まで査定されたことはありません（CYP3Aを強く阻害する薬剤は併用禁忌になります）．

トラゾドンは12.5〜100 mgの間で調節しますが，効果は個人差があります．効きすぎて寝過ごすと大変なので最初は25 mgの錠剤を渡して「次の日に何も予定がないという時にまず使ってみてください」と言っておいて寝る1時間くらい前に1錠を飲んでもらっています．その効果で12.5 mg（0.5錠）にするか50 mg（2錠）にするかを決めて，翌週にまたきてもらい，そこで処方を調節していきます．作用機序からは明確な依存のリスクが非

---

9) 三島和夫（編）：不眠症治療のパラダイムシフト 〜ライフスタイル改善と効果的な薬物療法〜．医薬ジャーナル社，東京，2017．

常に小さいと考えています．ただ，中断症状の出現を考えて，中止する際は漸減法をとっています．不眠に用いる漢方薬は作用機序そのものが不明で「依存のリスクはありません！」とは言い切れないのですが，あくまで経験的にですが，依存のリスクは小さいと考えています．ベンゾジアゼピン受容体作動薬も短期間のみの服用ができるのであれば，悪いものではないのでしょうね，廉価ですし．

結局は，そのなかから患者さんの好みや薬剤への不安や期待などを考慮し，こちら側からは医学的な知識を提供しながら，話し合って決めていくということになろうかと思います．

樫尾：詳細な解説ありがとうございます．宮内先生が今おっしゃったのは，まさにEBMのstep1〜5のうちのstep4「情報の患者への適用」ですね．このstep4では，エビデンス，患者の病状と周囲をとりまく環境，患者の意向と行動，医療者の臨床経験を考慮するとされていますが，個人的には，不眠症の治療は，その4つのうちの「患者の意向と行動」に重きを置きがちになる傾向を感じます．そうなり過ぎないようには留意したいとは思っています．

EBMの5つのステップ

ステップ1	患者の問題の定式化
ステップ2	問題についての情報収拾
ステップ3	情報の批判的吟味
ステップ4	情報の患者への適用
ステップ5	1から4のステップの評価

このような丁寧な薬の使い方の解説はいわゆる「薬の本」にはあまり出ていないですよね．睡眠薬は微妙なさじ加減があるかと思うので，こういった「専門家の手の内」的な解説はプライマリ・ケア医としてもとてもありがたいです．漢方薬は，不眠に出すような処方を構成する生薬について

は，あくまで現時点でですが，依存性は確認されていないかと思いますので，初めて睡眠薬を内服希望するケースや高齢者のケースでも，顆粒剤が飲めそうなら勧めていいのかと思います．

宮内：EBMをエビデンスと同じだと勘違いしている人が多いのも困りものですよね．診察のたびに少しずつ患者さんの抱えているものを知っていくようにすると，いざという時に役立つかと思います．少しずつと言ったのは，単純に一度に聞く時間がないことと，聞きすぎることの侵襲性を嫌うためです．薬剤を決める時も，喫緊でなければ「次の診察までにじっくり考えてみるとよいですよ」と言って，急かさないこともあります．患者さんが納得して決めてくれれば，プラセボ効果も強く期待できますし．こちらが"正しい説明"をゴリゴリと押し付けてしまってもよくないでしょう．目標ありきではなく，その場その場での話し合いから自然と決まっていくような流れが望ましいと思います．

では，このケースの患者さんにはどう対処しましょうか．体重増加や生活習慣病などなく，イベント発生まで眠れていた，というのであれば，睡眠時無呼吸症候群の事前確率は低いと思われます（イベントによる影響が大）．薬剤性やカフェインなどの嗜好品による不眠を否定した後で，患者さんとの話し合いのなかで行動療法的な治療を前面に押し出していくか，薬剤を主軸にして行動療法とまでいかないまでも生活改善を組み合わせていくか．前者であれば患者さんにも頑張ってもらいますし，また効果が出るのもちょっと遅くなります．しかし，自己治療にもなるのでまた眠れなくなった時も自力で対処可能になるかと思います．後者では各種睡眠薬のメリットデメリットを説明し，患者さんと一緒にどれがよいか決めるという形になるでしょうか．もちろん，1回でピタッと合うとは限らないので，複数回の診察で軌道修正をしていくことになるのですが．

樫尾：そうですね．この患者さんはとくに内服歴はありませんが，カフェ

インは日中中心に摂り，栄養ドリンクは夜間に飲むこともあるとのことで，栄養ドリンクにカフェインが含まれている可能性はあるかと思います．栄養ドリンクは夜間の摂取は控えてもらいつつ，希望としては「軽めの睡眠薬を始めてみたい」とのことでしたので，宮内先生のご提示のように，各睡眠薬のメリットデメリットを伝えつつ，できればまずは漢方薬から始められないかと，個人的には思います．漢方薬開始2週間で改善乏しければ，睡眠薬を始めるか，同時に行動療法を勧めていくかでしょうか．

宮内：自らを棚に上げてますがパソコンやスマホの使用を寝る2時間くらい前には中止してほしいですね．仕事なら仕方ないのですが……．睡眠薬は，合意が得られれば漢方薬からトライでもよいと思います．何を処方するかですが，精神症状に乏しければ酸棗仁湯が最初の一手としては無難でしょうか．入眠困難であれば気虚や熱を考えますが（p.91参照），先生はどのような方剤を検討されますか？

樫尾：漢方薬は，まさに酸棗仁湯を考えていました．酸棗仁湯は，1対1対応的に「疲れているのに目だけ冴えて眠れない」ときにやや安易に出してしまうこともありますが，宮内先生のご指摘のように，酸棗仁湯の構成生薬のうちの知母は熱を冷ますと考えて，舌を診て紅いことを確認してからでもいいかも知れません．処方の量としては，個人的には，前述の通り，眠前2包かもしくは夕食前（or 後）と眠前に1包ずつ出していますが，もし患者さんと相談して可能なら，酸棗仁湯パルス療法（夕食後3包，眠前3包）も検討してみたいと思います．

宮内：それでやってみてうまく行かなければ，次回診察で調整ですね．あとは，患者さんに「漢方薬なので飲んだその日から効果が出るわけではないのですが，1〜2週間でだいたいわかると思います．もし眠れなければ，また次の診察の時に一緒に考えていきましょう」と一言添えておきます．

もしパルス療法をする場合，私は「効果を早めに知りたいので，最初はたくさん出しますね．もし寝られたら1日4袋や3袋に減らしてもらってもよいですよ．次の診察で教えてください」と言っています．

樫尾：たしかに1日に計6包というと，漢方にまだそこまで習熟していない立場からすると，副作用のリスクが気になりますが，留意点などありますでしょうか．

宮内：酸棗仁湯は甘草の量が少ないので，6包でも2.0 gですа)．そして，6包を服用するのもせいぜい2週間程度と考えています．6包を2週間服用して効果がなければ，酸棗仁湯そのものが効かないということもわかりますので．ただし，利尿薬やインスリン使用中である，小柄な高齢者である，などといった偽性アルドステロン症のハイリスク群では控えたほうがよいことは強調しておきます．また，量が多いのできちんと前述のような説明をしなければならないと思っています．6包はちょっと出すのに及び腰になる……という場合は4包でもよいのではないでしょうか．

樫尾：そうですね，はじめから漢方薬での治療希望の患者さんではないと，3包1日2回はたしかに難しいかもしれません．最近は漢方薬に関心のある患者さんも増えてきている印象ですので，機会があればと思います．
ちなみに，もし患者さんが漢方薬よりも西洋薬による治療を強く希望する場合には，相談のうえですが，トラゾドンをまずは短期間試してみるのが第一候補になりますでしょうか．

宮内：ここは難しいところで，おそらくは医師それぞれのスタイルもある

---

a) 添付文書の通常量で甘草の含有量が2.5 g以上の漢方薬は低カリウム血症に禁忌

のだと思います．ベンゾジアゼピン受容体作動薬も2週間くらいの服用で
あれば，もしくは週に2回までの頓用であれば，悪いことはとても少ない
と思います．問題はそれを守れるかどうか，ですね．とても便利で期待
（寝たいという思い）を裏切らないというのは諸刃の剣となり，医師も患
者さんも「ついつい……」となってしまいます．味をしめて「生活なんて改
善しなくてもこの薬があればよいや」になりがちなので，"2週間の内服，
もしくは週に2回までの頓用"を約束できるならば処方してもよいでしょ
う．依存や離脱症状についても説明は必要です．「最初は眠れないから飲
んでいたはずのものが，逆に飲まないと眠れなくなる，になってしまっ
て，やめにくくなります．そして，いきなりやめると身体がびっくりして
しまいます」などと言っておきます．

先ほどもお話ししましたが，スボレキサントは薬価がネックだと思ってい
ます．今は先発品しかありませんが，10 mg錠で70円弱，20 mg錠だと
100円ちょっとします．言い方は悪いのですが，患者さんが苦しんでいる
とは言え，「眠れない」ということに国の医療費をあまり使いたくない気
持ちは正直なところありまして……．トラゾドンは後発品が出ているた
め，それを選択すると25 mg錠で10円未満，50 mg錠でも15円しません
（先発品でもそれぞれ20円未満と30円ちょっとです）．もちろん「不眠に
抗うつ薬を使うとは！」というご意見もあるでしょうけれども，昔からあ
る薬剤なので，新薬のような未知の副作用は極めて少ないと思われ，また
あくまでも私個人の経験になりますが，効果もまずまず良好です．そのた
め，私の発言は「まずトラゾドンから入ってみましょうか」となります．
入眠そのものへの効果はやや弱いので，就寝前の1時間くらい前に飲んで
もらうとよいかと思います．薬剤選択に関して，医師によっていろんな意
見があるというのは強調しておきます．

樫尾：なるほど……．ベンゾジアゼピン受容体作動薬は，新規処方につい
ては慎重にしていますが，継続処方の患者さんからは「依存性も副作用も

みんなわかっているんですがもう止められません」と言われたり，「昔は依存性も副作用もそこまでうるさく言われてなかったのに，最近になって急に報道されてますよね」と言われたりしています．

不安の訴えに漢方薬を出していてなんとかベンゾを出さないでいた患者さんが，動悸や胸痛で救急受診にかかった際に検査で異常がなくてベンゾを処方され，続きはかかりつけでもらってくださいと言われることもまだあって，せっかくの今までの苦労が……と思うこともあります．

新薬の処方については，報道の影響か「今度こんないい薬が出たんですね」と新薬好きな患者さんもけっこういて，そういう患者さんはおくすり手帳を見るかぎり，新薬が出ていることも割とあります．「新薬は2年くらい寝かそう」という意見がありますが自分も賛成です．いろんな先生の睡眠薬に関する考え方も聞いてみたいですね．

医師と薬とのつきあい方

宮内：話は変わりますが，新薬と言えばバロキサビル（ゾフルーザ®）が随分と売れているようですね（原稿執筆時点で）．現時点でのエビデンスを考慮すると，バロキサビルを積極的に処方する必要性を感じないのですが，なんだか複雑な気分です（もちろん将来的には変わるかもしれませんが）．オセルタミビル（タミフル®）と非劣性でかつ変異株の出現が成人で10％ほど見られますし（小児では20％以上），未知の副作用が出た時に長い半減期が仇となる可能性すらありますね．患者さんは「すごい薬が出たみたいですね」と言ってきますし，安易に処方する医師もいるので，いかがなものかと思います．効果がほとんど変わらず薬価だけが高いような薬剤をなぜ出すのか，医療経済という視点ももってほしいものです．年のせいか，最近だいぶケチ臭くなってきました……．薬剤自体に罪はないのですが，製薬会社の過剰な宣伝とマスメディアの賛美には嫌気が差してしまっています……．

それはそうとして，睡眠薬に限らずさまざまな立場のお話を聞くのが一番と思います．私の考えはあくまでひとつの意見ですので（もちろん責任感をもって取り組んでいますが）．

樫尾：ちょうど今（2018年12月），インフルエンザが流行し始めていて，バロキサビルについても，患者さんから「こないだテレビで紹介してたけど」と聞かれることもあります．小児科学会がいち早く，バロキサビルについて「まだ十分なデータがない」と発表しましたが[10]，まさに新しくてまだよくわかっていない薬なのだと思います．発売したメーカーはメリットを資料にするとは思いますので，それだけを信じたり，報道で見たという患者さんの要望に沿うだけで新しい薬を出してしまうのは，さきほどのEBMのstep4としてもいただけないかなと思います．電化製品や料理なんかは新しい物が便利だったり美味しかったりするのかも知れませんが，薬のとくに副作用に関しては，古くから広く使われている薬の方が安心，が鉄則かと思います．何年も経ってからまた活躍する歌手のように，古い薬の新しい効果が発見されることもありますしね．

宮内：そうですね．糖尿病治療でも新薬であるSGLT2阻害薬の下肢切断リスクやDPP4阻害薬の類天疱瘡リスクなどが指摘されるようになり，メトホルミンの安定感は本当に頼りになります．漢方は古いながらも研究がなされていない面があるので，これからよい点・悪い点含めてきちんと明らかになってくれたらと思っています．

樫尾：メトホルミンはエビデンスとしてもだいぶ確立されてきた感がありますが，患者さんのおくすり手帳を見るかぎり，糖尿病患者さんみんなに

---

10) 日本小児科学会：2018/2019シーズンのインフルエンザ治療指針．
　　https://www.jpeds.or.jp/uploads/files/2018_2019_influenza_all.pdf

出ているかというと，とくに腎機能が落ちていなくても，他の新しい薬が出ていたりして，医師の処方行動というのはいろんな要因が絡むのだなと思います．漢方薬もメーカーさんが「こんな新しい効能がありそうです」と論文を紹介してくれることがありますが，アウトカムの設定が曖昧だったり，in vitroのデータだったり，こういったものを解釈するのも医師側の仕事なのかと思います．

宮内：おっしゃるとおりで，論文をどう読むかというのがますますこれから大事になってきますね．先生のご発言で，襟を正す思いが強まりました．ありがとうございます．

樫尾：いやー，ここでそう宣言することで，もらった論文や資料から処方にすぐ移さないようにとの自制の念も込めております（笑）．

宮内：とくに治療が行き詰まっていると「お！ この治療は行けるんちゃうか!?」と飛びついてしまいますしね．私も気をつけます．

Take Home Message

- 身体疾患の除外とうつ病スクリーニングを念頭に，不眠か不眠症なのかを考える．
- 不眠症の非薬物療法は，じっくりと．でも現実的な（実行可能な）内容で．
- 不眠症の薬物療法は，依存性の少ない薬剤から始めつつ，生活の改善点も探る．
- ベンゾジアゼピン受容体作動薬は「諸刃の剣」，それ以外にも西洋薬（例：トラゾドン）もあり．
- 不眠症の漢方薬（例：酸棗仁湯）も，患者さんが前向きなら，Tryしてみよう！

ケース4 — 対話から学ぶ 精神科医×プライマリ・ケア医×漢方

ワンオペ育児が哀しくて

> **症 例**
>
> 30代女性．夫と1歳の娘との3人暮らし．娘の予防接種のときに，母親の表情がすぐれないので問診した．ワンオペ育児[a]の状態が1年続いており，朝起きて夫が出勤すると，悲しくなって泣いてしまう日が増え，そんな日は子どもの世話もできなくなった．倦怠感もあり，夫が帰ってこないとあまり食欲も湧かない．実家は遠方なので両親に育児や家事の手伝いをお願いするのは気が引けてしまう．

First Impression

> **樫尾**：予防接種は，家庭医が母親の心理状態のケアができる機会なので，チャンス．産後（周産期）うつの可能性も考慮したい．
>
> **宮内**：現代社会の"孤立"の典型例．医療だけでない多方面のサポートも考えて，厚みのあるケアを目指す．

母親の精神症状をすくいあげる

樫尾：家庭医が小児を診るとき，おそらく多いのは，かぜや胃腸炎などの

---

a）：飲食店などの店舗の仕事（接客，調理など）を1人でまわしている状態を表すワンオペレーションをワンオペということから派生して，夫婦の事情により育児の仕事を1人ですべて受け持っている状態のことをいう．

急性疾患かと思います．急性疾患ではその症状の治療に重きが置かれるので，母親の子育ての悩みまで聴き取れることは多くはないと思いますが，予防接種や乳幼児健診のときはお子さんは元気なので，母親の悩みを聴き取れるチャンスでもあるかと思います．

宮内：なるほど，たしかにこの時はチャンスですね．ここで早期に見つけていただけるととても助かります．ご提示のような状況は現代社会に多く見られ，まさに"孤立"の典型例でしょうか．医療だけの介入では難しい場合もありますね．母親だけだと支援の情報に到達しないこともあるので，ケースワーカーが大いに活躍しますね．
日常生活がつらいのであれば，まずは役所の子育て相談窓口（色んな名称がありますが）にも顔を出してもらい，あとはいろんな相談会もありますし，一時保育を考えてみるのもよいですね．必要であれば診断書を発行して保育園に入所してもらうことも考えますし，さまざまな手段で母親の負担を軽くすべきと思います．子どもと2人だけだと本当に苦しくなる時があるので，「それは絶対に母親が悪いからではない，子どものせいでもない」というのは強調すべきですね．虐待につながることだけはなんとしてでも避けねばなりません．
そして，子どもの夜泣きがある場合は「睡眠時間を取ればなんとかなる」というケース3でも紹介した手段が使いにくくなってきます．母親は「睡眠薬を使って寝ると子どもが泣いていることに気づかないかも……」と考えることもあるからです．その不安のために「まず寝ましょう」が通用しづらいですね．

樫尾：そうですね．今や核家族化や近所付き合いが減って，ワンオペ育児の母親は，程度はあれ，皆さん孤立している可能性は高いかと思います．自分も子育ては，とくに平日はほぼほぼ妻任せですので（汗）．それで妻が子どもに厳しい態度だと，つい「もっと優しく接してあげても……」と

思いそうになりますが,そういうときは子どもよりも前に母親が追い込まれている可能性があるんだなと,だんだんわかってはきました.
介入方法の提示まで,宮内先生にしていただきましたが,産後うつ病のリスク要因[1]や,どういうときに産後うつ病を疑うかのスクリーニング(エジンバラ産後うつ病質問票)もありますね[2].

産後うつ病のリスク要因

1. 過去の産後うつ病既往歴(最大のリスク要因,20〜50%が再発)
2. うつ病を含めた精神疾患の既往歴
3. 妊娠や出産に対する不安の訴えの持続
4. 夫の協力がなく,夫婦関係がきわめて悪い
5. シングルマザーになる妊婦
6. 自分の家族や友人などからのサポートが乏しい
7. 妊娠中に大きなライフイベントもしくはストレスあり(本人や家族の重篤な病気,死別や離婚,経済的危機など)
8. 重症のマタニティーブルーズ

森屋淳子:18 産後うつ病.お母さんを診よう―プライマリ・ケアのためのエビデンスと経験に基づいた女性診療―.第1版,146-152,南山堂,2015より

宮内:はい.産後というか,今は周産期うつ病と言われますが(出産前も精神障害のリスクなので周産期に呼称変更になりました),産後はうつ病のみならず双極性障害や産褥期精神病を発症しやすく,母子心中や子どもを殺してしまうなどもこれらがかかわっていることが大きいとされています(ちなみに,名古屋大学では産科リエゾンとして精神科がかかわっています).予防接種や健診時などは生後2ヵ月や3ヵ月で母親と接するので,それにかかわる医師のみなさんにはぜひスクリーニングをかけていただき

---

1) Udechuku A, Nguyen T, Hill R, et al:Antidepressants in pregnancy:a systematic review. Aust N Z J Psychiatr, 44(11):978-996, 2010.
2) Wisner KL, Sit DK, Hanusa BH, et al:Major depression and antidepressant treatment:impact on pregnancy and neonatal outcomes. Am J Psychiatry, 166(5):557-566, 2009.

エジンバラ産後うつ病質問票

産後の気分についておたずねします．あなたも赤ちゃんもお元気ですか．最近のあなたの気分をチェックしてみましょう．今日だけでなく，過去7日間にあなたが感じたことに最も近い答えに○をつけてください．必ず10項目全部答えてください．

1. 笑うことができたし，物事の面白い面もわかった
   - （0）いつもと同様にできた
   - （1）あまりできなかった
   - （2）明らかにできなかった
   - （3）全くできなかった

2. 物事を楽しみにして待った
   - （0）いつもと同様にできた
   - （1）あまりできなかった
   - （2）明らかにできなかった
   - （3）全くできなかった

3. 物事がうまくいかないとき，自分を不要に責めた
   - （3）はい，たいていそうだった
   - （2）はい，ときどきそうだった
   - （1）いいえ，あまり度々ではなかった
   - （0）いいえ，全くそうではなかった

4. はっきりとした理由もないのに不安になったり，心配したりした
   - （0）いいえ，そうではなかった
   - （1）ほとんどそうではなかった
   - （2）はい，ときどきあった
   - （3）はい，しょっちゅうあった

5. はっきりとした理由もないのに恐怖に襲われた
   - （0）いいえ，そうではなかった
   - （1）ほとんどそうではなかった
   - （2）はい，ときどきあった
   - （3）はい，しょっちゅうあった

6. することがたくさんあって大変だった
   - （3）はい，たいてい対処できなかった
   - （2）はい，いつものようにはうまく対処できなかった
   - （1）いいえ，たいていうまく対処した
   - （0）いいえ，普段通りに対処した

7. 不幸せな気分なので，眠りにくかった
   - （3）はい，ほとんどいつもそうだった
   - （2）はい，ときどきそうだった
   - （1）いいえ，あまり度々ではなかった
   - （0）いいえ，全くそうではなかった

8. 悲しくなったり，惨めになったりした
   - （3）はい，たいていそうだった
   - （2）はい，かなりしばしばそうだった
   - （1）いいえ，あまり度々ではなかった
   - （0）いいえ，全くそうではなかった

9. 不幸せな気分だったので，泣いていた
   - （3）はい，たいていそうだった
   - （2）はい，かなりしばしばそうだった
   - （1）ほんのときどきあった
   - （0）いいえ，全くそうではなかった

10. 自分自身を傷つけるという考えが浮かんできた
    - （3）はい，かなりしばしばそうだった
    - （2）ときどきそうだった
    - （1）めったになかった
    - （0）全くなかった

（　）内の数字は配点を示す．9点以上が産後うつ疑いで感度75%，特異度93%．
岡野禎治，宗田 聡（訳）：産後うつ病ガイドブック EPDSを活用するために．第1版，南山堂，2006より改変

たいところです．この患者さんの場合は出産してから1年後の精神症状なので産後うつ（周産期うつ）ではないようですが，育児におけるケアはとても重要ですね．

そして，母親と子どもの精神的状態は連動しており，母親にゆとりがあれば子どもも安心できますが，母親が焦っていると子どもは敏感に感じ取りますね．精神科では，"母親"と"子ども"としてではなく，"母親と子ども"という一体のユニットとして考えて，視野を広くしています．「子どものためにも母親が楽をする」というのが大切ですね．楽をすることに罪悪感をもつ母親もいるので，そこはしっかりと強調しておきたいです．

樫尾：たしかに，出産後だけではなく周産期としてうつなど精神障害のリスクはありますね．どこかに預けることなく子どもと2人っきりで過ごすのは，とくに子どもも1歳頃までは目が離せず，だんだん主張はするようになるが言葉はまだそれほど話せず，母親は夫が帰ってくるまで1日誰とも双方向のコミュニケーションが取れない……といった話も聞きます．予防接種や乳幼児健診でも，母親がどこまで自分の子育ての悩みを話していくか（医師は聴いてくれるのか），宮内先生もご指摘の通り，真面目な人ほど自分からは話さないこともあるかと思うので，こういったリスクがあることを念頭に，こちらからスクリーニングする意識をもつべきかと思います．

このケースだと，倦怠感，食欲低下，それに宮内先生も触れていますが，子どもと寝るとおそらく睡眠も十分に取れていないと予想され，まず診断としては，先ほど周産期うつには当てはまらないとのお話がありましたが，まずは通常のうつ病としての診断をしていくことが大切でしょうか．

宮内：診断は大事だと思います．発症が出産してから1年後であれば周産期うつ病とは言えませんが，あくまで用語上の問題なので，「子どもが生まれて生活状況が変わり，また育児においても不安があり相談先もない」

という心理社会的な原因は大きく存在していると考えておきます．あとは，診断することにどのような意味をもたせるか，です．ただ薬剤治療するためだけの診断ではなく，そこに支援の手を入れるための診断であり，またもし母親が自責や他責の気持ちが強いのであれば，その免罪のための診断でもあります．診断は主役ではなく，侍従であるべきで，そして"診断→薬剤治療"という単純な考え方ではいけません．
そして，双極性障害のスクリーニングもしておかねばなりませんね．

樫尾：たしかに，双極性障害だと自殺率も高かったり治療薬も変わってきますよね．

母親の悩みへの介入方法は？

樫尾：おそらく問診でスクリーニングをするのかと思われますが，個人的に，医学的な診察以外のこういった子育てに関する悩みは，子育て経験が豊富でない男性医師よりは，子育て経験のある女性スタッフの方が，患者さんも話しやすい気もするのですが，いかがでしょうか？

宮内：いやほんとにおっしゃるとおりで，育児の悩み相談は女性看護師さんの方が上手なのではと思ってしまいます．経験豊富な女性スタッフによる面談を設けてもよいですよね．私も情報収集のためにNHKの『すくすく子育て』を観ていますが，経験のあるママさんが最も説得力をもちそうです．とくに複数の女性スタッフと患者さんとで話をしてもらうと井戸端会議的になり，その中で患者さんの不安も軽くなっていくと思うのですが，なかなか実践はできないでいます．大きな病院よりは小規模なクリニックのほうが柔軟に対処できそうですね．

樫尾：そうなんです．自分もお母さん達の悩みを傾聴はできるのですが，

解決策を提示しようにも，お互いにだんだん会話のトーンも暗くなってしまって……，そこが経験豊富な女性スタッフだと，会話の途中で涙の場面はあっても，不思議とだんだんお互いに笑顔になっていったりして．おそらく女性の看護師や事務のスタッフは，病棟よりは外来やクリニックの方が，育休明けの女性スタッフが多いかなと考えられますので，予防医療といいますかアウトリーチのような取り組みを，家庭医の外来やクリニックでも広めていくといいのかもしれません．
いずれにせよ，このケースは，早めの介入が望ましいのではと感じますが，まずどこから介入を考えていきますでしょうか．

宮内：薬剤という点では，日常生活にどれほど支障があるか，そして授乳しているかどうかで，ちょっと変わってきそうですね．患者さんが薬剤を希望しないということもあるかと思います．いずれにせよ，役所の相談窓口には行ってもらいたいですし，まずは電話相談だけでもしていただけるよいですね．そこが最初の一歩でしょうか．
旦那さんにも早く帰ってきてもらいたいところですが，残念ながら会社がそこまでしてくれることはほとんどありませんね……．旦那さんが現状をどのように認識しているかも知りたいです．私の病院に来たと仮定すると，PSW（精神保健福祉士）からさまざまな情報提供ができるので，そこから始めてみたいところです．

樫尾：最近は，旦那さんが子どもを連れて外来や予防接種に来ることも増えてきた印象ですが，いろいろ問診すると，その都度，奥さんのメモを見ながらとか，奥さんに携帯で確認しながらということも割と多いです．……自分もきっとそうなります．通院に付き添う旦那さんは比較的理解があるかと思いますが，まだまだ多くはなさそうですね．また，こういったケースは，医師1人でできる事はそれほど多くなく，いろいろな職種を巻き込んでいく多職種連携が必要なのかと思われます．病院だとPSWの職

種が，クリニックですと，そのような専門職がいなければ，地域の相談窓口とのハブの役割にクリニックがなっていくのかと思いますが，もう少し自分でも調べたり学んでいく必要がありそうです．

宮内：薬剤以外の引き出しをもっておくことはとても大事だと思える患者さんの例ですね．医療でできるところとできないところがあるので，そこを医師1人で抱え込まないようにするのが大事ですし，そのためには自分の地域ではどのようなサービスが行われているのかというのを知っておくとよいですね．こういう時には力を発揮してくれそうです．

樫尾：そうですね．高齢者の介護ですと，介護保険を申請して要介護となれば，ケアマネージャーが各家族の担当です．でも子育てに関しては，精神保健福祉士や保育士が相談できる資格になるかと思いますが，ケアマネージャーのようには各家族の窓口になっているわけではないので，母親なり家族が地域の窓口を調べて相談するとなると，やはりハードルがあるかと思います．その潜在的なニーズを拾い上げることは，とくに現代社会では大切ではないかと感じます．

子育て世代の女性への向精神薬処方

樫尾：さて，診断の話に戻ると，前述の双極性障害の否定と，甲状腺機能についてもできれば調べておく必要がありそうですね．そのうえで，うつ病の可能性が高ければ，薬物療法も考慮していくと思われますが，さきほどご指摘あったように，授乳については，1歳でまだ寝かしつけのときなどに授乳はしているようです．あとは，念のため，妊娠の可能性も，処方するなら頭に入れておかないとですね．

宮内：妊娠中の抗うつ薬使用はとても難しく，「使用しても不安がられ，使用しなくても不安がられ」という状況かと思います．抗うつ薬による遷延性肺高血圧や心血管異常のリスクはついてまわり[1]，かといって母親のうつ病が未治療だとそれ自体が赤ちゃんにも影響を及ぼしかねないという事態になっています[2]．ただ，使うにしても器官形成期が過ぎるまでは待ちたいですね，心情的に．使用する量も必要最小限にしたいですし．その他の先天異常については「大丈夫」と言ってしまうと患者さんは「大丈夫＝絶対に起きない」と誤解してしまうので，「多くの赤ちゃんと同じ程度（という意味での大丈夫）」と説明するのが大切ですね．投与量も必要最低限でなんとか維持していきたいので，どうしても診察の間隔が他の患者さんよりも短めになり，診察時間そのものは長くなります．診ているのは1人ではなく2人で，かつそのなかの1人はとても脆弱であるという考えを崩してはなりませんね．

授乳であれば，セルトラリン（ジェイゾロフト®），パロキセチン（パキシル），フルボキサミン（デプロメール®/ルボックス®）が移行性の低さから他の抗うつ薬よりも優先度が高いように思います[3]．その3つのなかであれば，薬剤相互作用や中断症状の少なさから，私ならセルトラリンを選択し，最初は12.5 mg（25 mg錠を半分に割る）から処方しています．

家庭医の先生は，妊婦さんや授乳婦さんのうつ病に対して，抗うつ薬での治療も行っているのですか？

樫尾：詳細な解説ありがとうございます．個人的には，妊娠中や授乳中の抗うつ薬による治療となると，精神科や心療内科に紹介していることが多いです．そこで全て専門家に任せるというよりは，精神科や心療内科にかかってもらいながら，漢方薬の希望があれば，他院での処方を確認しつつ

---

3) Fortinguerra F, Clavenna A, Bonati M：Psychotropic drug use during breastfeeding：a review of the evidence. Pediatrics, 124（4）：e547-556, 2009.

処方したり，薬物療法以外のサポートは家庭医のクリニックでも可能かと思われます．漢方薬に関しても，とくに妊娠初期には，安全性は確立されていないかと思います．妊娠の可能性については，問診でスクリーニングはしますが，絶対に妊娠はしていないという返事以外のときは，最終月経開始日を聞いて，28日過ぎていないかは確認した方がいいですよね．

精神科へ紹介するのはどんなとき？

樫尾：逆に精神科の先生が，うつ病に関してプライマリ・ケア医から専門家になるべく紹介をしてほしいというのはどんなときでしょうか．まず考えられるのは，双極性障害の疑いや，明らかな希死念慮がある場合，初期治療でうまくいかなかったときかとは思いますが．

宮内：紹介してほしい場面は総論(p.18)でも述べていますが

1. プライマリ・ケアで診るべきでない症状がある
2. 症状の重症度が中等症から重症である
3. 希死念慮や自殺企図がある
4. 向精神薬を使用してみても改善しない，または悪化していく
5. 向精神薬の副作用が強く継続できない
6. 治療の過程で診るべきでない症状が出現する
7. 治療終了後に再燃し以前の治療を行うも改善が乏しい
7. 患者さんが向精神薬による治療を望まない
8. 妊娠希望や妊娠中・授乳中である

となります．この患者さんの場合は8に当たるかと思い，基本的には精神科がメインで診たほうがよいかと思っています．もちろんプライマリ・ケア医の先生が完全に手を放すのではなく，連携していく手厚さがほしいで

すね．

樫尾：なんとなく，こんな場合は紹介したほうがよいかなと思っていたのですが，このように列挙してもらえるのはとても参考になります．やはり，妊娠中や授乳中で，抗うつ薬での治療の適応と考えられる場合は，紹介の方が望ましいですね．精神科や心療内科への紹介は，専門家への紹介で納得する患者さんもいる一方で，患者さんによっては「自分はやはり精神的に病んでいるのでは」と心配になることもあり得そうで，宮内先生も触れているように，専門家には紹介はするが，多職種での連携も含めて，家庭医も併診していくことも大切かと思います．うつ病において，上記の1. プライマリ・ケアで診るべきでない症状と6. 治療の過程で診るべきでない症状について，とくに双極性障害や躁転が疑われる場合ですが，普段精神症状を診る機会がそこまで多くない家庭医は，双極性障害や躁転を診ることも少ないと思われます．拾い上げる問診などはありますでしょうか．

宮内：これも抑うつの章（p.51）で触れていますが，以下のような聞き方がよいと思います．

- 気分が落ち込む前の時期に，あまり寝なくても次の日に頑張れたって時期が続いたことがありましたか？
- 気分が大きくなってしまって，本来のあなたならしないようなこと，たとえば車を運転中に信号無視をしてしまったり，大きな買い物をしてしまったり，そういうことはありましたか？
- 何回かお仕事を変えているようですけど，どういった事情からですか？
- お仕事や学校では上手くやれてますか？ 上司や先生にも自信を持って意見を言えた時期はありましたか？
- 中学校の頃にスランプがありましたか？

・億劫だけれども，どこかイライラしている感じはありますか？
・血の繋がったご家族で，気分屋さんのような人はいましたか？

樫尾：このような聴き方なら問診で活用できそうです．

宮内：問診の補足説明をすると，うつ病では「寝たいのに寝られない」が続きますが，躁病/軽躁病エピソードでは最初が「寝たいのに寝られない」だったのが，「寝なくてもいけるんじゃないか？」となり，「寝るのがもったいない！」という状態に変わっていきます．また，「ハイテンション」という聞き方はちょっと患者さんがムッとすることがあるので，「気分が大きくなる」，「自信が出てくる」などの言い方にします．そして，躁病/軽躁病エピソードでは「オレはいける！」と思って転職をしたり，また混合病相（躁病/軽躁病エピソードとうつ病相の混在）では焦りから一点突破をすべく職を「えいっ！」と変えることが多くなります．あと，双極性障害の発症は若く，25歳未満ではその可能性が高まります．そのため，患者さんのなかには中学や高校で不登校の時期があったりうつ病相の経験があったりという経験をもつ人がいます．「億劫だけれどもイライラ」というのは混合病相を指しています．うつと躁が一緒にくるというのはイメージが湧きにくいでしょうけれども，車のアクセルとブレーキの両方を踏み込んでいるような状態と思ってもらえるとよいかもしれません．最後は，遺伝的な要因を考えた聞き方となっています．
とくに軽躁病エピソードは見つかりにくく，かといって疑い出すとなんでも双極性障害に見えてきそうな気もしてしまいます．頑張って確定診断しようと意気込むよりは，少しでも怪しいと思ったら一度精神科に紹介をしてもらえたらと思います．

女性の不調に使える漢方薬は？

宮内：ということで，この患者さんの場合は精神科に紹介してもらうのがベターだと思いますが，仮に予約日まで時間があって「なにか少しでもよくなってほしい」と思って治療をする場合，漢方薬を含めて先生ならどのようにされますか？

樫尾：そうですね，やはり抗うつ薬より前に漢方薬を試してみたいかと思います．うつの漢方薬となると，エネルギーの停滞か低下かどちらがメインかで考えます．今回は食欲低下や倦怠感があるので，エネルギーの低下として，六君子湯か補中益気湯を考えます．食欲低下に処方するとすれば六君子湯ですが，六君子湯には朮（蒼朮や白朮），茯苓といった余分な水分をさばく生薬が含まれるので，舌をみてかさかさに乾燥しているようなら，適さないかもしれず，それだけは確認しています．食欲低下よりも倦怠感や易疲労感が全面に出ているなら補中益気湯をまずは出したいと思います．

また，エネルギーの停滞に関して，もし問診で，喉のあたりに詰まった感覚があるといういわゆる"咽頭閉塞感"がはっきりと自覚がある場合は，まずは半夏厚朴湯を試してみてもいいかも知れません．ただし，半夏厚朴湯も乾かすタイプの処方なので，同様に舌が乾燥していないか，確認をお勧めします．

これらの漢方薬だけで，症状が全てすっきりするとは限らず，他科受診の予約日までまずは処方するか，7日か14日間の処方として，まずは内服継続できるか，少しでも何か症状が改善したかを確認していくくらいで試してみるのがいいかと思います．漢方薬がぴったり合えば短期間で霧が晴れるように効いていくこともありますが，期待のし過ぎは，患者さんも医療者もしない方がいいかとも思います．まずは単剤での漢方薬による治療を

周産期の不調に用いる代表的な漢方薬

芎帰調血飲	軽い気血両虚を伴う瘀血に用いる．産後は血虚と瘀血の関与が大きく，本剤を中心して併用を考えていくとよい．駆瘀血剤なので妊娠中は使用しない．
香蘇散	軽い理気作用をもち，マイルドな効き方をする．生薬の香附子は"女科の主帥"と言われ，女性の不調にフィットすることが多い．
半夏厚朴湯	理気作用と利水作用をもつ．"どこかが詰まる"時や嘔気がある時に向く．利水作用が強いため，津虚や血虚が強い時には向かない．妊娠初期にはあまり使いたくない*．
六君子湯	補気作用と軽い理気作用と利水作用をもつ．とくに食欲が落ちている時の補気剤という立ち位置．利水作用があり，津虚や血虚が強い時には注意を要する．妊娠初期にはあまり使いたくない*．
補中益気湯	補気作用をもつが，本剤に特徴的なのは升堤作用であり，弛緩した横紋筋や平滑筋を収縮させる．「手足が重い」という訴えに使用される．
十全大補湯	気血双補作用をもち，産後の疲弊に用いられることがある．補中益気湯のような升堤作用はもっていない．
芎帰膠艾湯	十全大補湯に及ばないまでも，気血双補作用をもつ．とくに産後でダラダラと出血が続いているような時は本剤を使用する．
当帰芍薬散	補血作用と利水作用をもつ．妊娠中の抑うつであれば，本剤と香蘇散との併用を用いることが多い．
桂枝茯苓丸	駆瘀血作用をもつ代表的な方剤．産後で瘀血が強い時は本剤を併用して駆瘀血作用を強化することがある．駆瘀血剤なので妊娠中は使用しない．

*：半夏に極微量含まれるとされるエフェドリンのため

考えましたが，当初から複数剤試すやり方もありますよね．

宮内：そうですね．マイナーな漢方薬でもよいのであれば，芎帰調血飲（きゅうきちょうけついん）を使ってみたいです．それに補中益気湯を合方してみるのもよいですし，香附子（こうぶし）を重ねる意味で香蘇散（こうそさん）を合方するのも方法かなと思っています．いずれにしても，診察の度に漢方薬は少しずつ変更して合うのを探していく感

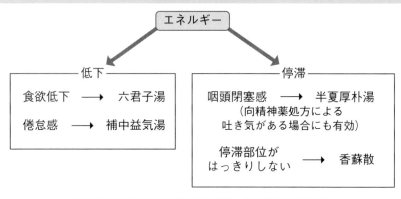

じになりそうですね．

向精神薬（いわゆる西洋薬）を使ってもよいと患者さんが言ってくれるのであれば，先ほどお話をしたように，乳汁への移行性の少なさからセルトラリンがよいかと思います．この点は患者さんにもお伝えしておくことが大事ですね．12.5 mgから開始して，2週間ごとに受診して増量するかどうかを考えたいと思います．もし吐き気が強いのであればいったんストップして受診してもらい，その時は半夏厚朴湯を吐き気止めとして併用します．ただ，妊娠初期であれば半夏(はんげ)を含む方剤はあまり使わないほうがよいかもしれません．

樫尾：芎帰調血飲は初めて聞きました．1社ですがエキス剤としても出ていますね．構成生薬を見ると，更年期障害のような症状にぴったりかと思われます．香蘇散は，エネルギーの停滞する部位がのどとははっきりしないときに選びたい処方ですね．香蘇散と六君子湯は相性のいい組み合わせかと思います．エネルギーの停滞と低下の双方に効かせるイメージでしょうか．ただし，香蘇散と六君子湯両方1日3包だと甘草が計2.5 gとやや多

めになるので，合わせるなら1日各2包ずつの方が無難かと思います．
抗うつ薬は，たしかに開始初期の消化器症状のリスクが，とくにすでに食欲低下しているときに気になるところではあります．そこに西洋薬の鎮吐薬の代わりに半夏厚朴湯を合わせるのですね．
あとは当初の話題に戻りますが，このケースでは1歳の娘さんは今後も予防接種や1歳6か月健診などで受診する機会があるかと思うので，その際に問診や身体計測は看護師さんですし，精神科に紹介したとしても，家庭医も多職種でフォローできるかと思います．

宮内：芎帰調血飲は『万病回春』に「産後一切の諸病」と記載されていて，気血両虚の瘀血（まさに産後）にジャストフィットする方剤だと思います．ご指摘のとおり，併用はとくに甘草の量に気を付けねばいけませんね．
抗うつ薬投与初期の消化器症状は気持ちのいいものではないので，私はほぼ全員に対し，添付文書開始量の半分からとしています．多くの場合はこれで乗り切れますが，それでも吐き気が強い時は半夏や生姜や陳皮を含んだ方剤を頓用であてることがあります（半夏厚朴湯や六君子湯など）．
予防接種や健診の機会にフォローしていただけるのは助かります．もし予防接種や健診に来ない場合はネグレクトの可能性も考えられますし，母親と子どもを継続的に診ていくことが大事ですね．まさに"家庭"医の大切さを教えていただいた気がします．

Take Home Message

- 予防接種や乳幼児健診は，親の子育ての悩みの相談を受ける機会になり得る．
- "母親と子ども"は，現代社会の孤立の例．母親や子ども自身のせいではないことを伝え，虐待につながらないように意識する．
- 母親の負担の軽減に，医療だけでなく，多方面からサポートを検討する．
- 周産期は，うつ病以外の精神障害のリスクにもなる．
- 妊娠中や授乳中の抗うつ薬投与については難易度が高い．専門家への相談も検討する．
- 精神科や心療内科の初回予約がすぐには取れない場合，漢方薬投与も検討する．
- 精神科や心療内科に紹介した後も，家庭医も併診して，母も子どもも経過を見ていく．

ケース5 —— 対話から学ぶ 精神科医×プライマリ・ケア医×漢方

これって更年期障害かしら

症例

47歳女性．夫と娘と3人暮らし．娘はX+1年に高校受験だが学業成績が伸びず，夫は仕事で早くには帰宅できず，土日は出張のことが多い．X年9月頃から，娘の勉強を見られなくなり，夫に対しては「仕事だけしていて家事も子育てもしなくて羨ましい」と思うようになった．娘や夫のことを考えると動悸が起こるようになり，更年期障害なのか精神的な問題なのかわからずに，プライマリ・ケア医に相談に来た．

First Impression

樫尾：不安の原因が，甲状腺機能異常，不整脈などの内科的な原因なのか，そこをまず否定したうえで，更年期障害ならこちらでみるか紹介するか，患者さんと相談だろうか．

宮内：更年期障害の精神症状は精神科か婦人科か．どちらでも診ることはあるが，症状が軽い場合，患者さんの科への違和感を考慮して婦人科→精神科か．

この患者さんはどの科にいくべき？

樫尾：この患者さんは，妊娠中に少し精神的に不安定になることがあった以外は，とくに既往歴に特記すべき事はありませんでした．家庭医でなんとかしてほしいというよりは，どこか適切な科に紹介してほしいという希

望が強かったです．月経については，ここ数ヵ月は，間隔が1ヵ月以上空くなど不規則なようでした．初診時に，旦那さんも付き添って，旦那さんから見ても，なかなかよくなりそうな兆しがないと心配している様子でした．

宮内：精神科ではすでに婦人科を受診した後の患者さんを診ることが多いのですが，先生はどのようにして「この人は婦人科に，この人は精神科に」と区別しているのですか？

樫尾：家庭医は，近隣に医療機関が豊富にある地域ですと，どの科に紹介するかの振り分け役のニーズはたしかにあるのですが，どちらかというと，これは家庭医で診ていっていいのか，科ごとの専門家に紹介した方がいいのかの判断をおもに考えているかと思います．このケースですと，不安の原因が，甲状腺機能異常，不整脈などの内科的な原因なのか，それとも明確な診断基準はまだなかったかと思いますが更年期障害なのか，それらには当てはまらない不安の症状なのか，まずはできる限り診断を追求していくと思います．それによって，将来に紹介する科もタイミングも変わってくるでしょう．

残念ながら，家庭医での治療を望まれずに，振り分け役だけを希望されている場合には，できればバイタルサインの測定や最低限の診察だけはさせてもらい，紹介状にそのことわり書きを入れます．このケースですと，精神科は初診も予約が必要なところが多いので，まずは婦人科に紹介するでしょうか．その場合も婦人科ですぐに治療できる原因が今はなさそうとなった場合には，こちらにまた戻ってきて構わないという点は，伝えるようにはしていますし，紹介状にも記載しています．患者さんも紹介状を書いてもらうだけに受診した家庭医に，果たして戻っていいものかを迷うこともありそうですが，個人的には，鑑別としてもだんだん絞れていきますし，もちろんwelcomeです．

宮内：更年期症状の定義は「更年期に現れる多種多様な症状の中で，器質的変化に起因しない症状」となっていますね[1]．そして「主たる原因は卵巣機能の低下であり，これに加齢に伴う身体的変化，精神・心理的な要因，社会文化的な環境因子などが複合的に影響することにより症状が発現する」とあり，おっしゃる通り明確な基準に乏しく心理社会的な要因も含まれていて，少し捉えづらい感じがします．そのせいか，この年代の女性はなんでもかんでも更年期障害と言われホルモン療法を受けていて，かつ症状もあまりよくなっていないという印象があります（よくならないので精神科に来ているというバイアスがかかっています！）．更年期障害だと仮定して，ホルモン補充療法が明確に効果を示すのはホットフラッシュと外陰腟萎縮の2つだと思います．精神症状にも有効な可能性はありますが，他の症状がなく精神症状がメインであれば，向精神薬の治療が優先されてもよいのかな，とも考えています．もちろんホットフラッシュも相応に存在しているのであれば，ホルモン補充療法が効果を示す確率も高くなるのでしょうね．

ただ，おっしゃるように精神科は予約から受診まで結構待たなければならず，また患者さんも精神科受診をためらうことがまだあるため，他の疾患がないのであれば，婦人科でホルモン補充療法をまずトライするというのが実臨床では多いかもしれませんね．それでうまく行かなければ精神科受診への決心もつくでしょうし．たとえば，いきなり「精神科に」と言われるよりは「婦人科の治療が残念ながらうまく行きませんでした．今の○○さんの状態の専門家は精神科だと私は思うのですが，受診してみてはいかがでしょうか」とお勧めした方が受け入れやすい，ということですね．もちろん，症状がそれほど重くないのであれば家庭医の先生の治療範囲に入ってくるかもしれませんが，患者さんがなにを希望するかにもよるで

1）日本産科婦人科学会：産科婦人科用語集・用語解説集 改訂第3版．2013．

しょうか．

樫尾：これは婦人科や精神科に限らず，自分も他の医師から紹介された場合も含まれますが，紹介を受けた立場からすると，使命感というかなにか薬を出すことで応えようとする傾向があるのではないかと感じます．このケースとは離れますが，とくにすでに薬をたくさん飲んでいる場合など，家庭医としては，専門家の診断やご意見を聴きたいのが紹介の主な目的で，できれば薬の追加は最低限に……と最近は感じています．ただ，必要不可欠な薬の追加はあると思いますし紹介する側として「薬の追加は最低限にお願いします」とは紹介状には書き難いので，たとえば認知症の患者さんなら内服回数について「1日1回の内服は可能ですが1日3回の内服は介助がないと困難です」などと書くようにしています．

試してみたい婦人科疾患への漢方

樫尾：話が逸れましたが，このようなケースでもし婦人科でホルモン補充療法を行っても改善に乏しい場合や，ホルモン補充療法の適応とは考え難い場合には，精神症状への西洋薬よりも前に，漢方薬を一度試してみたい気もします．

宮内：たしかにそうですね．先生はこのような患者さんを多く診ていらっしゃると思いますが，漢方薬を使う場合は何から入ってみますか？

樫尾：まず候補として浮かんだのが，加味逍遙散です．更年期障害にも使える処方ですし，問診で頭寒足熱とは反対の，上半身が熱く下半身が冷える「上熱下寒」があれば第一候補かと思います．上熱下寒はなく，思い込みによる悩みや気疲れがありイライラもあれば加味帰脾湯，不安になると動悸がおこり物音に過敏に反応したり，冷えもあるなら，柴胡桂枝乾姜湯

更年期障害に用いる代表的な漢方薬

芎帰調血飲	軽い気血両虚を伴う瘀血に用いる．更年期障害の基本処方として役立つため，これに他剤を併用する．
加味逍遙散	軽い気血双補作用を含めてさまざまな作用をもち，芎帰調血飲と異なり清熱作用をもつ．しかし単剤では力不足であり，補血作用が必要なら四物湯，利水作用が必要なら五苓散，駆瘀血作用が必要なら桃核承気湯など，必要に応じて他剤を併用する．
女神散	ごく軽度に気血双補作用をもつが，理気作用と清熱作用がメイン．更年期障害の"冷えのぼせ"のうち，とくに"のぼせ"が強い場合に向く．
四逆散	代表的な疏肝解鬱剤．身体症状と精神症状の両方がある時に，加味逍遙散と併用．緊張緩和の頓用としても使用可能．
柴胡加竜骨牡蛎湯	疏肝解鬱作用と安神熄風作用をもつ．不安感や恐怖感，動悸などがある場合に加味逍遙散と合わせて用いる．柔肝作用をもたず，単剤での長期投与には注意．
柴胡桂枝乾姜湯	柴胡加竜骨牡蛎湯のマイルド版．温める作用があるため，のぼせが強くない場合に用いる．
加味帰脾湯	気血双補作用をもち，軽い疏肝解鬱作用と清熱作用もある．とくに不安感のある場合に向き，加味逍遙散と併用することも多い．
香蘇散	ライトな理気作用．軽い抑うつ気分を伴う場合に，芎帰調血飲や加味逍遙散と併用する．
甘麦大棗湯	補血作用と安神作用をもつ．感情の揺れが大きく，泣き叫ぶような時に頓用として用いる．甘草を多く含むため注意が必要だが，1包なら他の方剤と併用してもよいかもしれない．

も候補かなと思います．これらの処方はベース（コントローラー）として1日2，3回とし，その間の頓用（リリーバー）として，構成生薬が少なく即効性が期待できる四逆散を，西洋薬ですとエチゾラムのように，ドキドキや不安時に追加してもいいかと思います．

宮内：複数を提示していただき，ありがとうございます．冷えが強くなく

のぼせが主であれば，女神散（にょしんさん）もフィットしそうな印象です（女性には名前で喜ばれます）．これらはメジャーな漢方薬であり更年期障害以外のさまざまな状態にも使えるので，多くの医師に使ってもらいたいですね．

樫尾：そうですね．もし漢方薬を処方するなら，その前か処方時に採血や心電図は調べておきたいですね．

精神疾患としての対応

樫尾：もし精神科に紹介した場合は，どのような治療を始めていくかたちになるのでしょうか．

宮内：「娘の勉強を見られなくなり」というのがどういう感じなのかは気になりますが，生活に支障があるのであれば，やはり抗うつ薬の適応と考えてもよいかもしれません．旦那さんも「なかなかよくなりそうな兆しがない」と言っていてかつ一緒に診察に来るくらいなので，生活には響いているのだろうと思います．せっかく精神科に来てもらうので，心理士の先生によるカウンセリングがご希望かも聞きたいところです．もし思考抑制がかかっていれば，考えたり話したりすることがとても大変になるので，カウンセリングはちょっとつらいかな？と思いますが．
向精神薬は，動悸や不安症状が中心であれば，SSRIが第一選択ではないでしょうか．SNRIはノルアドレナリンへの作用がちょっと気になります．セルトラリン（ジェイゾロフト®），もしくはエスシタロプラム（レクサプロ®）が妥当かと思います．あとは，ケース3でもお話ししたように，睡眠が十分でなければまずはそこから入っても改善が狙えるかもしれません．となると，トラゾドン（デジレル®/レスリン®）もしくはミルタザピン（リフレックス®/レメロン®）といった鎮静系のものがお勧めできます（ミルタザピンもジェネリックが解禁されてずいぶん安くなりました）．ミル

タザピンはかなり半減期が長いので，人によってはお昼すぎまで眠いということもありますが，制吐作用や食欲改善作用も併せもっており，「食欲が無い」，「朝は吐き気がする」，「途中で何回も目が覚めてしまう」といった患者さんには有用です．過鎮静となって患者さんが向精神薬自体を怖がってしまうのを避けるため，ミルタザピンは15 mgの錠剤の半分，7.5 mgから開始してみます．それでも持ち越す人もままいるため，しっかりと説明をしておきます．その説明は，多くの場合「お昼すぎまで眠さが続く人もいますが，私としてはそれくらい寝てもらいたいと思っています．それだけ脳が疲れている証拠と考えてください．脳の疲れを取るには睡眠がいちばんです」などとしておきます．

樫尾：実は今の職場では，2016年からですが，臨床心理士によるカウンセリングを少しずつですが始めています．まだ実施できる日数が少なく大々的に宣伝できてはいませんが，家庭医療のクリニックにも，今回のケースやがん末期の患者さん，その家族の心理のケアなど，カウンセリングのニーズは割と高いのではと感じています（p.228）．2018年に「公認心理師」として国家資格にもなり，今後も連携していきたい職種の1つかと思われます．カウンセリングといっても，このケースでは，宮内先生のご指摘のように患者さんが希望されたときとして，まずは傾聴中心にはなるかと思われます．

宮内：カウンセリングを始めていらっしゃるのはすごいですね！ 医師にできることできないことというのを自覚して，さまざまな職種と連携して，患者さんもその関係性の中という考えで一緒に取り組んでいければ，とてもいい効果が出てきそうです．治療は，患者さん中心という視点も大事かもしれませんが，個人的には"関係性中心"と捉えており，患者さんもその関係性の一員であり，そのなかで治療が浮き上がってくるようになればいいなと思っています．

精神科へ紹介する場合に向精神薬は始めてもいいの？

樫尾：SSRIや睡眠薬を開始する場合，微妙なさじ加減が必要になると，やや専門性が高くなる印象です．精神科への紹介の予約初回がしばらく先になる場合，患者さんが非薬物療法や漢方薬治療よりも西洋薬を希望したときは，西洋薬は開始しないうえでの紹介が望ましいのか，開始したうえでの紹介でもよいのか，精神科の先生によっても違うかと思いますが，宮内先生のやりやすさからするといかがでしょうか．

宮内：紹介の際の薬剤について，あくまでも個人的な意見という前置きをしておきますが，理想的にはまっさらな状態から始めたいですね……．まだまだ「抗うつ薬はパロキセチン（パキシル）しか使わない」という精神科以外の先生がいますが，紹介されてくる患者さんの薬剤を見て，こっちは「パロキセチンかぁ……」とげんなりしてしまうのは秘密（？）です．私に限らず精神科医は向精神薬の使い方にそれぞれ個性があり，また向精神薬を変更するのも結構ホネが折れるので，ゼロの状態からスタートしたい気持ちは正直なところあります．そのため，待てるのであれば待ってもらいたいです．

樫尾：なるほど……パロキセチン以外使わないというこだわりの理由も気になりますね．そういえば，以前の職場は原則的にはほとんど院内処方で，採用されている抗うつ薬はフルボキサミン（デプロメール®/ルボックス®）のみというクリニックがありました．フルボキサミンは薬物相互作用が割と多いこともあって，だんだんまっさらな状態で紹介することが増えてはいきましたが．

宮内：しかし，予約日までの時間が長い場合は，まっさらな状態でという

わけにはいかないというのも重々承知しています．そのため，使用するのであれば，不眠が目立つ場合はトラゾドンもしくはミルタザピンを使っておいていただいて，情報提供書に「不眠が強く，睡眠改善も兼ねて使用しています」と記してくださるとこちらも処方理由がつかみやすく助かります．トラゾドンは抗うつ作用という点では皆無と言わないまでも期待できないので，依存になりにくい睡眠薬として処方するといったところでしょうか．SSRIとトラゾドンは併用もしますし，もし患者さんの不眠がそれほど目立たず鎮静のかかるものを使用したくないというのであれば，これはもう先生方が使い慣れているものをお使いください．パロキセチンであってもフルボキサミンであっても差し支えありません．不慣れな向精神薬を処方するとそれが患者さんに伝わるのか，副作用も何となく出やすい印象です．なので，慣れていて経過が予測しやすいものを使っていただくのが一番です．そこは精神科医の顔色なんかを伺うよりも患者さんの改善を第一に考えていただく，できる範囲で最善を尽くす，ということが大事だと思います．

樫尾：やはりこのケースのような場合は，精神科に紹介する場合にはなるべく非薬物療法や漢方薬でつないで西洋薬はできれば開始せずに紹介するのが無難かと感じました．もしどうしても西洋薬を使う場合には，個人的に慣れているのは，SSRIだとセルトラリンです．不眠症の場合には，まだまだベンゾジアゼピン受容体作動薬やゾルピデム（マイスリー®），最近はスボレキサント（ベルソムラ®）やラメルテオン（ロゼレム®）を出すことも増えてはきましたが，トラゾドンとミルタザピンはまだあまり慣れていません．トラゾドンは今後使用してみたいとは思っています．

宮内：日本で初めて販売されたSSRIはフルボキサミンでしたが，それは拍子抜けするような効果で（開始用量などの問題でしょうけれども），その次に出てきたパロキセチンがかなりくっきりとした効果を出したので，

その印象が強く「SSRIといえばパキシルだ！」という医師が出来上がったのだと思います．SSRIという名称自体もパキシルの販売元であるGSKがつくりました．ただ，どちらも相互作用がかなり強く，またパロキセチンはクセもあり，そして中断症状が強く中止しにくい患者さんもポツポツとおり，ちょっと使いたくないなぁという気分です．でも精神科の受診までかなり待たねばならず，抗うつ薬を使用しなければならない状態なら使っていただいて結構ですので．

医療機関ごとに変わる薬の出し方……

樫尾：また，これもお聞きしたかったのですが，宮内先生のご指摘通り，精神科や心療内科は薬の出し方に個性的な差がけっこうあり，おくすり手帳を見ると，多くても3種類くらいの薬剤で維持している場合もあれば，西洋薬山盛りなうえに漢方薬も3種類くらい継続していて，かぜの漢方薬すら足すのをはばかられてしまうこともあります……．おそらく後者の場合はなかなか思ったような症状の改善が得られずにだんだん増えていったのかと思いますが，人によってこんなに薬の出し方が違うのか……と思っていました．

宮内：ご指摘くださったとおり，処方がものすごいクリニックはたしかにあります．「処方に歴史あり」なのですべてが悪いわけではなく，なんとかしようと頑張っていたら複雑な処方になっていたということは実際にあります．ですが，目に余る処方があるのも事実で，だいたいそれをするクリニックも決まっていますね．とんでもない処方をするクリニックは実際に存在し，これはどうしようもない事実です．こちらとしては，外来で安定している患者さんをクリニックに紹介する場合は（ずっと精神科病院で診る人もいますが，安定していれば地元のクリニックに紹介することもあります），そのようなところは避けています．仮に患者さんの家から近く

ても，そこはお勧めしていません．患者さんの安全を守るためには，それくらいしかやれないのですが……．
そして，多剤併用を行うクリニックはある意味"有名"なので，いろいろな医師と話をしていると情報収集できます．そうやって知っていくのがよいのでしょうね．個人的には怒りを覚えるというか呆れるというか，「薬理からやり直せ！」と言いたくなりますが，これ以上言うと刺されそうなのでやめておきます．

樫尾：周囲の精神科や心療内科の先生方とも相談しておきたいところかと思います．多剤処方は，ポリファーマシーによる問題が指摘されている最近でも，精神症状への処方以外でも，かぜの処方でもまだ目にすることはありますね．多剤処方することが抗菌薬も含めて「かぜ薬をたくさん出してくれる」と，意外と患者さんからの評判がよかったりもするので，悩ましいこともあります．とくに近隣の医療機関について情報収集に努めていきたいと思いますし，自分が多剤処方の傾向にならないように心がけたいですね．薬を飲めていると思っていたら，訪問看護や訪問診療を開始したときに，数年前に処方したと思われる薬が自宅の棚からごっそり見つかることもあるんですけどね……．

宮内：漢方であっても2剤3剤と重ねることが常に許されるわけではなく，生薬から考えて最適な組み合わせをしないといけませんし，どんな薬剤でもシンプルに，でも患者さんの改善というのを第一にしながら，関係性のなかで取り組めればと思っています．患者さんの希望や受け入れの準備というのも症状との兼ね合いのなかで考えつつ，その都度その都度で合意できれば理想的ですね．
最近はSDM（shared decision making）という言葉が流行っていて精神科でも「これぞ新しい方針！」と取り上げられています．よい方向に進んでいるという実感はありますが，SDMねぇ……と思う時もちらりとあります．

近代的意志をもった個人と個人とが向き合っている感じが強く，そして決定された行為の"責任"の分担というのもモヤモヤします．どうしても，SDMは行為の主体者にはその責任が帰されるという考えから抜け出ていないのではと感じてしまって……．ある報告では，SDMを行った統合失調症の入院患者さんについて，薬剤を選んだ時点での満足度は高かったものの，退院時にはそれが消えており，さらに変なことに医療者の満足度は高いままだったのです[2]．そこには患者さんが選択した"責任"に絡まれて悩む姿を感じますし，医療者の満足度が高いままというのは「いやー，SDMだしいいことしたわ」という自己満足感なのでしょう（しかもabstractにはSDMのよい結果しか掲載していません）．

10年以上前の報告であり今は洗練されているのかもしれませんが，とくに精神疾患においてSDMは慎重に運用すべきで，行為の"責任"というのを常に意識すべきだと考えています．"意志"というのが本当に患者さんの内なる欲求なのか．個人的には，合意が自然と二人のあいだで出来上がってくるというか浮かび上がるようになればよいなと思っています．うまく言い表せませんし，どうすればそのように自然と立ち上がってくるのかというテクニックも具体的にはないのですが……．

樫尾：SDMと同じような考え方で，家庭医療でも「患者中心の医療の方法」におけるfinding common ground：FCG（患者との共通基盤を形成する）や，進行した認知症など意思決定能力が低下している場合に意思決定支援として患者家族と医療者による合意のための話し合い（consensus based approach）が，キーワードとしてはあります．先ほどから宮内先生が話されている「関係性」における治療というのは，たしかに今までも感じてはいましたが，言葉としては比較的新しい概念かと思われます．

---

2) Hamann J, Langer B, Winkler V, et al：Shared decision making for in-patients with schizophrenia. Acta Psychiatr Scand, 114（4）：265-273, 2006.

宮内：これを言うとよろしくないのかもしれませんが，私はあんまり"患者中心の"というのがよい意味のように受け取ることが出来なくて，好きになれないでいます．「患者中心＝患者さんのために」となりがちで，誤った解釈をすると医療者の暴走を産むこともあるように思っています．「患者さんのためにやっているから，これは"よいこと"だ」，「あなたのためなんだから」という方向になってしまうと"押し付け"に感じる方もいるかもしれません．とくに日本では「善意（と思っているもの）をもって成すことは受け入れられるべき」という不文律があり，それを断ると「善意を踏みにじる」とされ，批判されます．医療現場でも，それはいったい誰のためなのか，と思う時があります．

また，患者さんにすべて決めてもらうという姿勢になってしまうと，それは「あなたが決めたんだから」と責任を押しつけるかたちになるわけです．SDMもそうなのですが，こういう場では"意志"というのが大事にされるわけですね．しかし，その意志とは何なのだろう？と感じるのも重要ではないでしょうか．100％能動というのは世の中存在しないでしょうし，「"私が"行う/考える」から責任が発生してくる，というのもとくに精神科では酷な話です．依存症やリストカットなど，患者さんの意志で行ったため本人に責任が帰されるというのでは，誰も報われないと思います．やはりそれは私たちの"あいだ"から生じてきた"現象"であり，たしかに行ったのは患者さんですが，だからといって患者さんの意志によるわけではない，責任が必ずしも発生するわけではないのです．

「じゃあどうすれば」という声もあるでしょうけれども，残念ながら先ほど述べたように具体的なテクニックはもち合わせていません．ただ，いろいろなものの見方が混じり合ったアマルガムのようなものとして，行為や思いは生まれてくる，決してその人のみによらないのだという意識をもっておくことは大切なのだと思っています．"みずから"行うことではあるけれど，そこには"おのずから"の関与がある，と言うとよいでしょうか．もちろん，"関係性"といえばそれですべてOKというような思考停止にも

ケース5

陥りたくはないのですが（続きはコラムで！）．
脱線してきたようですしこのケースについてはこの辺りで終わりにしておきましょう．

Take Home Message

- 患者さんのニーズにもよるが，プライマリ・ケア医としてはまず不安の原因の診断を絞っていきたい．
- 更年期障害は臨床診断であり，ホルモン補充療法が効果を示す可能性も限られているものの，精神科への紹介受診にハードルがある場合は，まずホルモン補充療法を開始してみることも一法かもしれない．
- ホルモン補充療法が効果なく精神科に紹介する場合の勧め方にも留意を．プライマリ・ケア医はできれば紹介後も併診を．
- 試してみたい漢方薬の例としては，加味逍遙散や女神散，リリーバーとして四逆散．
- 生活に支障があるのであれば，心理士のカウンセリングや，抗うつ薬の適応も考える．
- 動悸や不安症状→SSRI，不眠症→トラゾドンやミルタザピン
- 精神症状の治療には，"関係性中心"という視点も大切．

コラム

自己責任の危うさ

中心ということ

　本書では何回か患者さんの"意志"や"責任"について触れてきました．昨今の医療では"意思決定支援"やshared decision making（SDM）が流行しており，患者さんの意志を明確にし，可能な限りそれに沿っていこうという姿勢になっています．一見すると，一昔前のパターナリズムとは隔世の感がありますね．

　意思決定支援やSDMへの移行は医療が成熟してきた証拠になるかもしれません．患者さんの意志を大事にしていくのは，医療が患者さんなしには存在しないことからも当然でしょう．そして，これらの基盤にある"患者さん中心"という言葉は実に無害な顔をしています．なんでも「患者さん中心で」といえば毒気が抜かれ，澄んだコンソメスープのようにもみえるでしょう．しかし，その思いがかえって患者さんを束縛するものになりうることは，あまり知られていないかもしれません．患者さん中心というのは，見方を変えれば"患者さんを取り囲む"ものだ，といえばおわかりになるでしょうか．患者さんはそこから逃げられないのです．

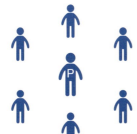

患者さん中心の医療……？

医療者は善意のカタマリだが……
患者さんを取り囲んでしまう
患者さんはそこから逃げられない
善意の暴力という危険性！

P：patient

その意志は誰のもの？

　患者さんの意志を第一にするということは，その"意志"で物事が進むということ．そして，それを"イイコト"として医療者は認識します．それだけに疑いが生まれる余地がほとんどないといってよいでしょう．しかし，患者さんを取り囲むことは，"ありがた迷惑"にもなるのです．「え？意志を大事にしているのに迷惑なの？」と思うかもしれません．そこが意思決定支援やSDMのまだ弱いところで，意志という言葉の怖さでもあります．私たちは，患者さんの「こうしたい！」という言葉は能動的でありほかの条件に左右されない絶対的なもの，と思ってしまっています．ほかのコラムでも述べましたが，それは自分と他人の思いを区別できるという幻想に基づいているでしょう．実際のところは，さまざまな条件に制約を受け，関係性のなかで生じてきた"現象"の1つが意志といってもよいかもしれません．「こうしたい」という言葉を聞いて，患者さんをわかった気でいませんか，ということなのです．"たしかに言ったのは私だ．しかしそれは言わされたのだ"に想像が及ぶでしょうか．そして，放った言葉が患者さん自身を絡め取ることにも想像が及ぶでしょうか．

　たとえば，退院して自宅で死ぬことを本当に患者さんが望んでいるのでしょうか．私たち医療者が「みんな家で死にたいんだ」という前提で動いていて，それが無言の圧力となり患者さんにそう発言させていないのか．ご家族の強い意向がそう発言させていないのか．すなわち，私たちが関係することで「家で死にたいです」という"意志"を生み出しているのではないでしょうか．その患者さんが病院で死にたいなんて思っていない，と誰が断言できますか．

　また，がんや障害を受け入れることを本当に患者さんが望んでいるのでしょうか．受容することが正しく，それと闘うことが間違っていると私たちは暗黙のうちに強制しているのではないか．私たちの振る舞いや言葉が患者さんに受容を強いているのではないか．ご家族が闘う姿をみるのがつ

らくて受容を強いているのではないか．すなわち，私たちが関係することで「がんを受け入れて死んでいきます」，「障害を受け入れて生活します」という"意志"を生み出しているのではないでしょうか．その患者さんが最後まで闘いたいなんて思っていない，と誰が断言できますか．

　取り囲まれた患者さんの口から出てくる言葉は，本当に患者さんの腹の底から出てきた希望なのか．そんな問いが眼前に迫っています．しかし，どこかでなんらかの決断をせねばならないのも事実．「その言葉は実際どうなんだろう」とずっと立ち止まるわけにはいきません．人と人との関係性は不可知であり，どこかで私たちは進まねばならないのです．大事なのは，その自覚．わからないまま進まねばならないというある意味絶望的とも言える状況を引き受けるという，その覚悟なのです．それは他人の人生に関与するという重さを否が応でも実感させ，そこから私たち自身の本来的な，深層の責任が生まれます．

　意志の重視は，「あなたがあなたの意志で決めたのだ」という宣言にもなります．それは責任を医療者がすべて負う必要はないという免罪符になりすらします．「私たちはあの人の意志を尊重したんだ（だから私は悪くない）」という"言い訳"につながり，濃厚な味を薄めてしまっています．覚悟を失ったそのとき，臨床は空虚なものとなるでしょう．そこで生じる責任は浅いものであり，本来的な深層の責任とは異なるものです．

　現状の意思決定支援やSDMはとても怖いと思います．医療者は"イイコト"をした気になる分，残酷さは強いでしょう．その暴力性に自覚が及んでいなければ，浅層の責任のうやむやな所在，深層の責任の不在，という最悪の結果になってしまいます．ひょっとしたら，それはパターナリズムとそれほど変わらないものなのかもしれません．

（宮内倫也）

ケース6 —— 対話から学ぶ 精神科医×プライマリ・ケア医×漢方

ベンゾってダメなんですか？

> **症 例**
>
> 60代女性．とくに思い当たるきっかけなしに，だんだん眠りが浅くなってきた．入眠困難よりも中途覚醒が目立つ．夜間は尿意により1回は起きる．尿意がなくても起きてしまうことはあり．友人がベンゾジアゼピン受容体作動薬を内服しており興味をもったが，週刊誌などで読んで，ベンゾジアゼピンの副作用の心配も知り，薬を飲んでもいいものか相談で受診した．

First Impression

樫尾：ベンゾジアゼピン受容体作動薬に関する相談は，家庭医にもコモンになってきたな……．そもそも，まずは「不眠」か「不眠症」なのか判断したうえで，ベンゾジアゼピン受容体作動薬を出す前にできれば漢方薬を検討したい．

宮内：身体疾患の否定は前提のうえで，不眠症になる前の一手としても薬物療法を考える前に睡眠衛生の指導から取り組みたい．

■ ベンゾの扱い 患者さんにどう伝える？

樫尾：以前ですと，ベンゾジアゼピン受容体作動薬のデメリットについてはあまり患者さんは情報をもっていなくて，こちらが副作用や依存性の可能性を説明しても，「友人や家族も飲んでたし」と処方を希望される患者

さんが多かったかと思います．最近はこの患者さんのように，友人は飲んでいるが，副作用のこともメディアで知ったし，どうしたらいいものかという相談が増えてきた印象です．
　まずは診断についてですが，「不眠」か「不眠症」か……．中途覚醒があっても，翌日の活動にはそこまで影響はなさそうですので「不眠症」まではいかないのかもしれませんが，たまに朝までぐっすり眠れると翌日のすっきり感はだいぶいいので，やはりできることなら朝まで眠りたいそうです．

宮内：もちろん睡眠時無呼吸症候群など身体疾患の否定をしてからにはなりますが，眠りについて気になっているのであれば，睡眠衛生の指導からいきたいところですね．明らかな不眠症になる前に手を打っておければそれに越したことはない，ということで．実際にどのくらい寝ているのか，日中はどう過ごしているのか，まずは生活記録表に記入してもらうことから始めたいなと思います．
　ただ，薬剤について不安だという相談であれば，ベンゾジアゼピン受容体作動薬は絶対悪ではないので，「必要な時は使うしそれが必要な人もいる」というのは説明しておくべきだとは思います．あんまり「これは悪い薬だ！使っちゃいかん！」と言ってしまうと，患者さんが友人に「あなた，こんな薬なんて飲んで！」と話すことになり，そうなると今度はその友人が大きな不安に駆られるかもしれません．薬剤を服用するのはいろんな事情があるので，そのような背景を見ずに「ダメ，絶対」とは言えません．薬剤を活かすも殺すも処方次第，という部分も大きいでしょうし．

樫尾：なるほど，患者さんの受診目的からすると，薬をどうするかにフォーカスがいってしまいそうですが，まずは非薬物療法から話していきたいですね（ケース3，p.134も参照）．ベンゾジアゼピンは，おそらく以前は便利な処方として必要性の方が重視されていたのが，最近はだいぶ「悪者」になってきてしまっている印象ですよね．肺がんや慢性の呼吸器

疾患など「呼吸苦の緩和ケア」にはベンゾジアゼピンは重宝しますし，ないならないで，患者さんだけでなく処方する側も困るはずです．メリットだけを伝えて気軽に出すことも，デメリットだけを伝えて絶対出さないようなことも，両方とも避けないといけませんね．

しかし，この患者さんのように，週刊誌やテレビの情報というのは，外来で「そこまでメディアの医療情報は信用できないこともありますよ」と伝えても「だってそのテレビでもドクターが話してましたよ」と言われたりして，割と強力です．

宮内：どの薬剤もそうですが，怖さを知ってうまく使うということが大事ですね．ワクチンや放射線について過剰に恐怖を煽ったり，そしてインフルエンザの新薬については製薬会社からなにかもらっているのではないかと勘ぐってしまうくらいに"よいしょ"したり，メディアというのはどうして医療の足を引っ張るようなことしかしないのか……と思わざるをえないですね．患者さんのヘルスリテラシーというのもありますが，健康のみならずさまざまな情報を見ていくためのメディアやネットのリテラシーも大切ですね．最も大事なのはメディア自体が自浄作用をもち，質を上げることですが，それはあまり期待できないでしょうし……．

樫尾：この患者さんの場合は，夫と2人暮らしで寝室は別々です．夜11時頃には寝床に入ってだいたいすぐに眠れますが，深夜3時頃には目が覚めてしまい，そこで尿意があればトイレに行き（毎晩，尿意があるわけではなく），それですぐにまた眠れるときもあれば，そのまま眠れずに，深夜のラジオを聴いて，朝までに少し眠れたり，ほとんど眠れずに朝になることもあるそうです．日中は仕事はせずに家事をやっています．昼食後にうとうとすることはありますが，やる事があればとくに日中の眠気は気にならない程度だそうです．一緒に旅行に行ったときに，友人にベンゾ系の薬を見せられて「これ1錠飲んだら朝までぐっすりよ」と言われて，自分も飲

んでみようかなと思ったそうです．

National Sleep Foundationのサイトの「年齢別の推奨される睡眠時間」[1]やSleep.orgのサイトの適切な睡眠時間（年齢別）について[2]を見てみると，65歳以上でも，ベストの睡眠時間は7〜8時間，最低でも5〜6時間は推奨されていて，この患者さんが深夜3時に起きてその後眠れないことが続くと，睡眠時間としては足りていなさそうですね．

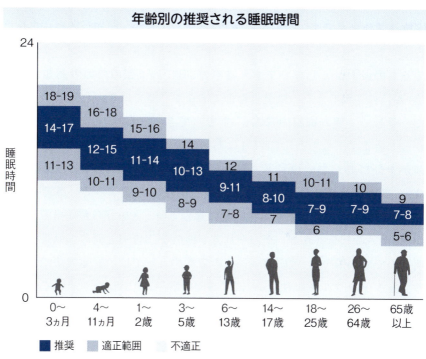

National Sleep Foundation：How Much Sleep Do We Really Need？より作成

---

1) National Sleep Foundation：How Much Sleep Do We Really Need？
   https://www.sleepfoundation.org/excessive-sleepiness/support/how-much-sleep-do-we-really-need

2) Sleep.org：How Much Sleep Do We Really Need？ https://www.sleep.org/topic/age/

宮内：この睡眠状態が長く続くとちょっと大変そうですね．ベンゾジアゼピン受容体作動薬は"問題の先送り"や"その場しのぎ"のためのものなので，事態も喫緊ではない今のうちに認知行動療法に誘っていきたい気もします．「お薬が必要な人もたしかにいますし，週刊誌はやっぱりちょっと大げさに書くことも多いです．今の○○さんの状態をお伺いしましたけど，お薬ではなく"認知行動療法"という新しい睡眠の治療法があるんですよ．そちらの方がよいかなと私は思ったんですけれども．実はNHKでも放送されたんです．その治療法」などでしょうか．認知行動療法自体は古くてまったく新しいものではないのですが，患者さんにインパクトを与えるためにお伝えしています．日本でCBT-I（不眠のための認知行動療法）が注目されてきたのは最近なのであながち嘘ではない（？）ということで．そして，葵の御紋の"NHK"をもってきて，患者さんを落としにかかっています．もちろんCBT-Iは薬剤治療と対立するものではなく，薬剤が十分に効かない患者さんに用いることでも，その効果を発揮します[3]．特別に訓練を受けた医療者はまだ少ないと思うので，患者さんにワークブックを買ってもらって一緒に進めていくというのが妥当でしょうか（細かいことを言うと，そのやり方が純然なCBT-Iと同等の効果かは不明なのですが……）．他に簡単にできるものとしては，筋弛緩法であったり認知シャッフル睡眠法（p.86にて詳細に解説）であったり，いくつか武器はあるのでトライしてみてもよいかと思っています（ケース3では患者さん向けの書籍も紹介しています）．

樫尾：統合医療で有名なアンドリュー・ワイル先生の「4・7・8呼吸法」[4]

---

3) Ayabe N, Okajima I, Nakajima S, et al：Effectiveness of cognitive behavioral therapy for pharmacotherapy-resistant chronic insomnia：a multi-center randomized controlled trial in Japan. Sleep Med, 50：105-112, 2018.

4) Gonzalez BS：Three Breathing Exercises And Techniques. 2016. https://www.drweil.com/health-wellness/body-mind-spirit/stress-anxiety/breathing-three-exercises/

もありますね.
こちらの説明にNHKをもってくる方法は，今まで使ったことがありませんでした.

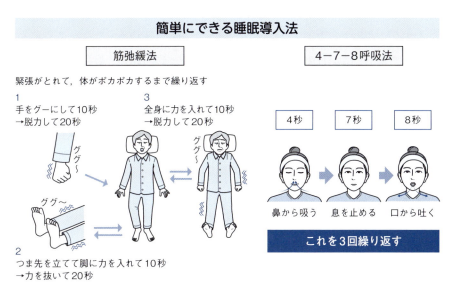

認知シャッフル睡眠法についてはp.86にて詳細に解説している.

宮内：中高年の患者さんにとってNHK，とくに『ガッ◯ン』はもう私たちにとってのNEJMみたいなもので，お勧めしたいことに関しては「あのNHKでも特集されたんですよ」と言ってみることがあります．食いつきがだいぶ変わりまして……．ただ，よい手ではなく，本当を言うと「どんな感じで報道されたんですか？　信頼性はどうなんですか？」と患者さんが質問してくるような世の中が理想なのでしょうけれども.

非薬物療法の進め方

樫尾：この患者さんについては，睡眠に関する情報をまずは共有してみて，1，2週間後に再診で経過を見てみるかなと思いました．

宮内：付け加えるならば，ワークブックや身体を使う方法については，一緒に取り組むというのがドロップアウトを減らすためには大切だと思っています．「こういうのがあるからやってみて」だけであればなかなか患者さんは取り組みません．私はワークブックを直接見せて「こういうのがあります」と紹介するところから始めていて，筋弛緩法も「こんなふうにやるんですよ」と私が目の前に実践するようにしています．そして，次回の診察で必ず進捗を聞いておきます．とくにワークブックはどれだけ進んだか，わかりにくい点はなかったかなどを見ていくようにするとよいかと思います．そのため，そのような本は事前に医療者も買って目を通しておくことが望ましいですね．

この患者さんとは情報共有し，もし時間があれば，初回に本当に簡単な筋弛緩法や呼吸法を紹介するくらいでしょうか．こちらが"正しい"と考える情報を押し付けてしまっては，それは暴力性を帯びたものになります．目的をさっさと定めてそれに向かって走る，というのではないことが望ましいです．医者が少し関与したというのを患者さんがどう受け止めるかが大事であり，どのような方針にするかというのはかなり流動的というか，当意即妙ではありませんが，画一的なものはないのだと思います．この患者さんでも，診察という医療者の関与が働いた後の生活の状態によって，再診でのアクションが変わってくるでしょうし．

樫尾：なるほど，糖尿病手帳や血圧手帳も，何度渡してももってきてくれなくて，しかも新しく渡そうとすると「もう売るほどもっている」（けれどもってきてはくれない）という患者さんもいますが，毎回もってきてくれる患者さんは，診察したときの血圧や血糖などを手帳にこちらで書いているからかもしれません．不眠についての学習は，自分の睡眠状態の改善にも役立ちそうですし，さっそくやってみたいです．

宮内：自記式のものを記入してもらいたい時は，患者さんに治療に参加し

てもらうという視点を最初からもっておくとよいかと思います．そうすると診察外の時間の過ごし方も，治療の延長の雰囲気が一部出てきてくれるかもしれません．なにせ患者さんの生活時間のなかで医療者のかかわれる時間はごく一部なので，それ以外の膨大な時間をどう扱うかというのが治療に重要な部分だと思います[a]．

このケースの薬物療法は？

樫尾：この患者さんに関しては，今までのディスカッションで，次の一手が見えてきました．薬物療法に関しては，まずは漢方薬という方法もあるでしょうか．

宮内：薬物療法を開始するのであれば，たしかに漢方薬でもよいのかなと思います．提案してみて患者さんがその気になれば，というのが前提になりますが．とくに不安感や身体症状などなければ，ナントカのひとつ覚えではありませんが，まず酸棗仁湯をトライする形でよさそうな気がします．

樫尾：たしかに，まず「漢方は」と話題にしてみたときの患者さんのリアクションを見ますね．まだ，漢方に消極的な患者さんも割といますので．「漢方」と聞いたとたんに健康食品のコマーシャルを見るような冷ややかな表情になった患者さんには，いくら漢方のメリットを力説しても，もしかしたら「よそで西洋薬出してもらおうかな」と思われているかも知れませんので，あまり漢方を押しまくらずに引くこともあります．そんなときは「最近はNHKでも漢方の特集組んでますしね」と前述の「葵の御紋」が威

---

[a] CBTでは，ホームワークを出すことで診察室外の生活時間にも治療効果を及ぼそうとしています．これはかなり大きなポイント．患者さんが日常生活を記録したり症状の出現回数を記録したりするだけでも，改善が生まれることは多々あります．

力を発揮するのかも知れませんが（笑）．

宮内：いくらこっちが頭をひねって処方しても，薬剤を飲むのは患者さんですし，患者さんからすると新しい薬剤を実際に自分の中に入れるというのは期待や不安など，さまざまな気持ちが去来することと思います．"飲みたくないけど仕方なしに飲む"という人も多く，薬剤を飲むという行為は完全に患者さんの自由意志によるわけではない，という視点は重要でしょう．また，こちらの提示に患者さんがどう反応するかで，処方のアクションも変わってきますね．薬効は薬剤と患者さん，そして処方する医療者とのあいだでも容易に変化するということを読者の皆さんに覚えていただければと思います．

ベンゾのメリット・デメリット

宮内：あ，ちなみにベンゾジアゼピン受容体作動薬については週刊医学界新聞第3197号（医学書院）を読んでいただければと思います[5]．ざっくりとですが使い方に触れていますので．

樫尾：「ベンゾジアゼピン系薬剤を悪者にしないための使い方」の記事ですね．ベンゾのメリットもデメリットも書かれてあって，ぜひお勧めです．できればこの患者さんにも，テレビや週刊誌よりもこちらを読んでほしいですね．

宮内：メリットとデメリットは裏返しである，という点をご理解いただければと思います．総論の一部くり返しになるのですがここで少し触れてお

---

5) 宮内倫也：ベンゾジアゼピン系薬剤を悪者にしないための使い方．週刊医学会新聞，第3197号．医学書院，東京，2016．
https://www.igaku-shoin.co.jp/paperDetail.do?id=PA03197_03

きましょう．ベンゾジアゼピン受容体作動薬の脱抑制と睡眠中の異常行動，そして転倒や大腿骨頸部骨折のリスクですね．

脱抑制は周知のとおりですが，たまに経験するのがベンゾジアゼピン受容体作動薬による脱抑制で行動化をきたしてしまって，不幸なことに"境界性パーソナリティ障害"と診断されている患者さんがいます．なんと雑な診断なのだ……と憤りすら覚えますが，「薬剤整理をする前にパーソナリティ障害と診断するべからず！」という鉄則を覚えておいてほしいものです．脱抑制によって行動化を起こしたことで「あ，この患者さんはめんどくさい」や「厄介な患者さんだ」と思い，それが"境界性パーソナリティ障害"という診断に結びついてしまっています．厳に慎むべきことです．医療者側が患者さんを境界性パーソナリティ障害として扱っていると，患者さんも不思議とそのような振る舞いになってきてしまいます．私たちは，自分自身の行いがどれだけ患者さんの様子を修飾しているかを認識すべきです．客観的に症状を把握するというのは不可能で，私たちが"見ている"とされるものは主観と主観とが折り合わさったアマルガムのような現象なのですね．

そして，脱抑制は自殺に繋がりうるということも覚えておいてください．よく「ベンゾは大量内服でも死なないから安全！」という意見を聞きますが，半分正解で半分不正解です．たしかにベンゾの安全係数が高いのは事実ですが，他の物質，たとえばオピオイドやアルコールとの合わせ技で死亡リスクが高まることが指摘され，米国では実際に死亡が増えています[6,7]．そして，脱抑制はそれまで思いとどまっていたことを「えいっ」とさせる力をもちます．ベンゾジアゼピン受容体作動薬を大量内服した後で自殺企図を行うことは多く，また「気がついたら縄をもっていました

---

6) Lembke A, Papac J, Humphreys K：Our Other Prescription Drug Problem. N Engl J Med, 378(8)：693-695, 2018.

7) Park TW, Saitz R, Ganoczy D, et al：Benzodiazepine prescribing patterns and deaths from drug overdose among US veterans receiving opioid analgesics：case-cohort study. BMJ, 350：h2698, 2015.

……」と語る患者さんもいます．思いがけない行動をさせるので，脱抑制はとても怖いのです．「ベンゾの大量内服それ自体では死にづらいが，死への距離は間違いなく短くなる」とも言えます．

睡眠中の異常行動と転倒・大腿骨頸部骨折についてはゾルピデムへの注意喚起を含めています．他のケースでもお話ししますが，ゾルピデムは「$\omega1$受容体（GABA-A受容体$\alpha1$サブユニットが関与）のみにかかわるから筋弛緩作用をもたず転倒のリスクが低い」と言われることがありますが，そんなことは一切なく，転倒・大腿骨頸部骨折の独立したリスクファクターです[8,9]．$\alpha1$サブユニットで構成されるGABA-A受容体は小脳に多く分布しているので，それへの強い選択性から平衡機能の失調をきたすのでは，と私は考えています．睡眠中の異常行動も，ゾルピデムによるsleep-related eating disorder (SRED) が指摘されています．気が付かないうちにパクパクと食べてしまうわけですね．目が覚めると冷蔵庫のものが……となってしまいます．「ゾルピデムは安全性が高い」と喧伝する某製薬会社がありますが，寝言は寝て言え，ですね（睡眠薬なだけにッッ！）．

ほかにも，CYP3A4阻害薬との併用で作用が増強される，血漿タンパク結合率の高さから低栄養状態・肝腎疾患・高齢者・多剤併用では遊離型が増えて思わぬ作用をきたしてしまう，といった危険性もベンゾジアゼピン受容体作動薬にはあります．こういったところを知り尽くしてから，使うべき時に使うのであればもちろん許容されますし，やっぱりベンゾジアゼピン受容体作動薬が必要だという患者さんもいるでしょう．繰り返しですが，絶対悪ではありませんので．

ベンゾジアゼピン受容体作動薬はとても便利なので，医師もついつい頼っ

---

8) Tom SE, Wickwire EM, Park Y, et al：Nonbenzodiazepine Sedative Hypnotics and Risk of Fall-Related Injury. Sleep, 39 (5)：1009-1014, 2016.

9) Kolla BP, Lovely JK, Mansukhani MP, et al：Zolpidem is independently associated with increased risk of inpatient falls. J Hosp Med, 8 (1)：1-6, 2013.

てしまいます．そこで，若い医師にはぜひ「ベンゾ不使用縛り」をしてほしいと思います．便利な手が封じられることで，それ以外の方法に厚みが出てくることでしょう．それは今後の医師人生で大きな利益になってきます．その厚みを得てから，ベンゾジアゼピン受容体作動薬を日常診療に取り入れてみると，その立ち位置がよくわかってくるのではないでしょうか．

Take Home Message

- 睡眠について，すぐに薬物療法よりも，まずは睡眠衛生の指導から．
- ベンゾジアゼピン受容体作動薬は絶対悪ではない．メリットもデメリットもあることを認識して説明を心がけたい．
- 健康や医療に関するメディアの情報を見ていくためのリテラシーが必要になってきている．
- 不眠のための認知行動療法 (CBT-I) は薬剤が十分に効かない場合にも効果を発揮しうる．
- ワークブックや身体を使う方法，自記式のものを紹介するときは，「やってみてください」の一方通行では進みにくい．
- 漢方薬に関して，この患者さんのモチベーションも高ければ，酸棗仁湯は候補の1つとなる．

ケース7 ─── 対話から学ぶ 精神科医×プライマリ・ケア医×漢方

もうすっかり元気です！

> **症例**
>
> 39歳男性．以前にうつ病を患っていたが，半年前から数年振りに当院で，セルトラリン（ジェイゾロフト®）による治療を開始した．内服の効果もある印象だったが，本日受診時に「最近はあまり寝なくても翌日も体力がもつようになり，薬も不要になってきたのでここ数日は飲んでいない」と笑顔を見せながら話し始めた．

First Impression

> **樫尾**：これは……額面通りに薬不要になったわけではなく，躁の状態……！ スクリーニングしていたはずだが，双極性障害なら専門家に紹介も検討か……．
>
> **宮内**：どきっとして「しまった」と感じる一瞬……ッッ！ まずは双極性障害の躁病/軽躁病エピソードなのか見極めたいところ．

双極性障害はどうやって見極める？

樫尾：半年間，うつ病の治療にセルトラリン50 mgで内服を続けていた期間中，「薬の効果も前より感じるようになってきて，薬を飲めばなんとかなりそうです」くらいの口調だったのが，今回は急に「おかげで元気になりましたよ」とだいぶ元気になってきている様子でした．セルトラリン開始前に，一応，躁うつ病のスクリーニングは行って否定をしていたのですが．

宮内：こういうのは，どきっとしますね．「しまった……」と感じる一瞬です．前回と今回の外来では別人のように元気になっていたら，それは折れ線的な変化であり，うつ病の回復経過とはちょっと違うぞ……と警戒します．双極性障害（躁うつ病）はとくにその躁病エピソードでは患者さん自身や周囲にとてつもない損害を与えてしまうことが多々あり，使用する薬剤も工夫が必要になります．

疑うポイントは抑うつの章（p.51）で述べたことと被ってきますが，家族に"気分屋"がいるかどうか，初回のうつ病エピソードが若い頃（25歳以下）かどうか，うつ病エピソードが5回以上あるかどうか，不眠ではなくむしろ過眠気味かどうか，食欲が増加して肥満傾向かどうか，環境の変化で気分も変わりやすいかどうか，なども重要で，これらが複数あれば結構怪しいところです．双極性障害の患者さんは多くが中学時代や高校時代に人間関係で抑うつ的となり，短期間の不登校を経験することもあります．ただ，明確な軽躁病/躁病エピソードを欠いている状態で双極性障害と診断するのは明らかに過剰でしょう．うつ病が治らない免罪符として"双極性障害"と診断変更してもいけません．その一方で，プライマリ・ケアにも双極性障害の患者さんはちらほらいるようですが，正しく診断されているのはそのごく少数にとどまっているという報告があります[1]．多くはうつ病，不安症，物質依存などと診断されていたようですが，それもそのはずで，不安症や物質依存は双極性障害に併存しやすいのです．最近のシステマティックレビュー＆メタ解析だと，プライマリ・ケアで"うつ病"と診断されている患者さんの17％が双極性障害だったとも言われています[2]．

---

1) Das AK, Olfson M, Gameroff MJ, et al：Screening for bipolar disorder in a primary care practice. JAMA, 293(8)：956-963, 2005.
2) Daveney J, Panagioti M, Waheed W, et al：Unrecognized bipolar disorder in patients with depression managed in primary care：A systematic review and mata-analysis. Gen Hosp Psychiatry, 58：71-76, 2019.

樫尾：先生が指摘されていたように，プライマリ・ケアで診ないものの1つに「双極性障害（躁うつ病）」が入っていたのも頷けますね．一方で，おっしゃるように，精神科や心療内科の専門医でなくても，双極性障害の患者さんにプライマリ・ケア医が遭遇している機会はきっとあるわけで，精神科や心療内科の専門家は，どのように双極性障害を見極めているのか，もう少し詳しくお聴きしたいです．

宮内：精神科医でも双極性障害を見極めるのはとても難しく，まぎれもないうつ病とみなして治療を開始しても「あ……」という時があります．私もベンラファキシン（イフェクサー®）で見事な躁転をきたした患者さんを経験しました．ただし，ここも重要なのですが，回復期にあるうつ病患者さんに関しては"終末期気分動揺"に注意をしたいところです．回復の最後あたりでちょっとブレる状態を指し，その時に少し気分が上がることもあるのです．これを軽躁と間違えないことが大事であり，精神科医の笠原嘉先生は提唱した小精神療法のなかで「長くても2～3週間で終わるが，終末期気分動揺に注意」と述べています．うつ病の回復期にはそのようなことが見られるというのを患者さんに前もってお伝えしておいた方がよいですね．

治療による躁転はたしかに双極性障害の重要なマーカーなのですが，あくまでも"示唆"するものだと私は考えています．すなわち，ここで注意したいのは3つあり，終末期気分動揺の場合，抗うつ薬そのものの副作用という場合，そして抗うつ薬が双極性障害の引き金として作用した場合，これらを分けるということです．終末期気分動揺の範囲でとどまって軽く上がった気分が戻ってくれるなら，それはセーフです（「頼むからしっかり寝てくれ」と懇願しますが）．その時はもちろんベンゾジアゼピン受容体作動薬を頓服で用いて睡眠をとってもらうのもよいですし．副作用かどうかはやはり用いている抗うつ薬を減量もしくは中止してすぐにその上がった気分が戻ってくれるかどうかになるかと思います．減量もしくは中止し

ても明らかに長い間その気分症状が続いてしまうのなら，それは抗うつ薬が双極性障害の躁病/軽躁病エピソードのトリガーになったと考えられるかと思います．

樫尾：双極性障害を疑って専門家に紹介を検討するうえでも，この3つの視点は勉強になりますね．このうち，どのあたりが専門家への紹介の適応なのでしょうか．上記の終末期気分動揺でしたら，短期間でもう一度経過を診てもいいのかなと思いますが．

宮内：うつ病と双極性障害とでは治療に用いる薬剤が異なり，また治療期間もまったく変わってきて患者さんの人生そのものに入り込みます．そのため，診断はできるだけ精緻に行いたいところです．回復期にみられる軽い気分の上がりであれば終末期気分動揺であることを期待して，しっかり寝るようにまさに説得しながら，細かいフォローですね．ここは医療者側がこらえる必要があるかと思います．時間経過と確実な睡眠によって，また気分は落ち着いてきます．ただ，軽躁ならまだしも，明らかな躁状態だと恐ろしいほどの浪費をしたり社会的にまずい行為をしたり，周囲がものすごく困って結局自分の身を滅ぼすことになるため，それは抗うつ薬を切って精神科に必ず紹介してほしいと思います．

双極性障害と思ったときの対処法

樫尾：なるほど……．もし明らかな躁状態だと抗うつ薬を止めて精神科に紹介，ですね．以前，躁転疑いのある患者さんを，精神科に紹介したときには，その先生はすぐに診ましょうと言ってくださり，具体的な指示も仰げて，患者さんもスムーズに精神科受診をしてもらえました．ただ，前述の通り精神科は，病院によっては，完全予約制で予約は数週間先までいっぱいということも考えられます．また，躁状態で「元気になってきた」と

いう患者さんに，精神科に紹介しますと言っても，患者さん自身が精神科に行く意義をなかなか見出せないこともあり得るのではと思います．もちろん，近隣の精神科や心療内科とも，日頃から連携を取っておくことは大切かとは思いますが，躁状態でいざ紹介しようとしたら，にっちもさっちもいかないことがないか，少し心配はあります．

宮内：そうですね，そこがやはり難しいですね……．最近は当日初診OKの精神科クリニックも増えてきたので，そういうところがあればまだ対処しやすいのですが，待たねばならない時はもう大変です．軽躁ではなく"躁"だとやはり生活に支障が出ており，とくに周囲の方々がだいぶ困っているため，それを考慮して精神科救急に相談してみてもよいのかもしれません（もちろん度合いによります）．患者さんには「ちょっと"お祭りさわぎ"のように見えますが，そんな気分ではありませんか？」や「"お祭りのなか"にいるような気分ではないですか？」などと聞いてみてもよいでしょうね．爽快な気分の躁は"祭りのさなか（intra festum）"という状態なので，そこを捉えてみます．「お祭りは終わったらとてもわびしくなります．ちょっと遠くで祭り囃子を聞くくらいがちょうどよいかなと私は思います」と説いて，なんとかお祭りにどっぷりという状況から離れてもらいます．そのためにはやはり睡眠がキーとなるので，精神科受診まで少し間があるのなら，せん妄治療で使い慣れていればリスペリドン（リスパダール®）1～2 mg，オランザピン（ジプレキサ®：糖尿病に禁忌）2.5～5 mg，もしくはクエチアピン（セロクエル®：糖尿病に禁忌）50～200 mgを就寝前で使用してつないでもよいかと私は思っています（精神科医ならもっと多く使うこともありますが）．普段なら抗精神病薬の使用は精神科医以外にお勧めしませんが，この時ばかりはやむなしかと．

樫尾：地域によるかもしれませんが，精神科救急は家族の同伴が必要であったりして，受診に調整が必要だったりもします．実際に躁状態なの

か，家族からも状況を聞くことも大切であるとはされていますので，本人に了解を得てからかとは思いますが，家族にも連絡を取れればよいですね．リスペリドンやクエチアピンは，認知症のBPSDや不穏，せん妄の対応としては，プライマリ・ケア医も処方する機会があるかと思います．うつ病の治療開始にあたっては，躁うつのスクリーニングをはじめ，経過中に躁転する可能性を，プライマリ・ケア医も想定したうえで治療を始めていくことが大切ですね．

宮内：そこが大事でして，いくらスクリーニングをかけても無理な時は無理なので，経過中に「おや？」と思った段階で対処できるようにしていただければと思います．ひどい躁状態は精神科病院への入院も必要であり，また双極性障害と判明したのであれば精神科で診ていくべきでもあるため，精神科サイドとしてはできるだけ相談しやすい病院を作っておくというのも欠かせませんね（言うは易く行うは難し，なのは重々承知しておりますが……）．
そういえば，双極性障害Ⅱ型うつ病エピソードへのリチウム（気分安定薬）とベンラファキシン（SNRI）との12週治療比較で，ベンラファキシンが軽躁病エピソードを増やすことなくリチウムと同等の効果を示したという文献があります[3]．かつ，プラセボと比較して抗うつ薬は躁転させやすいとも言えないというメタ解析もあり[4]，もはや混沌としているのが現在の双極性障害治療です……．個人的には先にお話ししたようにベンラファキシンで綺麗な躁転を経験しているので，「本当かよ……」とやや懐疑的なの

---

3) Amsterdam JD, Lorenzo-Luaces L, Soeller I, et al：Short-term venlafaxine v. lithium monotherapy for bipolar type II major depressive episodes：effectiveness and mood conversion rate. Br J Psychiatry, 208(4)：359-365, 2016.

4) Liu B, Zhang Y, Fang H, et al：Efficacy and safety of long-term antidepressant treatment for bipolar disorders – A meta-analysis of randomized controlled trials. J Affect Disord, 223：41-48, 2017.

ですが，この結果は双極性障害，とくにⅡ型はかなり異質性の高い症候群的なものであり，お話しした終末期気分動揺であったり，本来であれば単極性のうつ病であるはずの患者さんのちょっとした気分の高揚であったり，そういうのが"双極性障害"と診断されて混じっているように思います．双極性障害に対して気分安定薬なしの抗うつ薬単剤はやっぱり怖い，というのが私の意見です．うつ病エピソードから這い上がれない時に気分安定薬をしっかりと投与したうえで抗うつ薬をトライするのであれば比較的安全なのかもしれませんが．

樫尾：双極性障害に対しては，気分安定薬なしの抗うつ薬単剤は躁転のリスクが大きくなるかも知れないという理解でよろしいでしょうか．プライマリ・ケア医が，うつ病の治療を始めるときは，双極性障害のスクリーニングはするものの，抗うつ薬定期投与とベンゾジアゼピン受容体作動薬頓用もしくは眠前の投与のパターンが割と多そうです．宮内先生ご指摘のように，あとで双極性障害の症状が現れる可能性も考えられ，冒頭の文献のように，意外と双極性障害の患者さんはプライマリ・ケアにも受診している（でも正しく診断されているとは限らない）ことも考えると，私たちがうつ病治療にどこまでかかわっていけるのか，少し不安にもなります．やはり，もしものときのオプションは常に意識しておくことが大切ですね．

宮内：双極性障害への抗うつ薬単剤は，躁転の可能性を考慮して基本的にやめておくべきと思ってよいでしょう．現時点では投与を推奨するエビデンスには欠けていると考えています．双極性障害を強調するとたしかにうつ病診療への不安は増すかもしれませんが，しっかりとスクリーニングをかけて単極性のうつ病と判断したのであれば，抗うつ薬の使用は理にかなっています．双極性障害を考えすぎるとそれは過剰診断につながり，単極性のうつ病であるはずの病態に抗うつ薬が適切に用いられなくなるでしょう．そして，おっしゃるようにもしもの時にうまく対処する術を知っ

ておくことも極めて重要，というか必須です．うつ病診療はそれ以外，とくに双極性障害の診療を知ることでその輪郭が際立つとお考えください．

樫尾：なるほど，繰り返しになりますが，抗うつ薬を開始するのであれば，双極性障害のスクリーニングは必須ですね．ありがとうございます．

宮内：まさにその通りです．あれ，今回は寄り道なしでまとまりましたね．こんなあっさりだとかえって落ち着かないです(笑)．

Take Home Message

- うつ病の治療開始にあたっては，躁うつのスクリーニングの意義や，経過中に躁転する可能性もあり得ることを認識しておく．
- 双極性障害への(気分安定薬なしの)抗うつ薬単独投与は，躁転のリスクあり．
- 前回の外来とは別人のように元気になっていたら，うつ病の回復過程とは考えにくい．
- プライマリ・ケアでも双極性障害を診る可能性はある(正しく診断するのは容易ではない)．
- 抗うつ薬投与後に躁状態になった場合，うつ病の回復期の"終末期気分動揺"，抗うつ薬の副作用，抗うつ薬が双極性障害の引き金となった，の3つが考えられ，鑑別が必要となる．
- 終末期気分動揺であれば，時間経過と睡眠の確保で，落ち着いてくる可能性あり．
- 明らかな躁状態なら，抗うつ薬を中止して，専門家に紹介が必要となる．紹介受診まで時間がかかる場合は，まずは睡眠の確保を優先させる．

ケース8 — 対話から学ぶ 精神科医×プライマリ・ケア医×漢方

妻が亡くなってから眠れません

> **症 例**
> 60代男性．妻（50代）が自死して以降抑うつ気分が半年以上続いている．自責感が強く，入眠困難があり，相談に来た．

First Impression

樫尾：なぜここに受診したのだろう……．どこまでプライマリ・ケア医でみるべきか……．ただし家族を亡くした男性は，身体疾患のリスクも高くなるので，紹介してもうちで併診していこう．

宮内：どんな感情であれ，しっかりと出してもらうことが喪の仕事には欠かせない．それを可能にするための介入を慌てず考えていきたい．

■ どうしてプライマリ・ケア医のもとへ？

樫尾：患者さんご本人には既往歴はとくになく，亡くなった妻は双極性障害で10年以上他院に通っていたそうです．唯一の子どもである長男は30代で結婚して所帯をもち，患者さん夫婦二人での生活が続いていました．自死のリスクは，妻の担当医からも聞いていて，知ってはいたとのことですが，ご本人は，退職後定職には就いていないものの，ボランティアなどで妻を残して家を空けることはありました．その日も，妻はとくにそこまで変わった様子はなく，日中妻を残して外出していたところ，帰宅して，その現場に遭遇してしまったとのことです．その場で救命処置を試みて，

救急車を呼びましたが，救急隊到着時に亡くなってから数時間経過をしていたことが予想され，助けることはできなかったとのことです．
妻の自死後，長男家族や親戚とも話して，患者さんご本人を責めるような人は誰もいないとのことですが，やはり自分がその日，妻の自死を防げたのではないかと思うと，眠れなくなり，なにもやる気が起きなくなることが半年以上続いていて，長男から病院に行くように勧められて受診しました．

宮内：双極性障害は統合失調症と1,2位を争う自殺率の高さであり，またなかなか自殺の前触れをつかめません……．現場を見てしまったというのもつらいところです．その場面のフラッシュバックがあるかどうか気になります．こういう患者さんも，プライマリ・ケア医の先生のもとを訪れるのですね．

樫尾：フラッシュバックについては，今のところ鮮明にその当日の記憶が蘇ることはないとのことですが，やはり今も同じ家で生活している以上，妻との生活を思い出すことはあるようです．

宮内：この患者さんの場合は「どうして自分があの時いなかったのだ」という後悔の気持ちは強いでしょうし，また双極性障害の配偶者を家族として支えていたのなら「こんなに支えていたのに，それでも足りなかったというのか」という怒りの感情も出てくるかと思います．死者に対する"怒り"は恥ずべきものとして考える人は多く，そんな思いを抱く自分自身を責めることもあります．どんな感情であれ，それをしっかりと出していくことが喪の仕事には欠かせません[a]．悲しみを悲しみとして，怒りを怒り

---

[a] 無理に"出させる"のは反治療的です．診察室では，自然な表出を優しく待つ心持ちが大事です．医療者は"包む"ようなイメージをもつといいでしょう．

として，怨みを怨みとして，それらを表現し誰かに話すことが重要です．それが出来なくなった時，喪の仕事はワークスルーされずに滞り，精神症状が強く認められるのだと考えられます．

樫尾：患者さんがなぜプライマリ・ケア医の診療所に受診したかも気になります．こういった主訴でしたら精神科や心療内科に直接受診することもあるかと思いますので．たとえば，自分はそこまで病気ではない（精神科や心療内科に受診するほどではない）と思っているが家族から勧められたからとか，妻が受診していた科に行くことは（自責の念からも）自分にはまだできないのか，なかなか「なぜ（精神科や心療内科ではなく）こちらに受診したのですか」とはすぐには聞きにくいですが……．
このような症状への対応にあまり慣れていないプライマリ・ケア医の立場からすれば，どこまでこちらで診るのか，専門家に紹介するのかも悩むところかも知れません．専門家への紹介についてどう患者さんが考えているのかを知るためにも，上記の「なぜプライマリ・ケア医に受診したか」はどこかで聞きたいところではあります．感情を出すことに関しては，限られた診察時間で対応することが難しい場合には，カウンセリングも紹介したいところですが（p.228），カウンセリング自体がどこか別の医療機関に紹介になったり，ご本人がカウンセリングについてその意義を感じたり希望するかにもよるかと思いますが．

宮内：そうですね．"なぜ他でもないこの時，他でもないここに来たのか"は科を問わず重要だと思います．「なぜ〜したのか？」という聞き方は尋問風になるので「気分がつらいと精神科を受診される患者さんもいますが，○○さんがこちらに来られたのは，何かの思いがあってのことでしょうか」などと言い換えるとよいかもしれません．

グリーフケアと精神疾患

宮内：私も正常の喪なのか病的なうつ病なのかの違いはちょっとわかりかねるのですが（フロイトが『喪とメランコリー』でその違いを述べているのでご興味のあるかたはそちらを），基本的には日常生活に支障が出ているのであればなんらかの介入を行って，"きちんと喪失を体験してもらう"ということが重要なのだと思っています．死を悼むことをさせないわけでは決してなく，喪の仕事をワークスルーしてもらうための治療介入，ということですね．この患者さんであれば"眠れない"ということですから，まずはその眠りを整えて，その頭でご家族を喪った気持ちを感じてもらうことも悪くないのでしょう．

DSMでは，これまでは死別体験による抑うつ反応はうつ病エピソードとはしていませんでした．DSM-5ではこの除外基準が削除され，死別体験などの喪失体験への反応にプラスしてうつ病があるのかどうかについては，"生活史や文化背景を考慮して判断すべき"と但し書きが加えられています．この"喪失体験によるうつ病発症"は「悲しみを抗うつ薬の治療対象にするのか！」という反対意見がありましたが，DSM側も但し書きをしっかりと付けているということ（ここを読まない人が多いです），そしてうつ病だから抗うつ薬を使えと言っているわけではないということ，があげられます．「うつ病には抗うつ薬治療」という考えの人が，すぐに抗うつ薬の使用と結びつけてしまっているような印象です．治療は支持的な精神療法であってもよいわけで，この患者さんは希望されるかわかりませんが臨床心理士（もしくは公認心理師）によるカウンセリングでもよいのです．また，治療も「悲哀を忘れさせる」わけではありません．おそらくは一生涯続くであろう悲哀を，悲哀として体験していくためになされるのです．もちろん，医療者に対して言葉にしにくいこともあるでしょうし，そこを医療者も言葉にせず察しながら患者さんの痛みを感じるようなとこ

ろも必要ではありますが．

樫尾：なるほど．まずはこの患者さんには，自責の念からの入眠困難に関して，相談しながら薬物療法や非薬物療法も考慮していくのがはじめの方針でしょうか．何回かの受診で，介入できそうなタイミングでしたら，宮内先生が提示している聴き方で，「なぜこちらを受診したのか」も聴けそうかと思います．治療の選択肢はいくつかあるはずですので，患者さんの希望に沿って，できるところから始めていくのが現実的かと思います．

宮内：喪の仕事をワークスルーするための援助は，昔はお寺さんがしていたことなんじゃないかなと思うのです．今よりも死との距離が近く，宗教（日本では仏教）とのつながりもありました．今は死が隔離されているような印象があり，唐突にもたらされた死にどう対処していけばいいのかわからなくなっているのかもしれません．お寺はコンビニよりも多いと言われるので，身近なお悩み相談所としてもっと機能すると少しは生きやすくなるのかななどと空想してしまいます．

樫尾：たしかに，日本よりも宗教とのつながりが強い海外の国でしたら，喪の期間に教会に通うなど，グリーフケアも宗教の一環としてやっていることもあるかも知れません．海外ですと，病院内に教会があることも多いかと思います．
在宅でお看取りをした後のグリーフケアは，家庭医であれば比較的経験があるかと思われますが，こういった予想外の死に直面した家族へのケアに関しては，そこまで慣れていないことも予想されます．家族療法という視点では，患者さん一人だけでなく家族を単位として見ていくこともあるかと思います．
「自死遺族支援」というキーワードで検索すると役立つ情報が得られそうです．自死遺族がお互いの体験を共有する会も開かれているようです．

宮内：そのような会もよさそうですね．また，仏教がこのご時世に果たす役割を考えた臨床仏教師という職もあるようです[1]．少しずつ，いのちを考える下地が整ってきたのかもしれません．医療者ではなかなか対応が難しいことも多いですし．

夢の問診と薬物治療

宮内：この患者さんに関しては，喪の仕事を進めるために睡眠から入るというかたちがよいかと思います．"喪の仕事を進めるため"というのが大事であって，「眠れないから睡眠薬ね．はいどうぞ」ではありません．その点を外来で強調するのがポイントです．

あとこの患者さんで気になるのは，夢でしょうか．フラッシュバックの有無についてお話ししましたが，夢を見るのであれば，それがどのような内容なのかは聞いておいてもよいかと思います．奥さんのその場面を生々しく見るのであればご自身の中で消化が進んでいないのかもしれませんし，象徴的な夢（メタファー）になっていれば，少しずつ進んでいる可能性もあります．PTSDの悪夢にはプラゾシン（ミニプレス®）という降圧薬が有効なこともあり，私は0.5〜1.0 mgをたまに使っています（否定的な報告もありますが，個人的な感触では良好です）．漢方薬では竜骨や牡蛎といった安神薬を用いた方剤，たとえば桂枝加竜骨牡蛎湯も適していますね．ただ，治療の必要がないと思われる悪夢（内容がひどいものでなく，日常生活に影響せず，睡眠そのものもまずまずな場合）であれば，夢のリフレーミングを行うとよいかと思います．たとえば「夢には，つらい出来事をこころが消化しようとする働きがあるんです．こころが頑張って対処

---

1) 神 仁氏：臨床仏教師と「いのちのケア」―いのちの根源的な力を探し当て，強める―，週刊医学会新聞．第3299号．2018．
http://www.igaku-shoin.co.jp/paperDetail.do?id=PA03299_03#a

しようとしている証なので，夢を見ることには大きな意味があると思います」などとお話しすると，患者さんも納得してくれます．人間は意味を見つけなければ不安になる生き物なので，このようにプラスの意味を（もっともらしく）与えることも治療のひとつですね．外来でつなぐ時も，夢を1つのテーマとして少し話してみるのもよいのではないでしょうか．その時も医療者側は深い解釈などせずに，その内容を丁寧に聞いて追っていくくらいが適切です．医療者が夢の中身を興味本位で覗いていじるのはあまり好ましくありません．

樫尾：なるほど，夢のことを問診した経験はあまりないです．漢方に関してだと，桂枝加竜骨牡蛎湯は，原典には，女性が夢の中で男性に襲われるような「悪夢」を見る場合にと書かれているため，出そうかなと思った場合には，（男性にも）夢を見るか問診したことはあります．この患者さんでも，もしつらい夢を見ている場合には，桂枝加竜骨牡蛎湯も検討してもいいかも知れませんね．PTSDの悪夢にプラゾシンというのも新しい知識でした．PTSDといえば，軽度のフラッシュバックであれば，いわゆる「神田橋処方」[2]の四物湯＋桂枝加芍薬湯は有名ですね．急性ストレス障害の患者さんで，1週間近く眠れなくなったので精神科（心療内科）に行こうか迷っているという訴えに，この神田橋処方を出したところ，1週間でまた眠れるようになり，経過を見られたことがありました．もう大丈夫かなと神田橋処方を中止したら，再度フラッシュバックが起きて眠れなくなり，再開するとまた眠れるようになっていたので，効いていたんだと思われます．

宮内：プラゾシンは交感神経がずっと緊張しているような状態をほぐすようなイメージですね．神田橋処方は有効なことも多いのですが，神田橋先

2）神田橋條治．PTSDの治療．臨床精神医学，36（4）：417-433，2007．

PTSDの治療

PTSD自体：SSRI	
悪夢 西洋薬：プラゾシン0.5〜1 mgから 　　　（否定的な報告もあり） 漢方薬：桂枝加竜骨牡蛎湯 　　　（竜骨，牡蛎などの安神薬の方剤） 治療が必要と思われないもの →夢のリフレーミングを	軽度のフラッシュバック 神田橋処方：四物湯＋桂枝加芍薬湯 　　　（対症療法的に使用できる）

生ご自身が対症療法とおっしゃっており，あくまでフラッシュバックを軽減させるためのものと捉えておくべきと思います．そのため，軽減させているうちに緊張がほぐれるよう，医療者側が配慮していきましょう．そして，PTSDそのものにはSSRIが有効ですね．

証ってなんなのか？

宮内：もちろん日にち薬というのも大きいのですが，この神田橋処方はいわゆる"証（≒レスポンダー所見）"にこだわらず処方してよいので，とりあえず使ってみるというかたちでも大丈夫だと思います．ただ，この証というのもなかなか捉えがたいところで，漢方薬のRCTではほとんど考慮されていないという有名な論文もあります[3]．漢方を使う医療者は証を口うるさく言いますが，エビデンスという点では追いついていないのが実情，ということですね．いわゆる西洋薬でも「これはこういう患者さんに合う」というなんとなくのさじ加減的なものはあり，それは西洋薬の"証"

---

3) Motoo Y, Arai I, Tsutani K, et al：Use of Kampo diagnosis in randomized controlled trials of Kampo products in Japan：a systematic review. PLoS One, 9(8)：e104422, 2014.

と言えるようなものかもしれません．そういうのもRCTはあまり考えずに行われるので，そのあたりは漢方も西洋薬もレスポンダーをうまく探していくような試験が積極的に組めれば面白いと思います．レスポンダーの最たる成功例がティーエスワン®ですね．

樫尾：漢方の"証"に関しては，自分もどれだけ捉えられているのかは正直まだあまり自信がありません．それに，漢方を学んでみたいというプライマリ・ケア医に，とっつきにくいと口を揃えて言われるのが，この"証"と"漢方特有の診察"ですね．"証"がわかってはじめて漢方薬が処方できるとするとハードルは高いままですので，たとえば便がもともと緩めの患者さんへ大黄（だいおう）による捨てる治療は原則的には避けるとか，冷えの自覚症状があるならまずは温める生薬が含まれる処方を選んでみようとか，構成生薬と"虚実"や"寒熱"をからめて考えると，漢方ビギナーの医師にも理解しやすいかも知れません．

宮内：漢方は細かい"証"にこだわりすぎている，しかもその"証"も診る医療者によって異なる，などの点も敬遠してしまうところかもしれません．果ては，「証が合っていれば副作用は出ない．副作用が出るということは証が合っていないからだ」などという言葉も聞きます．そこまで断言されると「やっぱり漢方屋は偏屈だなぁ．そんなんだから……」と，漢方の専門でない私は感じてしまいます．これから漢方を使いたいという方は，とりあえず大外れしないようなライン，なんとなくのイメージ，などを目指すところから始めていければよいのかなと思います．それでもちょっととっつきにくいのは認めますが……．漢方の診察も，腹診は中国で重視されませんね．他覚的所見として扱われることもある胸脇苦満も「痛くなるまで押すんだろう」と揶揄されることもありますし．脈診もなんというか職人芸のような……．附子（ぶし）を使う時は沈であることを確認しますが．

樫尾：証のエビデンスがまだ足りないうえでですが，証と副作用の関連については，もし自覚症状の改善を証が合っている根拠とするのであれば，麦門冬湯（ばくもんどうとう）で慢性咳嗽が改善したものの続けていたら甘草による偽性アルドステロン症となったり（麦門冬湯中止でカリウム値も改善），補中益気湯で易疲労感は改善したものの続けていたら肝機能異常を認めた（補中益気湯中止で肝機能は正常化）例を自分も経験しており，両方とも副作用の自覚症状なく，患者さんには惜しまれつつ漢方薬を減量・中止していっており，証と副作用は関連が薄いのではと考えています．漢方の診察も，なかなかエビデンスが今後確立されてくる可能性は高くないかとは思いますが，患者さんによっては，腹診や脈診などの診察自体が「手当て」の1つになっている場合もあり，エビデンスの有無だけでその意義を語れない側面もあるかとは思います．

宮内：漢方をこれから学ぶというかたは，証を細かく覚えるところから始めるのではなく，もうちょっと肩の力を抜いてトライしてみるとよいですね．先生の体験をお聞きしてますますそう思いました．それでも偏屈な人たちは「いや，副作用が出たということはやはり証が云々」と言うのかもしれませんが……．そういう意見は放っておいて，大まかに捉えながら漢方治療を始めてみていただければと考えています．

家族と死別した人にどう向き合うべきか

樫尾：この患者さんに話を戻すと，すぐに精神科・心療内科に紹介……より前にも，次にできる一手がいくつか見えてきたかなと思います．

宮内：ご家族を失った人に対しては，「時間が解決するから，そのうち忘れられるよ」という人が必ず周りに数人いるものですが，決してそうではなく，この先の人生でしっかりと悲しむ体験をしてもらえるように配慮を

すべきでしょう．そのための下地を整えるのが医療者や周囲の人々のなすことだと思いますし，患者さんにも伝えるべき事柄です．哲学者の西田幾多郎は自身の子ども（次女）を亡くした時のことを次のように綴っています．

> 時は凡ての傷を癒やすというのは自然の恵であって，一方より見れば大切なことかも知らぬが，一方より見れば人間の不人情である．何とかして忘れたくない，何か記念を残してやりたい，せめて我一生だけは思い出してやりたいというのが親の誠である．（中略）折にふれ物に感じて思い出すのが，せめてもの慰藉である，死者に対しての心づくしである．この悲は苦痛といえば誠に苦痛であろう，しかし親はこの苦痛の去ることを欲せぬのである
>
> 　　　　　　　　　　（藤岡作太郎『国文学史講話』への序文）

これは親子の関係に留まらないのでしょう．"死者に対しての心づくし"という表現がまさに我が意を得たりでした．患者さんが死者に対して心づくしできるように，医療者は焦らずじっくりかかわっていくべきと考えています．

樫尾：調べてみると，家族との死別後には，うつ病だけではなく，食生活の変化や，高血圧，心疾患の罹患率が増えること[4]，アルコールの消費量が増えることも報告されていて[5]，家族を失った患者さんには，精神的な

---

4) Prigerson HG, Bierhals AJ, Kasl SV, et al：Traumatic grief as a risk factor for mental and physical morbidity. Am J Psychiatry, 154(5)：616-623, 1997.

5) Grimby A, Johansson AK：Factors related to alcohol and drug consumption in Swedish widows. Am J Hosp Palliat Care, 26(1)：8-12, 2009.

ケアだけでなく，継続的に身体疾患も含めてケアしていくことが大切かと思われ，これは家庭医の役割でもあると考えられます．また，女性よりも男性の方が，妻と死別や離婚した後の死亡率が高い傾向があり[6]，たしかに自分が診ている外来や在宅でも，夫を亡くした妻よりも，妻を亡くした夫の方が，その後体調を崩すことが多い気がします．この患者さんも，もし経過の途中で精神科（心療内科）に紹介することがあっても，こちらで併診していくことがいいのではと思います．そういった意味でも，宮内先生がご指摘のように，グリーフケアは，短期的なものではなく，長期に続くことを意識していくことが大切かなと思います．

宮内：身体疾患へのケアは本当におっしゃる通りで，両面への配慮が欠かせないと考えています．本書に登場してもらっている他の患者さんでもいくつか"併診"が方針として出されていますが，この患者さんもまさにそうですね．精神科医として，精神科に紹介するというのが"見捨てる"ことにならないようにお願いしたいものです．とくに死別は身体的にも大きな変化をきたすので，長めに診ていく姿勢が重要と考えています．「早めになんとかしよう」，「早めに手を切ろう」と思って診察していると，それはやはり患者さんに伝わることがとても多いでしょう．医療者側がゆとりをもって対応することが，患者さんのゆとりにもつながりますので．

樫尾：家庭医は，どんな相談でも受けようとするからこそ，精神科だけでなく臓器別の専門医に紹介することももちろんあるかとは思いますが，その際に患者さんにどう説明するかによって，患者さんのその後を左右することもあり得ます．一刻を争うような急性疾患が明らかである場合を除けば，患者さんは「できれば家から近い診療所でこれからも診てほしい」と

---

6) Ikeda A, Iso H, Toyoshima H, et al：Marital status and mortality among Japanese men and women：the Japan Collaborative Cohort Study. BMC Public Health. 7：73, 2007.

か「最初から専門医へ行けばよかったのか」など，口には出さずとも，そんな気持ちも生まれるかも知れません．前述のように一刻を争う状況でなければ，紹介して専門家の診察を受けることは提案したうえで，現時点で患者さんの希望も確認し，今後も併診していくことは強調すべきかと思います．プライマリ・ケア医から紹介されて大きな病院に行ってみたが経過観察方針となり，その後はどうしたらいいかわからなかったという患者さんからの声も耳にしますので．

ちょっと話はそれますが，がんの化学療法を続けていたものの全身状態の低下から化学療法の継続が困難となり，紹介状には「今後は緩和ケア方針となることを患者さんに説明し同意を得られた」と書いてあっても，患者さんは「もう化学療法はできないと言われてなんだか見捨てられた気がした」と外来で涙を流されることもあります．患者さんにとって，通う医療機関を替えることは，意外とストレスになり得ることは留意しておく必要があるかと思います．とはいっても，限られた診察時間でどれだけ患者さんの気持ちを汲み取れるかは厳しいことも日々感じており，看護師など他職種にフォローをお願いできると，医師が一から全部説明することは避けられます．

宮内：緩和ケアでも認定看護師さんがおり，患者さんのさまざまな悩みを聞くこともありますが，なかなか主治医の方から看護師さんに紹介をしないことも多く，「もっと早くにこういう看護師さんの存在を知りたかった」という声もあります．その辺りは主治医が「"私"の患者さんなのだ」と管理したがる傾向が見受けられますね．もしくは，「"私"がなんとかしなくては」と背負い込みすぎる主治医もいます．

いずれにせよ医師の思いに患者さんがからめ取られる事態にもなるので，できるだけ風通しをよくするためにも，さまざまな職種の視点を入れていくべきですね．患者さんのよき未来のために，医療者は何ができるだろうかと考えていきたいものです．

あらためて考えるべき看護の力

樫尾：看護師と家庭医，看護学と家庭医療学は，共通点が多いことは指摘されていて，「家庭医　看護」で検索するといろいろ情報や文献も得られます．外来担当医が日替わりで診ているような医療機関ですと，患者さんや家族の大切な情報は，常勤の看護師さんがだいたい把握しているところもあるかと思います．日本でも議論されつつある看護師への医療的な役割の拡大については，たとえばアメリカだと，Nurse Practitioner (NP)が州ごとに"Full Practice(診断も処方も可能)"となっているところもあれば，そこまでの権限はまだない州もあるようです[7]．
医師不足や医師の残業の問題点の解決策の一つとして，日本でも看護師への役割の拡大がキーになるかと思われます．まさに「看護の力」を認める医師がもっと増えれば，こういった議論はもっと深まるかとは思うのですが．

宮内：家庭医と看護の共通点を初めて知りました．"病い人"という感覚なのでしょうね．たとえば高血圧でも"the patient with hypertension"という見方なのだと感じました．疾患はあくまでもその人にwithという形としてくっついているもので，人としてかかわるのはまさにthe patient ("その"患者さん)ということ，という理解でよろしいでしょうか．看護の力はまさにおっしゃる通りですが，日本では患者さんのあいだでも看護師さんの地位が低いという問題点が大きな壁になりそうです．とくに中高年の患者さんの中には看護師さんを単なる"世話係"としてしか認識していない人も多く，時間がかかりそうですね……．
看護は，私たち医師の限界を超えたところにあるのだと思います．精神科

---

7) State Practice Environment.
　https://www.aanp.org/advocacy/state/state-practice-environment

医の中井久夫先生は,『看護のための精神医学』(医学書院, 2004)で, 以下のように語っています.

> 看護という職業は, 医師よりもはるかに古く, はるかにしっかりとした基盤の上に立っている. 医師が治せる患者は少ない. しかし看護できない患者はいない. 息を引き取るまで, 看護だけはできるのだ

医師は常にこの言葉を意識すべきでしょう. 看護の力はそれほどまでに偉大です. もちろん, 医師側が「看護師さんに患者さんの話を聞いてほしいけどみんな忙しいしな……」という状況もあるのですが.

取り入れてみたい精神療法

宮内:話がいろいろと散らかってしまいましたが, この患者さんについては, まずはこちらが「悲しみ以外にもさまざまな感情が出る(出ている)だろう. それへの罪悪感などもあるかもしれない」と想定しておき, そのうえで無理に感情を引っ張り出そうとせず, 「大変ななかよく頑張っている」, 「こういう気持ちになるのももっともである」というメッセージをこちらが伝え続けることが大切です. 総論でお話ししたBATHE techniqueを存分に活かして, 患者さんがゆとりを味わえる診察室を目指しましょう. 四十九日や一周忌などの意味もお伝えしておくとよいですし, 命日反応(亡くなった日が近づくと気分が揺れる)も押さえておきます.

また, このように大変な状況にある患者さんの不眠については, ご批判はあるかもしれませんが私は薬剤治療を行っています. これは, 睡眠の問題をこちらが引き受けることで, 患者さん自身がじっくりとその状況を消化していけるようにするためです. ここで認知行動療法のCBT-Iを入れると論点が睡眠の方にフォーカスされてしまうのではないかと感じていま

す[b]．これは私の勝手な意見なので間違っている可能性もあり，あくまでひとつの考えとして見ていただければ．

樫尾：この患者さんについて，まとめていただいてありがとうございます．できれば，プライマリ・ケアでも，比較的時間的に余裕のある，予約外来で診ていくのが望ましいかも知れないですね．一般外来の5分～10分以内の時間では，患者さんが「ゆとり」を味わえるのは難しいかも知れません．

宮内：この患者さんに関しては，最初の数回は15分欲しいかなという印象です．BATHE techniqueそのものが"15分間の問診技法"という名称だからというわけではありませんが，やっぱり15分位はあるとよいなぁという感覚です．患者さんの希望があれば，A-Tスプリットとして薬剤的な治療をこちらで，心理的な面を心理士さんにお願いするという方法もありですね．最初の数回は15～20分にして，一定の方向性を共有した後は5～10分でも十分にやっていけると思っています（2週に1度など間隔を短めにして）．最初のツカミは結構重要ですね．
先に述べましたが，人間はよいことであれ悪いことであれ何かしらの意味をそこに見出さないと実存が揺さぶられる生き物なので，その患者さんもゆくゆくはそのような形で収まっていけばよいのかなと思います．
『夜と霧』で有名なフランクルは"ロゴセラピー"という精神療法の創始者ですが，私が「ほ～」と感心したエピソードがあります．奥さんを亡くして抑うつに陥っていた患者さんに対して彼は「もしあなたが先に亡くなって奥さんが生きていたらどうでしょうか」と聞いてみたのです．するとその人は「彼女にとって恐ろしいことです．どんなに苦しむことでしょう」

---

[b] もちろん，悲嘆へのCBTもあります．ただ，これは専門家がしっかりとした枠組みの中で行うべき治療法のように思います．

と答えたのですが，フランクルの返しが見事で，「そうでしょう．そういう苦しみを奥様に味わわせずに済んでいるのです．この苦しみから奥様を救ったのは，あなたなのです．その代わりに，あなたは今一人で生き，彼女のいないことを悲しまなければならないのです」と，苦悩に対し鮮やかに意味づけを行いました．彼は読者に向かって「苦悩は，それがなんらかの意味を，たとえば犠牲という意味を見出したその瞬間に，なんらかの仕方で苦悩であることをやめるのです」とまとめています（『意味による癒し』春秋社，2004）．フランクルならでは，という感は否めないものの，理想形としてはこうやっていければと思っています．

この患者さんへの薬物療法は？

宮内：この患者さんの薬剤治療ですが，私であればこれまで述べているようにまずは睡眠を整えていきたいので，トラゾドンやミアンセリン（テトラミド®）を睡眠薬として使用していこうかと考えました．それでも早く目が覚めてしまうのであれば，ミルタザピン（リフレックス®）を少量使ってみます．トラゾドンとミアンセリンは昔ながらの鎮静系抗うつ薬で，ミルタザピンはNaSSAですね．

樫尾：西洋薬の薬物療法についてですが，一般的なベンゾジアゼピン系（ゾルピデムなどの非ベンゾも含めて）ではない薬剤があがっていますね．トラゾドンは他のケースでも出てきましたが，ミアンセリンやミルタザピンは，あまり睡眠薬の役割を期待しては使用したことがありませんでした．たしかにおくすり手帳では精神科や心療内科からは出ているのを見たことがあります．ちなみに，この患者さんであまり好ましくないと思われる薬剤はありますでしょうか．

宮内：睡眠薬については，この患者さんは比較的長期の処方になりそうで

すね．一般的にいって，週に2回ほどまでの頓用や，連用するにしても2週間程度であれば，ベンゾジアゼピン受容体作動薬もよいとは思います．ただし，心的外傷体験のある患者さんの場合，ベンゾジアゼピン受容体作動薬は投与することでむしろ精神状態が悪化するのではないかというシステマティックレビュー&メタ解析があるのです[8]．長期連用になりそうな場合，そして心的外傷が想定される場合，すなわちこの患者さんなのですが，あまり使う気は起きませんね．

ここで注意なのですが，トラゾドンが絶対に安心安全なわけではありません．睡眠に影響する薬剤はどうしてもふらふらさせてしまい，トラゾドンも例外ではないのです．とくに高齢者に用いれば転倒のリスクはベンゾジアゼピン受容体作動薬と大して変わらないのではないかともいわれます[9]．その点はしっかりと押さえておいて，注意をしましょう．

樫尾：解説ありがとうございます．プライマリ・ケア医も，ベンゾジアゼピン受容体作動薬以外にも，不眠症に出せる薬の選択を増やしていけるのは大事かなと思います．ベンゾジアゼピン系受容体作動薬のメリットやデメリットについては，ケース6（p.186）も参照できますね．

漢方薬はどう使う？

宮内：漢方薬での治療であれば，このように大きな出来事で気落ちして眠れないような患者さんは心気虚・心血虚であると想定し，帰脾湯がよいのではないかと思いました．イライラやほてりなどもあるのなら，柴胡と山

---

8) Guina J, Rossetter SR, DeRHODES BJ, et al：Benzodiazepines for PTSD：A Systematic Review and Meta-Analysis. J Psychiatr Pract, 21（4）：281-303, 2015.

9) Bronskill SE, Campitelli MA, Iaboni A, et al：Low-Dose Trazodone, Benzodiazepines, and Fall-Related Injuries in Nursing Homes：A Matched-Cohort Study. J Am Geriatr Soc, 66（10）：1963-1971, 2018.

梔子を加えた加味帰脾湯(東洋薬行の方剤は牡丹皮も含む)とします．それら単剤でなかなか眠れないのであれば，酸棗仁湯を合方します．帰脾湯4包(朝食後・寝る前)＋酸棗仁湯2包(寝る前)などですね．夢がとてもつらいのなら竜骨や牡蛎も考えますが，先生はいかがでしょうか．

樫尾：眠れない訴えに対しては，私も加味帰脾湯と酸棗仁湯は使用頻度が高いです．実は，加味帰脾湯と酸棗仁湯は，酸棗仁，茯苓，甘草は両処方に共通している生薬です．使い分けの例としては，酸棗仁湯は，酸棗仁，茯苓，甘草，知母，川芎と，加味帰脾湯よりもシンプルな構成なので，「構成生薬が少なめだと比較的シャープに効く」という原則により，睡眠だけにまずはフォーカスを当てたい場合は酸棗仁湯，睡眠だけでなく精神安定にも同じくらい比重を持たせたい場合は，加味帰脾湯を使っています(あくまで樫尾のやり方ではあります)．2剤で開始して万が一副作用が起きると，どちらも止めざるを得なくなるので，まずはどちらか単剤で開始したいですが，患者さんがすでにどちらかを飲んでいる場合や，患者さんが漢方薬単剤に頼りなさを感じている場合には，加味帰脾湯を朝と昼，夕と眠前に酸棗仁湯と組み合わせて出すこともあります．

合計何包とするかは，患者さんとも要相談になります．竜骨や牡蛎は，総論(p.68)で取り上げていた"ドキビク(不安でドキドキして小さな物音にもビクビク)"のキーとなる生薬でしたね．この生薬が含まれる，柴胡加竜骨牡蛎湯，桂枝加竜骨牡蛎湯，柴胡桂枝乾姜湯のうち，柴胡桂枝乾姜湯はあまり第一選択では使ったことがなく，柴胡加竜骨牡蛎湯と桂枝加竜骨牡蛎湯の方が使用頻度が高いです．柴胡桂枝乾姜湯は，ストレスによる疲れや動悸があって(→柴胡剤を考えて)，他の処方を使ってみたがいまいちぱっとしなかったり，他の処方では冷えがなかなか改善しないと用いたりしています．柴胡加竜骨牡蛎湯と桂枝加竜骨牡蛎湯の使い分けについては，割とはっきりしています．たとえば，外来を待たせてしまって，落ち着かない人には柴胡加竜骨牡蛎湯，身体が冷えてきて膝掛けをして待って

いる人には桂枝加竜骨牡蛎湯でしょうか（ちょっと乱暴過ぎかも知れませんがそれくらい違います）．

これは漢方の勉強会で幾度となくいわれてきたことですが，「治療する人間の体質と，そこにやってくる患者さんの体質はだんだん似てくる」という話があります．ここ最近は，柴胡加竜骨牡蛎湯よりも桂枝加竜骨牡蛎湯を出すことのほうが増えてきているのですが，たしかに桂枝加竜骨牡蛎湯の方が，構成生薬からも，今の自分も美味しく飲めそうです．

脇道に逸れて行ってしまいましたが……，この患者さんでは，漢方薬でしたら，睡眠をなんとかしたい，かつ精神安定も狙って，まずは加味帰脾湯から始めてみるかと思います．ただし，加味帰脾湯単剤では十分に症状を緩和できない可能性もあり，経過や症状の変化次第で，そこに酸棗仁湯か桂枝加竜骨牡蛎湯も加えていくことも考えられます．

宮内：柴胡加竜骨牡蛎湯は，ツムラのものは大黄が入っていないのでそれほど攻撃力が高い印象がありませんね．気をつける点としては，燥性が強い（身体を乾かす作用が強い）ので，長期に使用するなら柔肝薬（地黄，当帰，芍薬，酸棗仁など）を加えておく必要がある，ということでしょうか．柴胡加竜骨牡蛎湯はバランスがあまりよくないと思っています．桂枝加竜骨牡蛎湯は軽い気血双補剤になっており，生薬の桂皮が散寒ももつため，樫尾先生がお示ししてくださったような気血両虚で寒のかかわりがあるような患者さんに向くのだと思います．柴胡桂枝乾姜湯は柴胡加竜骨牡蛎湯のシンプル版で，補気健脾の作用は弱いのですが，天花粉の生津作用と桂皮と乾姜の散寒作用を有しているのが特徴的でしょうか．柴胡加竜骨牡蛎湯と桂枝加竜骨牡蛎湯のあいだのような存在かもしれませんね．

樫尾：柴胡加竜骨牡蛎湯のメーカーによる構成生薬の違いはケース12（p.282）も参照してください．桂枝加竜骨牡蛎湯については，以前，年単位で不安や動悸があり，他院では西洋薬が出ているものの器質的な原因は

否定的で経過観察となっていた40代女性の患者さんがいました．冷えがあり体力が落ちて元気が出なかったのですが，桂枝加竜骨牡蛎湯を処方したら，2週間ほどで年単位の気力低下や冷えが緩和されて，処方した私も想定外の即効性があったことがありました．

柴胡桂枝乾姜湯については，予定外のイベントがあると体調を崩してしまい冷えと疲労感がある高齢女性に，他院から柴胡桂枝乾姜湯が継続されていました．冬で冷えが強くなってきたので，身体を温める附子を含む真武湯に変更したところ（追加よりは変更を希望されました），不安や動悸など精神症状が悪化してしまい，柴胡桂枝乾姜湯に戻したら精神症状が緩和されました．結局，真武湯も身体には合っていそうとのことで，冬は柴胡桂枝乾姜湯に真武湯を追加することで，冬の冷えも緩和されていたように思います．

漢方薬は，調子がいいときは減量や中止しても平気な事もありますが，減量や中止で「ああやっぱり（元の薬は）効いていたんだな」と実感することも割とあるかと思います．

少々長くなりましたが，この患者さんのような症状に，次の一手をどう考えるか，だいぶ見えてきたかと思います．

宮内：基本的には医療者主導の治療にならないこと（必要な時は患者さんの代わりに決めることもあります），医療者が想定する"正解（とされるもの）"にもっていこうとしない，正解が出てこなくてもよい，という姿勢で望むことが大切ですね．そして，ベンゾジアゼピン受容体作動薬以外の引き出しをもっておくと，ベンゾジアゼピン受容体作動薬そのものの使いどころもわかってくるかと思います．それ"以外"を知ることで，"それ"とそれ"以外"の境界がつくられていく感じなのでしょうね．

Take Home Message

- 喪の仕事は，どんな感情であれ，しっかりと表出してもらうことが重要．死別体験による抑うつには，悲哀を忘れさせるわけではなく，悲哀を体験していくことを可能にさせることが大切である．
- PTSDの悪夢には，降圧薬のプラゾシンが有効なことがある．桂枝加竜骨牡蛎湯も検討したい．
- フラッシュバックの対症療法として神田橋処方 (四物湯＋桂枝加芍薬湯) がある．
- 患者さんが死者に対して"心づくし"できるように，医療者は焦らずかかわっていきたい．
- 家族との死別後には，うつ病だけでなく，食生活の変化 (アルコールの消費量増加) や，高血圧，心疾患の罹患率が増えることが報告されており，精神的なケアだけでなく，身体疾患も含めたケアが大切となる．
- 看護学と家庭医療学には，共通する考え方が多い．
- 診療の時間としては，15分枠が確保できればBATHE techniqueも使用できる．
- 非薬物療法の一つとして，心理師のカウンセリングも一法となると考えられる．
- 睡眠薬に関して，長期連用が予想されるか，心的外傷が想定される場合は，ベンゾジアゼピン受容体作動薬よりは他の薬剤を検討したい．
- 西洋薬であれば，トラゾドンや，ミアンセリン，ミルタザピンなど，ベンゾジアゼピン受容体作動以外の選択肢をもっておくことで，使い分けも学べる．
- 漢方薬であれば，睡眠に関しては (加味) 帰脾湯や酸棗仁湯を使ってみる．そのほかに，竜骨や牡蛎を構成生薬としても含む，柴胡加竜骨牡蛎湯，桂枝加竜骨牡蛎湯，柴胡桂枝乾姜湯も使用できる．

コラム

プライマリ・ケアにおける心理職との連携と今後の課題

　家庭医療の特徴の1つとして，日常診療で出会う事例の複雑さがあります．すなわち，西洋医学による治療だけではカバーしきれないような，複雑な問題に対応することが，病院でも診療所でもジェネラリストには求められつつあります[1]．家庭医療の理論体系に生物心理社会（Bio-Psycho-Social）モデルがあります．そのなかで，生物学的問題（Biological）に対しては医学的な介入を行い，社会的な問題（Social）には医師だけでなく多職種で連携し，ソーシャルワーカーや地域包括センターの職員とも協力して対応します．一方，心理学的な問題（Psychological）に対しては精神・心理的ケアをサブスペシャルとして設定しているジェネラリストはまだしも，そうでなければ，現実的には診察時間が足りなかったり他の業務もあって，じっくりと取り組むことは容易でないことも考えられます．

　このような心理学的な問題への介入に関して，私の職場のクリニックには臨床心理士が在籍しています．家庭医が出会う，周産期うつ（軽度）やパニック障害などへの対応だけでなく，高齢者や担がん患者さん，在宅診療の患者さんやそのご家族にも心理学的アプローチが望ましい場合に，臨床心理士にも対応にかかわってもらうためです．日本ではまだ多くはないものの，海外では，プライマリ・ケアにおけるカウンセラーとの連携が進みつつあります[2]．現場で，実際にカウンセリングを勧めてみると，まだカウンセリングでどんなことをするのかが浸透していないような，患者さ

---

1) 藤沼康樹：健康問題の複雑性と生涯教育．藤沼康樹事務所（仮）for Health Care Professional Development.
   http://fujinumayasuki.hatenablog.com/entry/2014/05/31/194038
2) Bower P, Knowles S, Coventry PA, et al：Counselling for mental health and psychosocial problems in primary care (Review). The Cochrane collaboration, 2011.
   http://www.easewellbeing.co.uk/PDF_Downloads/Cochrane_counselling_2011_update.pdf

んのカウンセリングへのハードルも感じられます．たとえば，「カウンセリングを受けるほどまで自分は重症ではない」もしくは「カウンセリングを受けるほどであれば（ちゃんと）薬で治療して欲しい」といったような，患者さんからの返答を受けることもあります．カウンセリングについて，いかに患者さんに適切に理解してもらうかが現在の課題です．

　2019年，日本で初となる心理職の国家資格，公認心理師が誕生しました．ジェネラリストの多職種連携の1つして，患者さんやご家族の精神的ケアや，QOLの底上げなど予防的な介入をより一層進めていくためにも，今後，心理職とさらなる連携をしていきたいと思います．

（樫尾明彦）

ケース9 ──── 対話から学ぶ 精神科医×プライマリ・ケア医×漢方

西洋薬は増やせない，漢方はおいしくない

> **症 例**
> 14歳女児．ADHD（注意欠陥多動性障害）で小児科通院中．小児科でメチルフェニデート（コンサータ®）を処方されているが，増量すると頭痛や気分不快が起きるため，増量できずにいた．小児科では漢方薬について抑肝散（よくかんさん）を試したことがあったが，顆粒は飲めない日もあり，当院にて急性上気道炎の診察時に，相談を受けた．

First Impression

樫尾：小児科で西洋医学的治療と漢方薬も処方されているとのことだが，錠剤の漢方薬は試したことがあるのだろうか．

宮内：まずはADHDの診断が妥当なのかは確認したいところ．

樫尾：すでに小児科専門医で加療がされていた患者さんです．メチルフェニデートのさじ加減が困難で，抑肝散を追加したものの，朝に機嫌がよくないと，顆粒を飲ませることが困難で，床に顆粒剤をまき散らすこともあったそうです．興奮すると通学もできず，学校に行けるかはその日の朝の精神状態次第というケースです．小児科ではこれ以上の処方の追加は困難と言われてメチルフェニデートと抑肝散で経過観察方針となっていました．

ADHDと聞いてすべきこと

宮内：ADHDは子どもでも大人でも診断に困る代表例ですね．全くもっ

て非専門ながら，ADHDの症状を大雑把にまとめると，不注意（刺激への感受性，課題への集中力制御），多動（段取りや要領），衝動（我慢のちから）となるかと思います．単一の疾患というよりは症候群であり，どれが優位かは人によってかなり異なります．また，確定診断されていても実は……ということもあり，すべて疑ってかかるわけではないものの，診断が正しいかはいろんな目で見てみる必要があるでしょう．ADHDの多くは自閉スペクトラム症を併存しており[1]，そうなると味覚や触覚の過敏さから漢方薬の味や細粒・顆粒のザラザラ感がどうしてもダメだ，という患者さんも多いかと思います．そのなかで，この場合は抑肝散がちょっと本来の作用ではないところで悪さをしてしまっているように思いました．自閉スペクトラム症であろうとなかろうと「不味い，しかも粉」というのはとくに子どもにとってかなりの苦行ですね．

樫尾：自分もADHDに関しては専門外です．他の疾患に比べて幼少期（12歳以下）から症状が持続していれば，その可能性は高くなる……とは学んだことはあるのですが．本人ももちろん衝動性を抑えられないつらさがあるかと思いますが，母親も毎朝が「今日は学校に行けるかどうか」の戦いだと表現していました．本人は月経が開始になって，月経周期によっても精神状態が不安定になっている可能性もあり，小児科でもなかなか次の治療手段をどうするかは難しいと言われて，経過観察となっていたそうです．抑肝散は，朝に飲めさえすれば，比較的その日は落ち着いているので，がんばって続けましょうとなっていたようですが，たしかに顆粒の漢方薬を飲ませるのも母親はとても大変だったようです．このように小児科

---

1) Visser JC, Rommelse NN, Greven CU, et al：Autism spectrum disorder and attention-deficit/hyperactivity disorder in early childhood：A review of unique and shared characteristics and developmental antecedents. Neurosci Biobehav Rev, 65：229-263, 2016.

の専門医に定期受診していても，かぜ症状や予防接種などでは，家庭医に受診することもあり，その際にこういった相談に乗ることもあります．

宮内：なるほど，そういう機会に相談に乗るわけですね．ADHDの患者さんに会った時，そして「ADHDかも」と思うような時は，やはり睡眠に意識を向けるのが大事です．なんだかこればっかり言っていますが，1にも2にも睡眠でして，睡眠の問題とADHDは悪循環の関係にあり，また睡眠に問題があるとADHDと誤診してしまうことすらあります[2]．そして，睡眠が改善するとADHDの症状もよくなることが報告されています[3]．とにかく「眠りになんらかの問題はないか!?」ということですね．

樫尾：診断についての話がありましたが，初期研修の頃から「前医の診断は疑え（あくまでも"前医を"ではなく前医の"診断"をです）」とことあるごとに言われてはきましたが，家庭医としてクリニックに勤めていて，診断の正しさよりも，社会的や家族の問題に介入点が必要なケースに遭う機会が多いと，どうしても他科の診断を疑うことは減ってきます．だから，家庭医になっても，クリニックだけでなく，病棟や救急外来での勤務，大学での教育など，働くセッティングを替えることで，いわゆる「ヤブ化」を防ぐ対策が必要とはよく言われています．
感度特異度の高い診察や検査で診断される疾患（急性の感染症や救急疾患など）よりも，ADHDや更年期障害，認知症など，症候群的な疾患の診断であれば，とくに今回の患者さんのように治療が必ずしも奏効しているとは言えない場合は，前医の診断を疑うことの意義は大きいかと思います．

---

2) Hvolby A：Associations of sleep disturbance with ADHD：implications for treatment. Atten Defic Hyperact Disord, 7（1）：1-18, 2015.

3) Peppers KH, Eisbach S, Atkins S, et al：An Intervention to Promote Sleep and Reduce ADHD Symptoms. J Pediatr Health Care, 30（6）：e43-e48, 2016.

やや話がそれましたが，今回，睡眠についての問題は問診は取れておらず，今後の課題とさせていただきます．

前医の診断を疑え

宮内：診断で言うと，私は性格が悪いせいか紹介状に記載されている診断名はまず疑うようにしています．"うつ病"と書かれていたら「双極性障害を見逃しているんじゃないの？」，"双極性障害"と書かれていたら「またまた過剰診断か……？」などと思いながら改めて問診をします．また，世の中には"治療抵抗性"という便利な言葉があり，たとえばうつ病と診断して治療がうまくいかないと「これは治療抵抗性うつ病だ」と考え，どんどん複雑な処方になっていきます．大事なのは「治療抵抗性か？」と思ったら，いったん診断について立ち止まり再考することだと思っています．自分の下した診断を撤回する勇気は，頑張って絞らないと出てこないこともありますので……．

樫尾：治療がうまくいかない場合に「治療抵抗性」として処方を増やす前に，診断が正しかったのか見直す点は重要ですね．長期間，同じ医師が診ていると，病歴はおさえているし患者さんの解釈モデルや心理社会的な背景も知っているので，患者さんとしても，毎回違う医師よりも同じ医師に担当してもらうのを希望する傾向があると思います．ただし，診断に関して見直す点では，同一医師が長期間診ているとどうしても診察も「いつもの薬ですね」と流れていく傾向にあるので，担当医が替わったり，紹介や，外来→入院や在宅などでセッティングが替わったりしたときが，診断を見直すチャンスではありますね．

子育てに苦しむ母親に向き合う

樫尾：ケース4 (p.152) の子育ての悩みもですが，とくに「慢性疾患をもつ子ども」の親，とくにわが子に接する時間の長い母親は，その負担は大きいかと思います．小児在宅患者さんの母親に会う機会もありますが，お子さんの病状から物品管理まで，主治医兼ケアマネージャーといった感じです．もちろん小児科の担当医や訪問看護師，在宅の担当医もいますが，母親が体調を崩してしまったら子どもの生活は成り立たないということが往々にしてあるかと思います．

宮内：母親にまで気を配れる家庭医ならでは，という場面も多いのでしょうね．今回，母親は"戦い"と表現されていたようですが，そうなってしまうともう子どもとの対決姿勢になり，子どもは子どもでプライドもあるので頑として自分の意見を譲らなくなります（子どもはものすごくプライドが高いです）．とはいえ，毎日余裕が無いと戦いになってしまうのも無理からぬことだと思います．母親を責めることはできませんね……．漢方でよく言われる"子母同服"というのも，母親と子どもとの戦いになっているのを共同戦線にリフレームする作戦だと思っています．

樫尾：今回母親は，あくまで診察室ではですが，子どもへの厳しい態度はほとんどなく（ただし，診察に来られるのは比較的落ち着いているときで，落ち着いていないと受診も難しいというジレンマはありました），「戦い」は必ずしも子どもとの戦いだけでなく，朝の時間との戦いやほかの毎日通学できている学生と比べてしまう母親としての境遇との葛藤（戦い）など，それらを引っ括めての「戦い」と表現したのではとは思います．とはいえ，漢方薬や食事を床にまき散らされたときに掃除する母親の心情を考えたら，子どもにイライラする感情も想像に難くないです．まさに抑肝散を

「子母同服」するのもその対応にはなるかと思います．

宮内：思うようにならない子ども，朝の登校時間，そして周囲の子どもや母親との違いなどなど，母親のさまざまな苦労が偲ばれます……．

どこまでできる？ ADHDへの薬物介入

樫尾：話は戻って，もしこのケースで睡眠に問題があるとわかったときは，ケース3のように，まずは非薬物療法で介入点を探っていくことになりますでしょうか．

宮内：睡眠についてですが，子どもはアデノイド増殖によって睡眠時無呼吸症候群をきたすことがあります．もちろん肥満でもそうなりますが，ADHDの子はあまり太っていないイメージですね（あくまでもイメージです）．また，restless legs syndromeも積極的に疑います．しかしながら，ADHDという疾患そのものが入眠困難をきたしやすく，子どもの多くは"宵っ張り"になってしまう傾向があり，油断するとすぐに睡眠相が後退してしまいます．ADHD以外で治療可能な原因を探り，それがクリアされればスマホの使用制限や帰宅後の活動見直しなどを行いたいところですが，そういった介入のみできれいに睡眠が片付くことはADHDの場合少ない印象です．宵っ張りには薬剤としてラメルテオン（ロゼレム®）を1 mgほど入眠時刻の7時間前に服用してもらい，徐々に前倒しを図ります．そして，最近はADHD治療薬にグアンファシン（インチュニブ®）が登場したので，これを添付文書の開始量である1 mgよりも少ない量，たとえば0.5 mgや0.25 mgを就寝前に開始します．結構眠くなるので，1 mgでは過鎮静になることがあります．グアンファシンはもともと降圧薬のエスタリック®であり，既存の薬剤であればクロニジン（カタプレス®）に似ていると考えています．いずれもα2受容体アゴニストであり，

衝動性が主体であれば効きやすい印象ですね．成人で衝動性が高い患者さんには，これまで割とクロニジンを処方していました．クロニジンよりもグアンファシンのほうがスマートな感覚があります．
さすがに私は小学生に抗うつ薬や抗精神病薬を多めに使うのが怖いので，そこまで必要であれば専門の先生に紹介します．予約受診まで時間がある時は，服用できるならば漢方薬や少量のアリピプラゾール（エビリファイ®）でしのいで待つこともあります．

樫尾：ADHDの西洋薬による治療については，あげていただいた薬剤名は耳にしたことはありますが，実際に自分で処方していくのは経験の少ないプライマリ・ケア医には，とくに新規に処方する場合ですと難しいかもしれません．

宮内：ADHDに向精神薬を用いるのはさすがに高い専門性が求められるため，緊急でなく待てる時であれば，小児科医や精神科医に限るべきかと思います．ラメルテオンは大きな副作用が他の向精神薬に比べて少なく，うまく使えれば効果を示すのでよいかもしれませんね．
これは余談ですが，ADHDや自閉スペクトラム症の子どもでてんかん（とくに側頭葉てんかんは重要な鑑別疾患になりますが）の有無にかかわらず脳波で前頭部の突発波が見られる場合，少量の抗てんかん薬でその脳波異常を改善させると症状も収まってくる可能性があると言われています[4,5]．精神科医として，脳波異常と行動異常との関連性は興味深いものがあります．

---

4) Bakke KA, Larsson PG, Eriksson AS, et al：Levetiracetam reduces the frequency of interictal epileptiform discharges during NREM sleep in children with ADHD. Eur J Paediatr Neurol, 15(6)：532-538, 2011.

5) Kanemura H, Sano F, Ohyama T, et al：Effect of levetiracetam on behavioral problems in pervasive developmental disorder children with epilepsy. Eur J Paediatr Neurol, 18(4)：482-488, 2014.

樫尾：たしかに不眠を介入点として，西洋薬でしたらラメルテオンは小児でも検討していいかなと思います（添付文書上は小児への安全性は確立していないとはありますが……）．

実際にこの患者さんについては，小児科からのメチルフェニデートはそのままにして，漢方薬の追加を試みました．漢方薬の話題になると母親から「もうこれ以上の顆粒剤は遠慮したい」と言われて，錠剤の漢方薬を提案しました．それまで錠剤の漢方薬は内服したことがなかったそうでした．

覚えておきたい粉薬じゃない漢方

宮内：さて，本題の漢方薬の追加ですが，母親のセリフはかなり切実なものだったように感じました．「あの惨劇はもうごめんです……」という状態でしょうか．そこで錠剤の出番というわけですね．顆粒や細粒以外ではカプセルや錠剤がある，というのは医療者間でもあまり知られておらず，周囲からは「漢方薬に錠剤なんてあったの？」と言われてしまいます．現時点（2018年12月）でカプセルはコタロー，錠剤はクラシエとオースギが販売しており，八味丸の丸剤はウチダから出ていますね．欠点は，種類が少ないのと1日量が多くなってしまうという点でしょうか．

樫尾：漢方薬に関して，宮内先生のご指摘通り，このケースでも，前医では漢方薬は粉薬しか出せないので粉薬が飲めないと厳しいというように，言われていたようです．あくまで母親談で，前医に確認したわけではないので，前医の電子カルテのマスタには錠剤の漢方薬の採用がなかったのか（大きな病院でも意外と，マスタで採用されているのはエキス剤の一部で，他は手書き処方となったりします）など「粉薬しか出せない」と言われた背景はわかりません．大手のツムラが今のところ顆粒剤のみなので，錠剤の漢方薬を，電子カルテで出せずに手書き処方で書いて出しても，患者さんが行った薬局には，他メーカーの錠剤の漢方薬の在庫がなく，同日か近日

錠剤・丸剤・カプセルのある漢方薬

漢方薬	剤型	メーカー	1日量
安中散	錠剤	オースギ	9錠
	カプセル	コタロー	6カプセル
茵ちん蒿湯	カプセル	コタロー	6カプセル
黄連解毒湯	錠剤	オースギ	15錠
	錠剤	クラシエ	18錠
	カプセル	コタロー	6カプセル
葛根湯	錠剤	オースギ	15錠
	錠剤	クラシエ	18錠
葛根湯加川芎辛夷	錠剤	クラシエ	18錠
加味帰脾湯	錠剤	クラシエ	27錠
桂枝加芍薬湯	錠剤	クラシエ	18錠
桂枝加苓朮附湯	錠剤	クラシエ	18錠
桂枝茯苓丸	錠剤	クラシエ	18錠
五虎湯	錠剤	オースギ	9錠
五苓散料	錠剤	クラシエ	18錠
柴胡加竜骨牡蛎湯	錠剤	クラシエ	18錠
柴胡桂枝湯	錠剤	クラシエ	18錠
三黄瀉心湯	カプセル	コタロー	3カプセル
四君子湯	錠剤	オースギ	18錠
四物湯	錠剤	クラシエ	18錠
小柴胡湯	錠剤	オースギ	18錠
	錠剤	クラシエ	18錠
小青竜湯	錠剤	オースギ	18錠
	錠剤	クラシエ	18錠
十味敗毒湯	錠剤	クラシエ	18錠
大黄甘草湯	錠剤	オースギ	6錠

大柴胡湯	錠剤	オースギ	18錠
	錠剤	クラシエ	18錠
桃核承気湯	錠剤	クラシエ	18錠
当帰芍薬散料	錠剤	オースギ	18錠
八味丸	丸剤	ウチダ	60丸
八味地黄丸	錠剤	オースギ	18錠
	錠剤	クラシエ	18錠
半夏厚朴湯	錠剤	オースギ	12錠
	錠剤	クラシエ	12錠
半夏瀉心湯	錠剤	クラシエ	18錠
白虎加人参湯	錠剤	クラシエ	12錠
防已黄耆湯	錠剤	クラシエ	18錠
防風通聖散	錠剤	クラシエ	27錠
麻黄附子細辛湯	カプセル	コタロー	3カプセル
よく苡仁湯	錠剤	クラシエ	18錠

中に取り寄せになったり……ということも経験しました．今回選択したのは錠剤の黄連解毒湯でした．

漢方薬の効果と副作用

樫尾：初診時の問診で，イライラ・皮膚も痒くて掻きむしることあり・首から上がカッと熱くなるなど，聞いていくと，もう教科書によく書いてある黄連解毒湯の証のイラストが頭の中を占領してしまい（笑），もしかして鼻出血もあったりしますかと聞いたら，母親に「えー，なんでわかるんですか，イライラした日は鼻血も出すんですよ」と言われて，snap diagnosisといいますか，黄連解毒湯で決まりでしょうと思ったのを今でも覚えています．まあ「この処方以外ないでしょう」と思ったときほど外れる

こともあるのですが(笑).

黄連解毒湯の証のイメージ

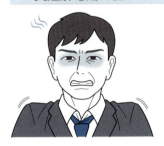

イライラ
頭痛
顔面紅潮
口内炎
鼻血
かゆみ

ただし黄連解毒湯はおそらくエキス剤の顆粒の中では1, 2位を争うくらいの「苦い」薬ですので，これは粉薬では，抑肝散以上に勝算は薄いと思い，はじめから錠剤で出すことを決めました.

生薬の味覚と黄連解毒湯

甘味のある生薬	甘草	膠飴	大棗	当帰	龍眼肉	
苦味のある生薬	黄柏 (金銀花) 升麻 防已	黄連 苦参 辛夷 木香	枳殻 紅花 川骨 竜胆	艾葉 呉茱萸 大黄	栝楼根 牛蒡子 貝母	枳実 茶葉 白朮
飲みにくい生薬	阿膠 菊花 呉茱萸 升麻 麻黄	茵蔯蒿 枳殻 牛蒡子 辛夷 竜胆	遠志 枳実 五味子 川骨 連翹	黄柏 (金銀花) 細辛 大黄	黄連 苦参 縮砂 丁子	栝楼仁 紅花 生姜 貝母
飲みやすい生薬	黄耆 山査子 竹茹 茯苓	葛根 紫蘇葉 (竹葉) 芒硝	滑石 車前子 猪苓 樸樕	甘草 小麦 当帰 牡蛎	桂皮 川芎 忍冬 薏苡仁	粳米 大棗 半夏

黄連解毒湯
黄連, 黄芩,
黄柏, 山梔子

煎出時の味覚であり，乾燥品とは異なる場合もある. ( ) 付きのものは医療用ではない.
金 成俊：基礎からの漢方薬. 49, 薬事日報社, 東京, 2009 より作成

幸い，黄連解毒湯の錠剤はクラシエが近隣の薬局に在庫がありましたが，クラシエの黄連解毒湯は3錠/包で，成人量ですと1回2包(6錠)飲む必要

があります．しかも割と大きめの錠剤で，口に含んでいるとだんだん黄連解毒湯の苦みが出てくるため，短時間で飲まないと錠剤のメリットも活かせません．患者さんは14歳で体重も50 kg程度と成人とほぼ変わらないと思いましたが，当初から1回6錠の大きめの錠剤を飲んでもらうこと（もしこれで漢方の錠剤にも苦手意識が生まれてしまったらという）の不安もあり，はじめは，黄連解毒湯の即効性も期待して，朝1回1包（3錠）を2週間で開始しました．2週間後の再診は，効果はまだ出なくとも，粉薬よりも毎朝飲めたかだけをまずは確認しようと思っていたところ，3錠を2週間毎朝飲めて，ほぼ毎日通学できたとの結果でした．

宮内：黄連解毒湯が歩いているみたいな典型的な患者さんですね．興奮の多くは漢方的に"熱"と解釈でき，それを冷ます"清熱"が重要ですね．黄連解毒湯はその清熱をもたらす代表的な漢方薬です．少量で即効性も期待できるものとして有名で，イメージとしては「夜風に当たって頭を冷やすようなもの」というとわかりやすいかもしれません．向精神薬では，先ほどお話したグアンファシンやクロニジンがそれに似た作用だと思います．作用機序そのものは違うのでしょうけれども，あくまでイメージとしてということで．

樫尾：グアンファシンやクロニジンなどの西洋薬が黄連解毒湯と同じイメージというのは大変興味深いですね．

宮内：黄連解毒湯の構成生薬は黄連，黄芩，黄柏，山梔子のすべてが化湿（余分な水分を取り除く）作用をもつため，かなり燥性（身体を乾燥させる）の強い方剤です．そのため，長期使用するのであれば陰虚（血虚＋熱）に注意しなければなりませんね．肌の乾燥具合，口渇，空咳などに注意して，四物湯と合わせた温清飲や，一貫堂（漢方のある流派）処方の柴胡清肝湯に切り替える配慮が必要そうです．錠剤であれば，黄連解毒湯の錠剤

と四物湯の錠剤があるので，それを使うことになるでしょうか．
しかし，この患者さんはまさに奏功と言えますね．こういうのがあると，勉強していてよかったなと思えて明日からも頑張れますね．

樫尾：実は当初は，黄連解毒湯が錠剤とはいえ飲めるかどうかわからなかったこともあり，メチルフェニデート，抑肝散に，黄連解毒湯を追加するかたちで開始しました[6]．しかし実際には，顆粒の抑肝散よりも錠剤の黄連解毒湯が内服継続できたため，この2週間の間にメチルフェニデート＋黄連解毒湯のみの内服でADHDの症状が緩和された結果になり，今回の症状に対しての漢方薬は，剤型の違いはあれ，抑肝散よりも黄連解毒湯が適していたとも考えられます．

抑肝散は認知症のBPSDに対する市民権を得たことでも，興奮や怒りなどを冷ますイメージですが，構成生薬を見てみると，釣藤鈎と柴胡には鎮静作用があるとされていますが，その他の生薬（川芎，当帰，茯苓，朮，甘草）を見てみると，抑肝散に熱を冷ます作用はそこまで期待されてはいないのかなと考えます．一方で，宮内先生ご指摘のように，黄連解毒湯は，構成生薬全てが熱を冷まして乾燥させる漢方薬の中では「攻める」イメージの処方ですので，黄連解毒湯を続けて飲むと身体が冷えてしまうと訴えられることもあり（自分も飲んで経験あり），とくに長期投与の場合には，宮内先生のおっしゃった「攻め過ぎずに守る」処方の追加（もしくは変更）も必要になるのかなと思います．

---

6) 岡本英輝：抑肝散が部分的にしか奏効しない場合のもう一手【黄連解毒湯を追加投与することで効果が増強】．日本医事新報，4869：52, 2016
https://www.jmedj.co.jp/journal/paper/detail.php?id=5114

代表的な"温める漢方"と"冷やす漢方"

生薬

温める	冷ます
山椒, 烏薬, 白芷, 麻黄, 艾葉, 桂皮, 乾姜, 当帰, 生姜, 川芎, 紅花, 細辛, 附子, 呉茱萸	石膏, 芒硝, 地骨皮, 竜胆, 連翹, 甘草, 芍薬, 地黄, 知母, 天門冬, 栝楼根, 貝母, 大黄, 牡丹皮, 益母草, 黄連, 黄芩, 黄柏, 山梔子, 木通, 防已, 滑石, 沢瀉, 茵蔯蒿, 車前子, 薏苡仁, 柴胡, 薄荷

漢方薬

温める	冷ます
桂枝湯, 桂枝加竜骨牡蛎湯, 麻黄湯, 葛根湯, 麻黄附子細辛湯, 小青竜湯, 柴胡桂枝乾姜湯, 芎帰膠艾湯, 当帰芍薬散, 桂枝茯苓丸, 芎帰調血飲, 十全大補湯, 人参養栄湯, 人参湯, 大建中湯, 五苓散, 呉茱萸湯, 八味地黄丸, 牛車腎気丸	加味逍遙散, 桂枝加竜骨牡蛎湯, 大柴胡湯, 黄連解毒湯, 三黄瀉心湯, 桃核承気湯, 女神散, 加味帰脾湯, 六味丸, 酸棗仁湯, 芍薬甘草湯

このケースのように，効くときは即効性が期待できる黄連解毒湯ですが，副作用として，おそらく黄芩によると考えられている肝機能障害には要注意かと思います．別の症例で夜間の掻痒感による不眠に，やはり黄連解毒湯が著効したことがあり，患者さんも喜んで数ヵ月内服していたのですが，採血で肝機能障害が見つかり，惜しまれつつも黄連解毒湯を中止することとなりました．その後肝機能は正常に戻りました．今回のケースでも，黄連解毒湯1日3錠から増量はせずに，徐々に毎日内服でなく頓服にしていけるように勧めました．経過中に肝機能に異常が出ていないことも確認しました．

宮内：抑肝散は柴胡と川芎で疏肝解鬱，釣藤鈎で平肝熄風，茯苓で安神が期待されていますが，心肝火旺への対処がないのでものすごい怒りには不向きですね．川芎が含まれているためか，かえって興奮するという患者さんもいます．この患者さんは部分的に有効だったようですが，やはり顆粒や細粒というのがいちばんのネックだったのですね．黄連解毒湯は黄芩が含まれるので，おっしゃる通り肝機能障害が怖いところです．柔肝作用の

ある生薬を一緒に使っていればひょっとしたら継続できるのかも……と思わせますが，仮にそうしていても肝機能障害が出ることもあります．黄連解毒湯はできるだけ少量で，そして可能ならば頓用にしていくことというのはごもっともで，"熱"が冷めたら使用を控えるようにしなければいけませんね．あとは年単位の長期投与における山梔子の副作用でしょうか（p.28）．個人的には黄連解毒湯を5年も10年も毎日服用するというのがちょっと想像できませんが……．

樫尾：漢方薬にあまり詳しくない患者さんや一部の医療者でさえも，漢方薬には副作用はないと思っていることもあり，たとえ自覚症状がなかったとしても，漢方薬の副作用は起こり得ることを説明するようにはしています．

漢方薬という選択肢で希望が広がる

宮内：漢方薬という選択肢をもっておくと，この患者さんのように「なんとかしてあげたい」という時に，希望となってくれる可能性があります．もちろん漢方薬は万能でなく，あくまでも選択肢のひとつですが，「打つ手がない」というのを防いでくれますし，仮にうまく行かなくても"最善を尽くした"という姿勢が患者さんに伝わることもあるでしょう．
そういえば，私はレジデントの時に何年もめまいで通院している外来患者さんを担当したことがあり，当時の浅い知識で漢方薬をいろいろトライして結局改善しなかったのですが，レジデントが終わり最後となった診察日に「これまでの先生は何もしてくれなかったけど，先生は頑張ってくれたからそれで満足だよ」と言ってくれたのを思い出しました（リップサービスだったかもしれませんけど）．その患者さんには，結果は満足行くものでなくとも，その過程の姿というのはとても大事なのだと教えられた気がします．今回のケースは素敵な結果もついてきたのを聞いて，なによりでした．

樫尾：ADHDの症状がまた強く出てきて困ったら黄連解毒湯を飲めばいいと，本人も母親も気づけたことで，その後約2年に渡り，症状が強く出た朝に黄連解毒湯を飲むことで，普通に日々通学できる学生になることができましたと，自分が異動になる最終日に，親子でご挨拶に来てくれたのが印象的でしたが，宮内先生も同様の経験をされていたんですね．

宮内：お別れの時にご挨拶に来てくれるというのは，医者として嬉しいものですね．医者冥利に尽きるというか，この職業でよかったなと思える瞬間です．とくに今回は経過も良好ということで，いいお話を聞かせていただきました．

ヘルスリテラシーと転移・逆転移

樫尾：今でこそ，医療に関する情報も，患者さんもインターネットで調べられるようになりましたが，とくに高齢の患者さんは，10年以上も前に医師から言われた助言を忠実に今も守り続けていたりして，医師の発言というのはなかなか影響が大きいなと感じます．患者さんから聞かれた治療法を自分が知らないときは，つい「そんな治療法なんてないんじゃないか」と思ってしまうこともありますが，これだけ医学情報が猛スピードに増えていく現代で，その情報を，ひょっとして自分が知らないだけかもしれず，「そんな治療法はないです」より，素直に「私は知りません」と言うようにしています．

今回は，漢方薬も効果があり理想的に終診となりましたが，とくに精神科ですと，患者さんから「私の治療は先生じゃなければダメです」という陽性転移が生じる可能性もあるかと思いますが，いかがでしょうか．今までそこまで強い転移のケースに自分は出会ったことはありませんが，家庭医も比較的，転移が起こりやすい科なのかという気はしています．

宮内：本当に知らないことばかり増えてきて，追いつかないことも多くなりました．とくに専門外ではまったくもって"かもしれない運転"でして，「これは自分が知らないだけ"かもしれない"」というこころがけです．この「知らない」というのを開示することがまさに大事でして，患者さんからの強い理想化を予防する武器になります．「先生はなんでも知っている，素敵！」と患者さんが思うようになると「この先生"が"よい！」という理想化を生みます．しかし，知らないことは知らないという生身の姿を見せることで，「先生にも知らないことがあるんだ（私と同じ不完全な人間なのだ）」と思ってくれます．それによって，「この先生"が"よい！（他の人では嫌だ！）」ではなく「この先生"で"よい（他にもいるけどいいや）」という，数ある医者の1人として映るようになると，私は思っています（only one から one of them へ）．よって「患者さんの質問にはなんでも答えなければいけない」という姿勢ではなく，知らないことを知らないと告白する正直さ（つっけんどんに言ってはいけませんが）が，関係性においても大事だと思います．こちら側の「頼られたい」という気持ちに自分で気づき，ブレーキをかけることだ，とも言えます．なんだかとっても精神科的なお話をしていますね．

ただ，転移/逆転移というのは患者さんと治療者とのあいだに生じ，一方にのみ原因があるわけでは決してありません．そして，起こってもいけない現象でもありません．二人の人間が向き合って話をすれば，感情は否応なしに立ち上がります．自分と相手の感情から，「私たちのあいだで何が起こっているのか」と感じるようにしていく素材なのだと捉えるとよいかもしれません．こちら側としては，ほのかな陽性転移がもたらされるように下地を整えておくというのが大事ですね．そして，それは"信頼"になるのだと思っています．

樫尾：「先生じゃないとダメなんです」と言われたら，いい気になってばかりもいられず，先輩の家庭医からは自分だけでなくいろいろな職種みん

なで診ている意識を医療者自身が持とう，と言われていました．転移/逆転移というのは，起こってはいけないことではないということですね．「ほのかな陽性転移」というのは新しいキーワードになりそうです．転移が起きているんだなと，認識していることがまずは大事かなと思います．医師が異動していくことについては，海外の家庭医療でもテーマになっているようで[7]，別れというネガティブな感情と，新しい挑戦や成長というポジティブな感情との葛藤は，世界共通なのかも知れません．

宮内：感情はお互い必ずもつので，そこから今の治療状況を類推する，モニターすると考えるとよいのだと思います．そしてそれは自分のもつ感情に向き合わねばならないということも意味します．ご指摘のように異動は大きなポイントであり，精神科でもそこで症状が揺らぐ患者さんが多いです（大揺れさせてしまうと，治療者として二流だと怒られます）．家庭医療でもテーマになっているとは存じ上げませんでした．患者さんは主治医に父性なり母性なり（密やかな恋愛感情なども）を抱くため，別れというのは大きなイベントですね．異動となる前にそのことを話題にし，患者さんの感情を出してもらうことくらいしかできませんが，そこで患者さんがケロリとしているのを目指しています．あんまりケロリとされすぎるのもちょっと寂しいところはありますが（笑）．そういう時は「頼られたい」という思いって捨てきれないのだなと感じますし，それがスパイスのようにあるからこそ，いい関係での治療というのが生まれると信じております．出会いと別れを繰り返して人は生きていますし，主治医の異動は数多くの別れのうちのたったひとつでしかない．でもマシなひとつでもある，という絶妙なバランスになるように，日々の診療に取り組まねばならないのでしょうね．そして，こころの片隅の小さなメモ程度になってくれてれ

---

7) Shorer Y, Biderman A, Levy A, et al：Family physicians leaving their clinic--the Balint group as an opportunity to say good-bye. Ann Fam Med, 9(6)：549-551, 2011.

ば，これ以上の喜びはないと思います．

樫尾：この辺りの考察も宮内先生らしさが出ていると言いますか，精神科の先生はここまで考えていらっしゃるんですね……．家庭医でもこういった視点をもっている先生もいるかと思うのですが，自分は今までそこまで深くは考えてきませんでしたので，なるほどと思います．

宮内：精神科はわけのわからないことをごちゃごちゃ考える科でもあるので，というかこねくり回しすぎてかえって難しくしている科なのかもしれません……．

樫尾：自分は鈍感な方ではありますが（笑），この患者さんに関して，とくに転移/逆転移は感じませんでした．自分にとっては，14歳女性という年頃は，わが子はまだそこまで大きくなく，自分は高校まで男子校だったため，実は患者さんとしてくらいしか接してきた機会がないんですよね．診察は毎回母親も同席していたので二人だけで話す機会はなかったのですが，コミュニケーションについては年代的にはこちらも割と手探り状態といった感じでした．小児科以外で，思春期の年代の診察をするのも家庭医の特徴の1つかとも思いますので，自分ももっと慣れていければ……とは感じます．思春期に出そうな症状（起立性調節障害や皮膚トラブル，月経困難症など）には意外と漢方が合うこともありそうですし．

宮内：この患者さんは14歳で，10代中盤ですと会話もズレが大きく独特ですね．もう若い人の感性に付いていけないのかと自分にがっかりしてしまいます．診察でタッチタイピングしながら話を聞いていたら「え？見ないで打てるんですか，ソレ……？ やばいですよ，神ですよ神！」と言われて，いきなり神に昇格したのかと驚きましたが，若い子はこんな時にも"神"って表現するのかと感心しました．

また，10代の子に向精神薬を使うのはためらわれることが多く，抗うつ薬や抗不安薬はかえって煽るイメージがあります（もちろん必要な人，状況はあります）．基本的には経験のある専門の医師にお願いするかたちにして，専門外であれば本当にやむなし，という時だけになるかと思います．おっしゃるように，漢方薬でうまく対処できれば大きな武器になりますね．それこそ起立性調節障害や月経困難症は漢方薬の得意とするところでもあります．

樫尾：なんだか，今の10代って，もちろんネットから得られる情報量も大きいかとは思いますが，自分が10代だった頃よりも，いろいろ将来の事まで考えていたり，細かいところにも目が届いているような気がします．診察でも「今聴いたのは呼吸の音ですか」とか興味をもたれるのも10代の人が多い気がしますし．

宮内：そういう実感はあります．そのため，昔のように「お任せします」というのは少なくなってきましたね．医療に患者さんも参加してもらえるようになってきたので，子どもであっても薬剤の作用をきちんと説明することが大事だと思います．今回の黄連解毒湯もわかりやすい言葉で作用を本人にもお伝えしていたかと思いますが，疾患や症状に対して共同戦線を張れるようになればとてもよいですね．子どもとお母さんが一緒に受診しても，きちんと子どもにも説明することは，医療者の目に子どもがしっかりと入っているというアピールになります．お母さんとだけ話をして済まさないように，ということですね．今回のケースが子どもだったので，これも皆さんに覚えておいていただきたいところです．

Take Home Message

- 前医の診断はいったん疑ってみる.
- 問題行動のウラに睡眠不足が隠れていないか？
- 疾患を抱えた子どもの母親には十分なねぎらいを.
- 強い興奮に対する漢方薬は，本格的に冷ますものを使用する（黄連解毒湯，三黄瀉心湯，桃核承気湯など）.
- 漢方薬にも錠剤あり！
- 漢方薬を活用できるようになると「もう打つ手がない」という状況をしのげる可能性がある.
- 知らないことを素直に知らないと言える勇気を持とう.
- 子どもの問題で親子が受診した際は，しっかりと子どもにも目線を向け，説明すること．親とだけ話して終わりにしない.

コラム

転移と逆転移を越えて

 ## 二分法の限界

　精神科の界隈では，転移と逆転移という用語があります．多くの人がそれぞれの意味合いでいっており，統一された定義は（おそらく）ありません．転移は患者さんが生活史で得たさまざまな無意識的な反応を治療の場に持ち込むことであり，逆転移は患者さんの転移に対する治療者の無意識的な反応，と一般的にいえるでしょうか．本書の対話ではもう少し広い意味合いで，それぞれの人生体験と診察室のなかでの関係性も含めた応答を転移/逆転移といっています．

　しかし，臨床の場で「これは転移だなぁ」や「今のは逆転移だ」と判別はできない，と私は思っています．転移と逆転移を分けることは，治療者の主観が患者さんの主観から区別でき，しかも対象化して捉えられるという前提が働いています．転移と逆転移を"取り出せる"ことを前提としているのが理解できるでしょう．感情や思考の過程は非常に複雑であるにもかかわらず，です．そして，逆転移という言葉は逆（counter）という言葉から分かるように，転移に対立するという意味をもちます．お互いの主観が区別できるうえに，問題の中心は患者さんにあるのだといっていることになるのです．主体と客体，外と内，見るものと見られるもの，このようなデカルト的二分法は単純に過ぎます．"思うこと"はorganizedではなく，organizingなのです．止まることなく，常に人と人とのあいだでダイナミックに動き組織されており，この瞬間もその動きを止めることはありません．ケース9の対話で"ほのかな陽性転移を"というお話をしていますが，転移/逆転移を明確に区分できないことを鑑みると，"ほのかな陽性転移（とされるもの）を目指すような関係性を"ということを含意しています．

投影性同一視の罪

"投影性同一視"という精神分析の用語があります．メラニー・クラインという精神分析家が初めて言及し，ウィルフレッド・ビオンが掘り下げた防衛機制です．これは，患者さんは自分自身のなかにある受け入れがたい感情を他人に押し付けて，かつその他人を攻撃する，というもの．私たちはぐっと堪えてなんとか他人に迷惑をかけない状態で消化しますが，いわゆる"境界例"の患者さんは自分というものが確立しておらず，自分と他人との区別が曖昧といわれます．そのため，消化するレベルに到達できず，未消化物を周囲に向けて吐き出してしまうのです．嫌なことをすべて相手に押し付けて自分を守る方法，ともいえるでしょう．

患者さんにさんざんな物言いをされて，治療者は不愉快極まりない感情を抱きます．これらを「患者さんは患者さん自身を嫌っているんだ．でも自分というものが曖昧だから，抱えきれずにこちらに投げ入れてくるんだ」と思うことができたら，それは楽でしょう．しかしそれは，"病理は患者さんにあり"と断定していることと変わりありません．裏を返せば「私は健康だ（病理を一切有していない）」と宣言しているようなもの．そして，その"投影性同一視（と判断した現象）"をヒントに治療者は境界性パーソナリティ障害だと"診断"すらしてしまいます．これはまさに二分法であり，"あなたと私の感情は別のもので区別できるのだ"という前提に基づいています．この投影性同一視という概念は便利なだけに，一歩間違うと非常に暴力的である，と私は思います．治療者自身に問題があってもそれを認めず「患者さんの投影性同一視だ．ボーダーだからな」と考えてしまうでしょう．「問題は患者さんであって私ではない」ということなのです．これを乱用してしまう危険性は指摘してもし足りません．果たして，精神科医にその自覚はあるのか．このような挑戦的な問いを突き立てることは，決して暴論ではないのです．患者さんを境界性パーソナリティ障害と見立てて接していると，不思議なことに患者さんは境界性パーソナリティ

障害のように振る舞うようになります．これは医原性の境界性パーソナリティ障害としかいいようがありません．言葉と振る舞いのもつ力と残酷さがそこにはあります．

 そのまま捉える

　上記のように，二分法を越える必要が私たちにあります．転移と逆転移を区別することは不可能であり，まずはそれを認めるところから始めるべきでしょう．診察室のなかで生じる現象を，患者さんもしくは治療者の心や過去が原因だと決めつけてはいけません．なんらかの客観的真実があるという前提は捨て去るべきです．なにかを解釈して仮に患者さんがいたく納得しても，それは2人で共有されたフィクションであり主観的な物語に過ぎません．分類不可能であることを認識し，生じた現象を虚心坦懐に捉えようとする姿勢が求められます．何が転移で何が逆転移なのかを区別することはできないのです．換言するならば，患者さんと治療者との関係は不可知性を帯びているのです．患者さんは私とは異なる文脈に生きている存在であり，十全に理解することはできないのです．

　二分法は悪魔の囁きにも似ており，どちらかに問題があるという前提の発言は，患者さんとそして自分自身も服従させようとしてしまうでしょう．患者さんが治療者に反発したら，その時点で患者さんは病理をもつと判断してしまう愚にも至りかねません．私たちは二分法を捨て，越えられない状況のなかで理解不可能性に身を預ける覚悟をもつことも必要です．理解しようとする姿勢が重要であることはいうまでもありませんが，理解しきれると考えるのは，とてもおこがましいことです．理解できないところを認め，常に動いている関係のなかで患者さんと向き合い続けようとする勇気をもたねばならないのです．

〔宮内倫也〕

ケース10 ──── 対話から学ぶ 精神科医×プライマリ・ケア医×漢方

自殺企図ですか……うちで診るんですか？

症例

20代女性．同棲相手あり．もともと精神科に通院していたが，通院を中断していた．アセトアミノフェン（200 mg）を50錠内服して，同棲相手が救急要請．救急外来では，採血して異常なく，1泊入院して，どこかかかりつけに受診するように勧められて退院となった．翌日，自宅から近い当院を受診した．

First Impression

樫尾：救急外来で採血して異常なかったとのことだが，まずは肝機能，腎機能など採血で異常がないかは確認したうえで，前医（精神科）での状況を確認したい……．

宮内：元の精神科の中断理由とその精神科の様子がどうだったか，処方内容や患者さんが受けた印象をまずは知りたい．

どうすべき？ 自殺企図患者の対応

樫尾：いわゆる内科や外科，皮膚科などのクリニックでしたら，こういったケースは「うちでは診られませんので精神科に」と紹介になるかと思うのですが，家庭医は「相談には乗る」ことが原則ですので，初期対応は必要になるかと思います．この患者さんの場合は，救急外来で肝機能障害は否定されているかとは思いますが，精神科での診断など前医の情報は，す

でに中断しているので，まず当日は本人と同棲相手から話を聴くかたちにはなるかと思います．

宮内：こういう対応もしなければならないのは，本当に大変ですね……．最終的には精神科につなげていただくにしても，それまでの道筋をどうつけるかが問題になるかと思います．自殺企図があればすぐに精神科受診が望ましいのですが，「大量内服？　精神科に行って」と患者さんからするとけんもほろろに断ってしまうと，結局は精神科に行かないまま，つまりは医療から外れたままになるかもしれません．そうなることがいちばん怖いです．樫尾先生はどのようなところに気をつけていらっしゃいますか？

樫尾：そうですね．救急外来から診療情報提供があると，救急搬送したときの身体所見やその後の経過の詳細もわかるのですが，検査結果のみの持参だったり，他に情報もないうえでの受診，たとえば今回ですと，本人や同伴者の「検査結果は正常になった」という報告のみでは信頼性は高くないので，肝機能，腎機能，血算などまずは採血して確認が必要かと思います．あとは，精神科受診を中断している理由も気になりますね．どんな原疾患かにもよるかと思いますが，なぜ中断したのか，たとえば処方が余っているなかで毎回定期処方を受けて，もうしばらく行かなくても薬がたくさん手元にあるからとか，何か元の医療機関とうまくいかなかったことがあるのか．今もかかりつけがあるならまだしも，もし「じゃあ早めにここの精神科に行ってください」と紹介状を渡したとしても，受診してくれるのかもちょっと不安なので，同時に自分のところにも採血結果の再診も含めて，予約を取るかと思います．あとは今回の大量内服がどのような意図だったのか，でしょうか．本当に自殺を考えたのか，それとも頭痛など痛みがつらいから一気に鎮痛薬を飲んだのか（それで50錠飲むとは考え難いですが），同棲相手も含めて，聴き取りしたいかと思います．

ケース10

宮内：情報が少ないと時間がかかりそうですね．たしかに精神科受診の中断理由は重要ですし，精神科での処方内容も知りたいと思います．緊急度にもよりますが，仮に患者さんが精神科によい印象をもっていないのであれば，初診ですぐに紹介してはつながらないかもしれず，難しいところです．診察の間隔を短めに設定して，そのなかで紹介するタイミングを伺うとなるでしょうか．しかし，そのなかでまた自殺企図をされては大変ですし……．また，紹介するにしてもしばらくは併診の方が無難なのでしょうね．「○○さんの身体が心配だから，ちょっとこちらの方でも診させてください」と言っておくとよいのでしょうね．

精神科の印象については，中断理由とその精神科医の様子を率直に聞いて，後は処方薬の構成を見ておくとよいかと思います．ケース8（p.206）でもお話ししましたが，理由を聞く時は「なんで○○したの？」と聞くと尋問のように患者さんは感じることがあるので，「○○したようですけど，何か思うところがあったのでしょうか」というような聞き方がよいと思います．精神科医がどんな医師だったかは，患者さんにどう映っていたかというのを知ることと，ひょっとしたら自分も今後そういう目で見られるかもしれないという予測のためでもあります．処方薬を見るのは，複雑怪奇（ベンゾ，抗うつ薬，気分安定薬，抗精神病薬の"全部のせ"のようなものも珍しくありません．それが必要な患者さんもいますが）であれば「ちょっとここに患者さんを戻すのは怖いな……」と先生方に感じていただくためです．

あと，アセトアミノフェン200 mg錠50錠だと肝障害が怖いところで，服薬したその日のうちには検査に異常が出てこないこともあるように記憶しています．1泊で退院というのは怖いのですが，肝機能をフォローできれば大丈夫なものなのでしょうか？患者さんが必ず受診するとも限りませんし．

樫尾：おそらく，救急搬送してすぐの採血と，翌朝の採血結果両方で異常

がなくて退院となったのかと思いますが，やはりまずは来院した時点で採血のフォローは必要かと思います．体重は50 kgとしても200 mgを50錠で200 mg/kgとなり，アセトアミノフェンは150 mg～250 mg/kgが閾値という報告もありますが[1]，やはり肝機能についてはもう少し経過をみた方がよさそうです．

今回のような相談には，近隣で信頼できる精神科や心療内科を知っておく必要があると思うので，なるべく常勤の医師が対応したり，たまたまその日が非常勤の医師しかいない場合には，看護師や事務など常勤職員との情報共有も必須かなと思います．

別の患者さんですが，以前に精神科の受診の中断理由を患者さんに尋ねたところ，「毎回数分の診察で処方もほとんど変わらないから」と言われたことがありました．内科や皮膚科などの処方でしたら，転院するかは別としても「もう処方がなくなるなら今回はこちらで処方を出しておきますね」とは言えますが，精神科（心療内科）の処方については，前医の処方意図がわからないと難しい印象があります．

自殺企図に至った患者さんの気持ちを紐解く

宮内：自殺企図を行った患者さんが受診した場合どうするかというところからお話しさせていただくと，まずは「よく来てくれた」だと思います．受診せずにもう一度自殺しようと思えばできたわけで，それをせずに堪えて来院してくれたことを評価します．そして，自殺企図に至る経緯を聞きます．何かしらの困難があったためにその行動をしたのであり，そこを同定したいです．だいぶ周知されてきましたが，「死にたい」は「死にたくなるほどつらい」のであって，そのつらさが軽減されれば「生きていたい」と

---

1) 富永 綾，豊口禎子，髙橋信明，他：アセトアミノフェン中毒症例の 血中濃度に関する検討．中毒研究，25：59-64，2012．

いうことです．その苦痛をどうやったら軽くしていけるかを患者さんと話し合うことが大事であって，自殺について道徳的な話やお説教などは意味をなさないどころか逆効果です．自分の信念を伝えてはいけません．また，"そのような苦痛がありながらもここまで生きてこられたのはなぜか"を考えます．患者さんの治療資源を探るわけですね．そこまでは初診でやっていただく必要があるかと思います．そして，おっしゃるように精神科に紹介するにしてもしばらくこまめに併診するのがよいかと思いますし，情報共有できるような病院が最適です．ちなみに，この患者さんには同棲相手がいるようですが，幸せな人は自殺を考えません．あまり相手とはうまくいっていないと考えるべきでしょう．仮に患者さんが「死にたくなったから飲んだ」と言い，いっぽう同棲相手が「この人はいつも薬をたくさん飲むんですよ．今回もそうです」などと言って意見が割れていても，必ず患者さん側の意見をこころのなかでは重視してください．一緒にいる人は「自分のせいではない」という責任逃れをしたくなるもので，そこで同棲相手を攻撃してはいけません．また，医療者が「またか，どうせ演技なんだろう」と思っては，本当にこの患者さんは死んでしまいます．演技云々はリストカットにも言えます．リストカットそのものでは死なないかもしれませんが，それは"慢性自殺"であり，するたびに死へ近づくと考えるべきです．リストカットをすることでなんとか死なずに生きてこられたという側面を大事にします．そのうえで，継続受診ではリストカットの回数を減らしながら生活していく方法を一緒に考えていきます．

樫尾：やはり防ぎたいのは再発ですが，とくにうつ病の診療では「自殺をしない約束をする」と教科書的には言われていますが，こういった初診でその場で「自殺をしない約束をする」ことが再発防止に役立つのか……．いずれにしても，精神科へ紹介したとしても1週間後に自分のところでも再診にしておいたほうが無難ですね．

自殺しない約束に効果はあるのか？

宮内："自殺しない約束"はルーチンのように行われていますが，自殺予防効果がないと言われています[2,3]．十分に信頼関係を築いた医療者が行い，それが患者さんの胸を打つものであれば話は別なのかもしれませんが，効果は実証されていません．この約束が広まってみんながルーチンとしてやるようになった時点ですでに効力はなくなっているのかなと感じています．私自身が仮に自殺企図をして初見の医療者にそのように約束を迫られたら，「何様のつもりなんだ!?」と思うでしょう．「約束をしろ，さもなくば帰さない」という強烈なメッセージであり，患者さんを平伏させる，暴力性の高いメッセージにも映り得ます．医療者自身が安心するために行われる面もあります．むしろ「自殺したくなったらまずはこうしよう」という風に切り替えられるとよいと思います．私は「もし死にたくなるくらいにつらくなったら，この病院に電話してください」と言って，小さな紙に病院の電話番号を書いて渡します．小さな紙というのが個人的なポイントで，お財布に入るのです．「お財布の中に入れておいてください」と伝えることは，それを肌身離さずもっておいてくださいということであり，また患者さんが常に持ち歩くもののなかに入っているということは，最後の最後でひょっとしたら思い出してくれるかもしれないという期待というか願望というか，それを考慮しています．もし診療所で夜間は誰もいないのであれば，精神科救急の病院や"いのちの電話"がよいかと思います（何もしないよりも何かを提示するのが大事）．「ここに電話するといいよ」と

---

2) Kelly KT, Knudson MP：Are no-suicide contracts effective in preventing suicide in suicidal patients seen by primary care physicians？Arch Fam Med, 9(10)：1119-1121.

3) McMyler C, Pryjmachuk S：Do 'no-suicide' contracts work？ J Psychiatr Ment Health Nurs, 15(6)：512-522, 2008.

口で伝えるだけでは効果は薄いのではないでしょうか．ギリギリでつらい時に，果たして自分で検索して調べるかどうかを想像すると，医療者が書いて渡す行為が意味をもってくると思います．

樫尾：なるほど……と相槌を何度もしていました．自殺にかかわる人の83％は1年以内に，66％の人が自殺1ヵ月前以内にプライマリ・ケア医と接触しているという報告もあり[4]，自殺リスクについては，精神科や心療内科でなくとも，家庭医も常に心に留めておかなくてはと思います．少なくとも初診で「自殺をしない約束」はあまりやるべきではないですね．おそらく自分が学生の頃の教科書には，とくにうつ病の項には「自殺をしない約束をする」と重要事項のように書かれていたかと思うので，この辺りは常にアップデートしていかないとと思いました．

自殺企図について，どこまでどう聞いていいのかはなかなか難しいですが，経緯や苦痛を軽減させる治療資源を探ることは意識していきたいと思います．同棲相手も共に来院する場合，自殺企図で退院した直後ならなおさら，同棲相手も一緒に診察室に入ってくることが予想されます．診察室で，患者さん本人はあまり喋らずに同棲相手がこちらの質問にほとんど答えてくる場合には，できれば患者さん本人のみとも話をした方がよさそうですね．病院の電話番号を小さい紙に書いて渡すというのも有効だなと思いましたが，たしかに診療所でどこでもできるかというと難しいこともあり「いのちの電話」についても詳しくなっておくとたしかにいいですね．サイトを見てみると「いのちの電話番号」が各地ごとにあり，電話だけでなくメール相談もあるようですが（2018年12月現在），なかなか人的資源も限られているようではありそうです．

---

4) Andersen UA, Andersen M, Rosholm JU, et al：Contacts to the health care system prior to suicide：a comprehensive analysis using registers for general and psychiatric hospital admissions, contacts to general practitioners and practising specialists and drug prescriptions. Acta Psychiatr Scand, 102（2）：126-134, 2000.

宮内："自殺をしない約束"については，するならその効果を発揮できるような関係をつくっておこう，ということになるのだと思います．医師の保身（カルテに書いておく）には重要なのかもしれませんが……．

気を付けたい注意事項

宮内：あと，精神科に紹介する時は「ここの先生は話を聞いてくれるよ」とは言わないでください……．精神科医は話を聞かない，というか聞く時間がないのです．患者さんは裏切られたと思い，受診が続かなくなります．顔見知りであったら「信頼している先生がいるから」や「行ってみて悪いことはないかと私は思います」などとしておいていただければと思います．「話を聞いてくれるよ」というのは患者さんにとって殺し文句ですが，精神科医にとってもある意味"殺し文句"なのです……．

樫尾：精神科や心療内科というと，「話を聴いてくれる」イメージはありますが，たしかに限られた時間の予約診療のなかで「話をじっくり聴く」のは不可能ですよね．現在，精神科の在宅診療も併診していただいている在宅患者さんがいて，精神科の在宅診療は毎回診療時間が正確に決まっていて先生はお忙しそうと患者さんが話していました．家庭医の在宅診療もそこまで時間的余裕はないこともありますが，その日の残りの訪問が少なめの日は「今日はもう少し話ができますよ」と，患者さんが精神科の先生に聴ききれなかったことを相談に乗れることもあります．

宮内：あまり診察では忙しそうな素振りを見せないようにはしたいのですが，どうしても患者さんが多いと伝わってしまうようですね……．
自殺に関してはこちらが「真剣に話を聞くぞ」という姿勢をアピールすることが大事です．「あんまり聞きすぎたらいけないんじゃないか」と思う医療者もまだいますが，聞かないでおくことはかえって患者さんとこの世

とのつながりをほどく方に向かうとお考えください．もちろん聞き方も重要なのですが，「なんで自殺しようとしたの？」と，目も見ずに軽く聞いてはいけません．言葉の部分と，言葉以外の声や仕草といった部分で，真剣に向き合うことを示します．そのなかで患者さんの治療資源を探りつつ，精神科に，という流れですね．
希死念慮や自殺企図は医療者であれば必ず遭遇します．その場で頭が真っ白にならないように，たとえば松本俊彦先生の『もしも「死にたい」と言われたら 自殺リスクの評価と対応』(中外医学社，2015)を読んでおくことをお勧めします．とくにこの本の"あとがき"は身が引き締まる思いです．130ページくらいでとても薄く，お値段もお手頃ですので，宣伝みたいになりましたが，読者の皆様はぜひご一読を（COIはありません）．

樫尾：おっしゃる通りで，自殺について話題にするとかえって自殺企図を助長させてしまうのではと心配するようなきらいもあるかも知れませんが「自殺について尋ねること自体は自殺しようとしている患者をあおることにはならない」とは言われていますね[5]．推薦図書についてもありがとうございます．私たち家庭医も，自殺のリスクについて，そこまで苦手意識をもたずに，折に触れて聞いていけるように努めていければと思います．

宮内：ということで，今回は向精神薬や漢方薬についてというよりも，もっと根幹となるようなテーマをいただきました．患者さんの生きづらさについて思いを巡らせるいい機会になりましたし，ケース5(p.169)で脱線気味にお話しした"行為の責任や意志"もかかわっており，「自殺はまさにみずから行うものであるけれども，その意志は？責任は？」と問いかける内容であったと思います．自殺するのか，それとも自殺させられるの

---

5) Dazzi T, Gribble R, Wessely S, et al：Does asking about suicide and related behaviours induce suicidal ideation？ What is the evidence？ Psychol Med, 44(16)：3361-3363, 2014.

か．"自己責任"という言葉が跋扈していますが，"あることを行う"ということの責任は本当にその行為者のみに帰せられるべきなのか，考えてみていただきたいところです．主体の主体性をいったんほどいてみる重要性，と言えるかと思います．

頭に入れておきたい自殺とベンゾの関係

宮内：薬剤について少し補足をすると，今回は違いましたが，日本で大量服薬によって搬送される患者さんが最も多く服用していた薬剤はベンゾジアゼピン受容体作動薬ということが知られています[6]．先のケースでも触れていて繰り返しになりますが，ベンゾジアゼピン受容体作動薬は脱抑制をもたらすため，服用すればするほどタガが外れてしまい，とんでもない行動を引き起こします．そこからさらなる大量服薬や，自殺の要因として最も多い縊首にもつながりますし，本当に怖いものです．本人でも歯止めがかかりません．科を問わず，ベンゾジアゼピン受容体作動薬の依存や乱用をまずつくらないようにしていただきたいです．「ベンゾはたくさん飲んでも死なないからいいじゃないか」という意見もあり，たしかにベンゾジアゼピン受容体作動薬のみでは大量内服で亡くなりにくいのは事実です．しかし，大量内服することで脱抑制を起こし電車に飛び込む，縊首するなどの行為につながることも多く，また，他の薬剤を併用することで死亡率が跳ね上がります．アメリカではオピオイドの大量内服が多いのですが，ここ10年でベンゾジアゼピン受容体作動薬の大量内服が激増し，死亡も増えていると報告されています[7]．とくに，他剤やアルコールとの併

---

6) 大倉隆介，見野耕一，小縣正明：精神科病床を持たない二次救急医療施設の救急外来における向精神薬過量服用患者の臨床的検討．日救急医会誌，19(9) 901-913, 2008.

7) Lembke A, Papac J, Humphreys K：Our Other Prescription Drug Problem. N Engl J Med, 378(8)：693-695, 2018.

用での死亡が多く,「ベンゾはベンゾだけで終わらない」ことを強く認識していただきたいものです.

樫尾：なるほど，いろいろ勉強になりました．万全とまではいかなくても，今回のディスカッションで大量内服後の対応も家庭医にもやっていけそうかなと思えました．

Take Home Message

- 自殺企図の後に，プライマリ・ケア医に受診したことには，なんらかの動機も考えられる．精神科につなげていく道筋をどうつけていくかはプライマリ・ケア医の役割とも考えられる．
- 情報収集はやっぱり大事．精神科に受診していたら，その処方を見て，精神科医がどのような人物だったか患者さんの印象を聞こう．
- 自殺企図の患者さんの受診には「よく来てくれた」の精神で．
- 言葉と仕草で，自殺に向き合おう．
- 自殺について話題に出すことは自殺を助長させることにはつながらないが，自殺をしない約束自体には，自殺予防の効果はそれほどなさそう．
- "自己責任"は無責任．
- ベンゾはベンゾだけでは終わらないッッ！

ケース11 ── 対話から学ぶ 精神科医×プライマリ・ケア医×漢方

義母の介護で眠れなくって

> **症 例**
>
> 50代女性．認知症の義理の母の介護を8年続けている．義理の母は21時には就寝するが，1時間おきに排尿や不安の訴えなどで起きて，患者を起こすので，睡眠時間が保てない．義理の母がデイサービスに行く日も，日中はやることがあるので，日中も夜も長時間眠ることが難しい．

First Impression

樫尾：介入点を不眠としても，義理の母が夜中に起きて，自分が睡眠薬を飲んで起きられなくなることは望まないだろうし，介護の疲れなどに漢方薬をまずは出すか．できれば医師以外の職種にも共有しておきたい．

宮内：義理の母が夜中に尿意で起きるのは薬剤の影響もあるか？ ほかにも介護は家族ならではの問題が結晶化しやすい状況だ……．

介入点はどこに……？

樫尾：症例の補足ですが，家族は患者さん本人と夫，子どもが1人（20代），義理の母（80代）の4人暮らしです．夜や休日は夫と子どもも家にいますが，日中は患者さんと義理の母の2人で生活する時間が長く，義理の母は別のクリニックの訪問診療を受けています．今回，患者さんは健康診

断で受診されましたが，健康診断の問診票の不眠の欄にチェックがついていて，その問診で上記の訴えがありました．既往歴は，過去の健診では脂質異常症を指摘されていますが，それ以外に特記するものはなく，定期的に飲んでいる薬はありません．何ヵ月かに1回，数日ショートステイに義理の母を預けるときは，睡眠時間は確保できているようです．

家庭医の視点では，家族図についても含めて，家族志向のプライマリ・ケアが必要なケースかと思われます．この患者さんの家族図を示します．

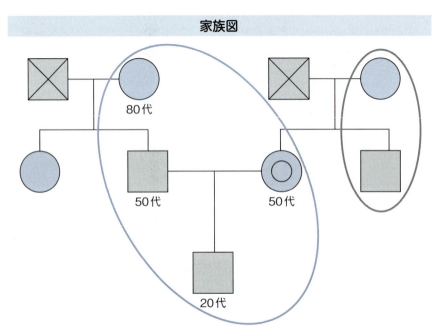

家族図

宮内：これはまた難しいですね……．なんだか難しい難しいばかり言っている気もしますが．この場合は患者さんに睡眠薬を処方するだけではうまくいかないようにも思われますが，いかがでしょうか．

樫尾：診断に関しては，ケース3（p.134）で「不眠」か「不眠症」かの話が出てきましたが，一応，日中の活動は，睡眠不足ながらもなんとかできているので，不眠症には該当しないでしょうか．おそらく本人も，これでもし

睡眠薬を飲んで，夜中に義理の母がトイレに行くのに，自分が起きられなくなるのは望まないと思います．義理の母は，アルツハイマー型認知症の診断で，要介護2（排泄は介助，食事も見守りが必要なレベル）です．ガランタミン（レミニール®）とメマンチン（メマリー®），チアプリド（グラマリール®），抑肝散が定期内服で，リスペリドンが頓用で処方されていますが，患者さん自身が夜中に起きれば，リスペリドンを飲ませないで済むのでと，頓用リスペリドンはほとんど飲ませていないとのことでした．このケースは，薬を処方してどうこうできるものではないかも知れませんね．でもたしかに睡眠不足はあって，疲れもたまってはいるようです．

宮内："持続可能な介護"がいちばん大切なので，早めになんとかしておきたいですね……．破綻してからでは立て直しが大変ですし，介護虐待にもつながりかねません．なんとか母親の主治医に対処をしていただくのが大事かもしれませんね．
そのうえでまずは，夜中にトイレに起きるのはガランタミンやメマンチンの副作用なのかが気になります．

樫尾：アルツハイマー型認知症の多くは高齢者なので，それで夜間頻尿も伴うのかと思っていましたが，ガランタミンやメマンチンの副作用の可能性は頭に浮かびませんでした．義理の母親の担当医もこの患者さんの睡眠不足を知っているかですね．在宅診療で家族のケアもしているのであれば，すでに介入を試みている可能性もあります．いきなり義理の母親の担当医に情報提供を依頼するよりは，もう少し本人に，在宅診療の様子や担当医にどこまで話しているか聞いてみるところからでしょうか．

宮内：たしかにそうですね．ご本人に聞きながらもねぎらうというのが大切ですね．そのなかで，介護している人のゆとりがあって初めて介護は続いていくというのをお伝えしたいところです．滅私奉公は長く続かず，ゆ

とりのなさは介護する側される側の両者に焦りをもたらしてしまうので．

樫尾：介護している家族に聞くと，あまり本人を外に預けたりするのは可哀想だから……，私が頑張ればなんとかなるので，とワンオペ介護が続いているケースも少なくないかと思います．この患者さんも，義理の母の担当医からは，介護保険で使えるサービス上限まで，ショートステイの日数を増やすなどして，ワンオペ介護の時間を減らすように勧められたとしても，もう少し頑張ると答えている可能性があるかと思います．この患者さんが体調崩してしまったら，夫が仕事を休めない場合，義理の母は長期で施設入所が必要になるかも知れず，できれば今のうちに，介護の負担を減らしておきたいのですが……認知症だと，慣れない施設に宿泊した際，家に帰ってくると安心して表情も穏やかになったりすることもあり，たしかに家にいさせてあげたいとも思いそうですが，そこは介護の負担とジレンマですよね．

健全な介護を続けられるように

宮内：本当にご指摘の通りで，"親亀コケたら皆コケた"は避けたいものの，その親亀が頑張りすぎてしまっているのが介護の現状ですね……．「介護はすぐに終わるものではないので，細く長く続けられるように工夫をしましょう」や「介護はマラソンと同じですよ．今の○○さんはマラソンというよりも短距離の走り方のように見えてちょっと心配です」などのように言いながら，少しずつ介入していくのがベターかもしれません．1回の診察で変えようとすると強引になってしまうので，喫緊の事態でなければ焦らず複数回の診察で風向きを徐々に変えるという視点も重要ですね．

樫尾：少し古い報告ですが，介護家族の感じる不安に関して，介護している家族の体力や健康の負担，介護生活の先が見えない不安を感じている家

族が半数近くいると言われています[1]．具体的には「夜間の排泄」や「認知症症状への対応」に介護者が不安を感じるようです[2]．介護を実際に続けている家族メンバーが「私は大丈夫」と話していると，周りの家族はその負担をそこまで認識できていないこともあり得ます．今回，この患者さんの夫や子ども，それに親戚などは，認知症患者さんの会話の取り繕いがあると「おばあちゃんは意外としっかりしているし」と実際の状況を認識していない可能性もあります．まずは現状を家族が認識しているかを確認するところからでしょうか．家庭医の診療所ですと，この患者さんの夫も健診や風邪などで診療所を受診している可能性もあります．

宮内：おっしゃるとおり，ご家族のなかで主たる介護者以外のメンバーがどう考えているか，というのも大事ですね．とくにアルツハイマー型認知症ですと一見「あれ？　しっかりしているよね」と思うことも多々ありますし，捉え方の温度差はあるかもしれません．家庭医の診療所にご家族も一緒にいらっしゃっているかもしれないとなると，家庭医の果たす役割はとても大きいと感じます．

カリフォルニアの娘に乱される？

樫尾：せっかくいろいろ方針を決めつつある頃に，普段介護にかかわっていないような遠い親戚が「そんな大げさにしないでください」などと急に

---

[1] 東京都福祉保健局：東京都在宅高齢者実態調査報告書．2009．
http://www.fukushihoken.metro.tokyo.jp/zaishien/ninchishou_navi/torikumi/chousa/zaitaku_kourei/pdf/zaitakuchousa_houkoku.pdf

[2] 介護離職の観点も含めた介護サービスの在り方の把握方法等に関する調査研究事業調査検討委員会：在宅介護実態調査の集計結果に基づく分析・考察の一例．2017．
https://www.mhlw.go.jp/file/05-Shingikai-12301000-Roukenkyoku-Soumuka/0000154926.pdf

方針に注文をつけてきたりすることもありますよね．いわゆる「カリフォルニアの娘症候群[a]」[3]ですが介護に実際にかかわっている人がその家族のキーパーソン（ご意見番）なのかも見定める必要があるかと思います．そのあたりの情報は，担当医よりも，長年勤めている看護師や事務職の方が詳しかったりする場合もありますが，今回もなんとか介入点を探っていきたいと思います．

宮内：カリフォルニアの娘症候群は，まさに目に浮かぶ情景ですね……．「あんた誰や!?」と言いたくなる人が意見をしてきて，詰めていっていたはずの囲碁の碁盤ごとひっくり返してしまうという……．論語の"有朋自遠方来，不亦楽乎"は有名ですが，介護だと"朋"ではなく"爆弾"ですね……．"有爆弾自遠方来，不亦悲乎"でしょうか．最近ACP（advanced care planning）の日本語名称が「人生会議」になったと話題になりましたが，そういう意識は大事かもしれませんね．ただ，何をどうやってもカリフォルニアやシカゴやニューヨーク，果てはトーキョーやシャンハイからでも血縁者はやって来るので，疲れてしまいます（そういう経験をしたので，愚痴になってしまっています）．とくに一緒に住んでいる人が内縁関係だとさらに事情は複雑化しますね．このあたりは本当に大変で，本人がいざという状態になった時に，近くで世話をしていた人が最も強い決定権をもつというのをコンセンサスにする必要があると思っています．あえて言うなら，カリフォルニアからやって来る人は自分が全く何もしてこな

---

3) Molloy DW, Clarnette RM, Braun EA, et al：Decision Making in the Incompetent Elderly："The Daughter from California Syndrome"．J Am Geriatr Soc, 39(4)：396-399, 1991.

a) 両親が暮らす故郷に何年も帰っていなかったカリフォルニア在住の娘が，父親が病気になった時に絶対にセカンドオピニオンを聞くべきと主張したため，老夫婦はそれに従った．しかし，なぜ自分がセカンドオピニオンを求めているかが理解できないため，医療を受けることに不安を感じてしまったという事例に由来する．

かったという負い目をもっていて，それを否認する形でのああいう態度になっているのだろうなと思ってはいます．しかし，それにしてもいきなり来てひっかき回す（ようにこちらには映る）のは患者さん本人も報われないだろうなぁと残念な気持ちになります．

できることとしては，一緒に住んでいる，そして連絡の取れる人たちと可能な限りの合意を得るということに尽きるでしょうか．医療者側も，医師のみならず看護・介護のスタッフも参加してみんなで共有するのが大事ですね．誰か1人の意見が100％通るということはないので，どこかで落とし所を付けることになるとは思いますが．

樫尾：カリフォルニアの立場からすれば，カリフォルニアと名付けられるのは失礼な話で，カリフォルニアでは「ニューヨーク（やシカゴ）からの娘症候群」と言われているそうですね．ご指摘のように，決まりかけた方針に従わない背景にも目を当てることも大切かと思います．

一度合意を得た方針も，その後変えていってもいいことは強調しておきたいですね．いったんは「家でみよう」ということになっても，状況によってやっぱり入所や入院に，となることもあり得るので「あくまで現時点での方針ですのでまた話し合っていきましょう」と伝えたいと思います．

宮内：おっしゃるように，合意は不変ではないというのがとても大事ですね．「自宅で最期まで」と決めた患者さんがあまりのつらさに救急車を呼ぶ，在宅で弱っていく患者さんを見ていられなくて，苦しそうにしている姿に耐えられずご家族が病院に連れて行く，ということは往々にしてあります．医療者はそのような事態に至った経緯を思うべきで，「自宅で看るはずだったでしょ」と，患者さんやご家族を責めてはいけません．また，落とし所というのも焦って決めてはひずみを生むので，次のケース12（p.282）で紹介しますが，LEAPの手法を念頭にし，異なる考えが並列していくような事態に持ちこたえていく時期も大事ですね．

介入のタイミングを探る

樫尾：ちょっと気になるのは，もともと，この患者さんが義理の母親の介護を一手に引き受けようとする理由がなにかあるのかです．たとえば，何か2人の昔のエピソードがあったのか，この患者さん本人の気質的な何かなのか．まずは聞きやすいところから聞いていければと思います．あとは，この患者さんは不眠にはなっていますが，なんとか日常生活は保ててはいます．どのような症状が出てきたら，いよいよ介入を急いだ方がいいというメルクマールのようなものはありそうでしょうか．

宮内：介護は家族の歴史が積み重なってくるところなので，先生のように"聞きやすいところから"という姿勢が大切だと思いました．患者さんやご家族の人生の"嫌なところ"に触れてしまう可能性も高いので，慎重さが求められます．患者さんは「わかってほしい」という思いと「わかられたくない」という思いの両方をもっており，後者を重視して"あえて聞かない"という方法も選択されることすらあります．

介入については，今の悩みが短期的なものか長期的なものか，そして，患者さんの「眠れない」に直接介入するのか，それとも義理の母親の方の薬剤調整なのか環境調整（介護サービスや，夜間のトイレなら夕食の塩分を少し減らすなどの生活上の配慮）なのか，そして，期待するアウトカムは何か，などを考えます．この患者さんの「眠れない」というのは一時的なものとは考えにくく，これからも長く続く介護の問題の芽のようなものと思われます．待っていれば状況が好転するとはなかなか考えにくく，早いうちになんらかの手は打っておきたいです．一般的には，"手を打つ"は幅広いものであり，「私はあなたのその苦しみを認識しましたよ」という表明もそのひとつですね．しかしながら，介護であれば実際の介入から効果が出るまである程度時間を要するため，不眠以外の症状が出る前にアク

ションを起こしたいと考えています．これは個人的な姿勢でありあくまで私が介護者ファーストで動くことによるため，他の医師であれば違った動きになるかもしれません．私の考えとしては，医療者に"ゆとり"がなければ患者さんの診療に影響があるのと同様に，介護者にも"ゆとり"がなければ介護に影響が出て，それは介護者にも跳ね返ってくるというのがあり，まずは介護者に"ゆとり"を得てもらうことが大事だと思っています．あとは概して，不眠はうつ病発症リスクも高くなるので，イライラ感や抑うつ気分が認められるならば早期に睡眠の改善を目指します．他にも注意力低下による仕事のちょっとしたミスなども睡眠への介入サインだと思います．この患者さんの場合はいま申し上げたように，介護という性質上早めに，と個人的には考えています．

樫尾：たとえば，進行がんの患者さんの介護であれば，予後は1年以内とか，食べられなくなったら月の単位とか，日々弱っていくのを見ていく辛さはあるものの，ある程度ゴールが見えます．一方で認知症に関しては，このケースのようにBPSDが認められているアルツハイマー型認知症の中等度の時期は，一般的には4～5年程度と言われていますが，個人差もあってもっと長いこともあります[4]．そこから先はもっとADLが落ちてベッド上に近くはなるものの，いつ頃もっと進行していくのかは，予想がつきにくく，前述のように，介護の先が見え難い点があると思われます．患者さんご本人の介入のサインは宮内先生にご指摘いただいた点であると同時に，在宅の介護がこれ以上は難しくなるというサインもあるかと思います．具体的には，尿便失禁や排泄物を壁や床に擦りつけるなどの汚染行為，家の物を壊してしまうなどの行為が続くと，おそらく介護負担以上

---

4) Lynn J, Adamson DM：Living well at the end of life：Adapting health care to serious chronic illness in old age. Rand Health, 8, 2003.
https://www.rand.org/content/dam/rand/pubs/white_papers/2005/WP137.pdf

に，同居生活もままならなくなるかと思われ，こんな症状があれば「介護をそれまでよくがんばった」として，それ以上は在宅介護は難しくなることを伝えておいてもいいかと思います．間違っても，そのような行為が，介護者がちゃんと見ていないからだということにならないようには気をつけたいです．

2.5人称の立ち位置で判断しよう

宮内：ありがとうございます．在宅の限界点を引いておくのはとても重要ですね．海の中にいると水が見えなくなるのと同じで，介護の渦中では引き際が全くわからなくなって，心中や殺人につながることもあります．家族のことをよくわかっていつつ冷静な判断のできる立場の医療者が「もう十分やで．あとはこっちで引き受けるから」と言ってあげることはとても大切ですね（タイミングは難しいですが）．だからこそ，介護にかかわっている方々にはかかりつけ，とくに家庭医が求められるのだと思いました．ノンフィクション作家の柳田邦男の言う"2.5人称"というのがあり，医師はまさにその立場ですが，なかでも家庭医はそれを体現しているのだなと実感しました．

2.5人称の視点

1人称	2人称	2.5人称	3人称
自分（患者）	家族など身近な人	医師として求められる立ち位置	専門家，役人，ジャーナリストなど客観的に見る人
	患者の感情も考慮して判断する		科学的，合理的に物事を判断する
科学的な考えが難しい			感情への配慮が難しい
なるべく家にいたい，他人の世話になりたくない 過剰な医療を望まない，家に居させてあげたい			入院の考慮，薬剤の管理，ケアの継続性

樫尾：2人称と3人称のあいだですね．なかなか理想と現実のギャップはあり，家庭医は2人称と3人称のあいだで常に揺れているとも考えられます．このケースは，どうしたらいいかなかなか一筋縄ではいかない印象ですが，実際にはこの患者さんは「よく眠れない」とは自覚しているわけですよね．

宮内：ちょっと振り返ってみると，このケースでは要介護2であるアルツハイマー型認知症の義理の母親を患者さん1人が主に介護をしており，その母親から夜間にトイレや不安感の訴えがあり，患者さんが"不眠症"とまではいかないけれども"不眠"ではある，という内容でした．介護はなかなか先が見えず負担感も強くなりがちであること，また他のご家族との足並みが揃っているかどうかも気になるということで，まずは患者さんの苦労をねぎらいながらその辺りの情報収集を，といったところでしょうか．私は経時的に見て好転する印象が乏しければ早めに手を打っておきたい性分なので，私個人の意見を言わせてもらうと，患者さんからの了解が得られれば義理の母親の担当医に情報提供書という形で対処をお願いしてしまうかもしれません．動かしやすいところから早めに動かす，といった感じです．
樫尾先生の打開策をぜひ教えていただきたいと思うのですが，いかがでしょうか？　精神科病院にいると，問題が露見していろいろと大変になってから受診してくる患者さんがとても多い傾向にあるので，このように前段階というか，ほころびが見え始めたという時に来院というのが非常に少なくて……．どのように対処されているのかぜひ知りたいです．

樫尾：たしかに，アクセスがよい家庭医には，この段階で相談される可能性は相対的に高いと思われます．また，家族ライフサイクルの考え方で，家族が発達していく各段階の課題は，ある程度予測可能なので，とくに訴えがない場合でもスクリーニングできることもあります．基本的には，患

家族ライフサイクルと各ステージの発達課題

ステージ	発達課題
巣立ち期	・家族関係における自己の分化 ・親密な同僚との関係 ・仕事や経済的自立についての確立
新しいカップルの時期	・結婚システムの形成 ・配偶者と一緒になるための，拡大家族や友人との関係の再構築
小さな子どものいる時期	・子どもの居場所を設けるために夫婦システムを調整する ・子育てや家事に参加する ・祖父母の役割を含め拡大家族との関係を再構築する
思春期の子どものいる時期	・子どもが出たり入ったりするのを許すために親子関係を切り替える ・中年期の夫婦や仕事のことに再び焦点を当てる ・高齢世代のケアに加わる
子どもの巣立ち後の時期	・夫婦二人としての家族システムについて再交渉する ・成長した子どもと親との間の大人の関係 ・義理の関係や孫を含む関係を再構築する ・親（祖父母）の死や身体障害に対処する
晩年期	・身体的衰えに直面しつつ自分や夫婦の機能を維持する ・高齢者の知恵と経験を活かす場所を作る ・配偶者，兄弟，他の仲間の喪失に対処し，自分の死のために準備する ・人生を振り返り統合する

McDaniel SH, Campbell TL, Hepworth J, 他（著），松下 明（監訳）；家族志向のプライマリ・ケア．26-39, 丸善出版，東京，2012より作成

者さんが介入をどこまで望んでいるかですが，今回ですと，介護負担が大きくても日常化していると必ずしも自覚していないと，待ち続けて適切な時期を逸することは避けたいとは思います．とは言っても，どんどん介入していくことを患者さんも家族も望んでいないと，こちらが介入することで，かえって家族関係をぎくしゃくさせてしまうリスクもあり，患者さん

以外の家族や義理の母親の担当医に連絡を取る場合は，宮内先生がおっしゃるように，患者さんの了解を得ることが前提にはなります．この患者さんは，健康診断で初診であり，初診でそこまで介入を試みる同意は得られないかもしれず，その場合は，自覚している不眠を足がかりに，健診結果で再診のときにも（約1ヵ月以内），経過や方針についてまた相談をしてみるかと思います．複数の医師のいる診療所だと，健診結果の再診時に別の医師が担当することもあり得るので，カルテに情報を書いておくのはもちろんですが，医師以外の職種にも共有しておくことも大切かと思います．また，相談しだいですが，心理士によるカウンセリングも勧めてみたいと思います．不眠については西洋薬の適応よりは，もし可能なら，漢方薬を試してみるかになります．

宮内：精神科病院とプライマリ・ケアとで，受診患者さんのお困り度合いに違いがあり，医療者側がどう対応するかも異なってきますね．ついつい精神科病院に受診する患者さんをイメージしてしまって，私が対処を焦ってしまったように思います．勉強になりました．
介護という状況であっても，さきほど申し上げた「私はあなたのその苦しみを認識しましたよ」という表明だけでも患者さんは少しホッとするということはありそうです．カウンセリングも，"カウンセリング"と聞くと患者さんが「そんなオオゴトにしなくても……」と思う可能性もあり，たとえば週に1回や2週に1回などの間隔で"お悩み相談"的な立ち位置でも十分に機能するかもしれませんね．不眠についても，樫尾先生が最初におっしゃっていたように，患者さん自身が眠れるようになったらかえって義理の母親をトイレに誘導できなくなるという状況（をおそらく患者さん本人も心配しているのでしょう）になるのであれば，患者さんに漢方薬を含めて薬剤を使うことの是非もあるかと思います．アウトカムが「よく眠れること」であっても，そこへの過程をどう設定するかが重要でしょうか．

樫尾：たしかに，精神科と家庭医では，受診する患者さんのニーズやレイヤー（層）も違うかと思いますし，精神科の病院に紹介されてくるケースでは，先生のおっしゃるようにアクションを早くしていくことが必要かと思われます．傾向として，家庭医へのニーズとしてはまずは経過をみていくケースが多いかとは思われますが，今回話題にあがったような，急ぐべきサインがあれば，家庭医もアクションを早めにすることを求められるとは思います．訴えは不眠で，アウトカムはよく眠れることであっても，あくまで介護が継続できるうえでになるかと思いますので，もし漢方薬を処方するとしても，不眠だけに焦点をあてずに，不眠による易疲労感やイライラなどを緩和させるようなものを，相談のうえで試してみるかでしょうか．

漢方を使うなら？

宮内：患者さんが希望してなにかトライすることで，いくばくかでも効果が出たらそれはプラスになりそうですね．とくに，今現在強い症状があり早急に対処せねばならない状況でなく，漢方薬で下支えできればよいかと思います．理想的には睡眠ですが現段階ではそれが介護の事情で難しいという状況ですね．睡眠不足での疲労であれば心血虚，心気虚がありそうですし，介護でのストレスが相応であれば肝気鬱結も考えられそうです．加味帰脾湯あたりがよさそうですが，シンプルに補中益気湯でも悪くはないかもしれません．

樫尾：そうですね，思い悩みや気疲れ，そして介護でイライラすることも多かれ少なかれあるので，そんな場合に加味帰脾湯，疲れやすいけど休めないという訴えに補中益気湯は，介護している家族にも私はよく出している処方です．

宮内：もう少しイライラが強ければより肝気鬱結にシフトした方がよいのかもしれませんが，まず最初に出すのであればこの辺りかなと考えました．処方をしながら患者さんの苦労を聞くというのがうまくサポーティブに働いてくれれば，と思います．それでも難しければ「やっぱりお義母さんの担当の先生にも協力してもらいたいと私は思うんですけど……」と切り出すと無理な介入にはならずに済むでしょうか．

樫尾：この場合に出す漢方薬は，2週間〜4週間くらい，状況を少しでも好転させるべく，漢方薬で症状を改善させるというよりは，つないでいくための処方の意味合いもあり，飲みやすそうな処方を単剤で始めていきたいですね．少しずつ，クリニックのスタッフとも関係性をつくってもらい，介入点を探っていければと思います．

押しつけじゃない提案を

宮内：今回は現時点で明確な症状とは言えないまでもずるずると悪化していきそうな印象の患者さんで，しかしながらこちらがあまり強く介入することを希望されない場合もある，というのがポイントだったように思いました．家庭医の本領が発揮されそうな印象で，勉強になりました．ちょっと私が「早めに介入を」と焦っていましたが，それは以前に介護関連の患者さんで後手後手になって痛い目に遭ったのと重なってしまったからだろうなと，今になって思い出し反省しています．先生から他に何か家庭医として付け加えたい点や注意する点などはあるでしょうか．

樫尾：宮内先生がご指摘された点は，まさに自分もよく感じる点で，医療者からは「これはもう早く介入しないとまずいだろう」と思うのと，患者さんや家族は「今がなんとか生活が保たれているのだから，これ以上介護サービスを増やすことは望まない」という，ギャップをどのように少しず

つでも埋めていくかの繰り返しになるのだと思います．この「現状維持」の希望を尊重するのみだと後手後手になることもあり，ケアマネジャーの方の立場では「希望に沿う」形以外の支援が難しいこともあるので，医師が2.5人称の立場に立つことが大切なのかと思います．今回の宮内先生とのディスカッションで感じたのは，介護困難があるほどの認知症の症状がある場合は，精神科や心療内科に紹介して，家庭医も併診していく形もありなのかと思いました．おそらく家庭医が，なかなか他に紹介できずに抱え込んでしまう可能性もありますので．

宮内：家庭医の先生も大変ですね……．とくに介護の"生活が保たれている"という表現は落雁のようなもので，少しのアクシデントが水滴のように落ちてきて，もろくも崩れてしまうことが多いように感じています．家庭医の先生も抱え込まず，たとえば入院病棟のある精神科病院などに紹介して，いろんな手で患者さんやご家族を支えていければと思います．苦労はみんなで分け合おう！という，なにか中学校の教師が好きそうなスローガンで締めくくります．

Take Home Message

- 持続可能な介護を目指すこと．医療者から押し付けにならない程度に，折に触れて話をしよう．
- 介護している家族は，夜間の介護で自分が起きる必要があるので……と睡眠不足になっていることもあり，夜に眠れればいいとは一概には言い切れない．
- 介護では"爆弾あり遠方より来る"のことがある．家族それぞれの意見がどうなのかは早めに把握しておきたい．
- 認知症の経過は，個人差があり予後についても明確でないこともあり，介護がどのくらい続くかも予想が難しい．
- 医療者の態度は2.5人称で．3人称だと遠すぎ，2人称だと近すぎ．
- 家庭医には比較的早い段階で(介護に関しても)相談される可能性もあり，患者の希望と折り合いをつけ，多職種・他科と連携して対応していきたい．
- 介護の疲れは心気虚と心血虚が多い．抑うつやイライラがあれば肝気鬱結にも配慮しよう．

ケース12 — 対話から学ぶ 精神科医×プライマリ・ケア医×漢方

BPSDで介護崩壊のピンチ

> **症例**
>
> 90代男性．アルツハイマー型認知症でBPSDが強い．病識がなく，自分から薬を飲むことは難しい．80代の妻が介護しているが，夜中にも起こされるので，妻も不眠になっている．

First Impression

樫尾：病識がなく薬を飲んでもらえないとなると，すぐに薬を増やすというよりは，訪問看護が入っているかなど，多職種で介入点を探っていきたい．

宮内：まさに老老介護……．在宅で診ていくのがなかなか難しいなら，一旦入院を検討してもいい気もするが，入院の目的や退院の目安を事前に共有しておかないと「なんのための入院か」になってしまう．

老老介護にどう介入する？

樫尾：患者さんは80代の妻と2人暮らしです．息子と娘がいますが，2人とも結婚して別に家庭をもっています．アルツハイマー型認知症と他院で診断されたのは70代の頃で，一時的に内服加療していた時期はあるそうですが，数年前から薬はなにも飲まなくなり（本人は「薬はなにも飲んだことがない」と言います），定期通院も難しくなって，昨年に当院の訪問診療に紹介となりました．現在，要介護3で（数分前の記憶も保持困難，

食事をして数分で「おいメシはまだか」と聞いてくる，排泄はなんとかできるがトイレをきれいには使えない，食事もよくこぼす），デイサービスは週3日ですが，その日の朝の気分次第で行きたくないと妻に大きな声を出したりもするそうで，あまり無理をせずに行ける日だけ行っている状態です．昔から散歩が好きでしたが，最近は，1人で散歩に出掛けると，トイレでないところでも排尿してしまうことがあり，デイサービス以外の外出は，妻が一緒に出掛けるようにしています．

宮内：奥さんも高齢で，まさに老老介護ですね……．患者さんは薬剤を服用してくれる気配はなくBPSDも興奮性が目立つようなら，もう入院したらどうだろうと思ってしまいましたが，訪問診療ではどのようなことをしていらっしゃるのでしょうか．

樫尾：急激な認知症の進行というよりは，だんだん半年くらいかけての悪化がありそうですが，ここ1ヵ月くらいでは急な状態の変化はなさそうなので，すぐに入院適応とは，現時点では考え難いかも知れません．急な状態変化がない場合の訪問診療では，頭文字を取って「m-CGA」[1]を意識しています．

- Medication：内服状況・減量できるか
- Care the caregiver：介護者のケア
- Geriatric vitals：五快
  快眠・快食・快便・快動（ADL）・快重（体重変化）
- Analgesia：緩和ケア
  身体・心理・社会・霊的苦痛の確認・緩和

Medication（内服の減量）については，とくに内服なしですので，Care the caregiver（介護者のケア），Geriatric vitals（五快：眠，食，便，動，重），Analgesia（苦痛のケア）の視点です．本人に聴いても自覚症状はな

さそうで（少なくとも痛みの自覚はなさそう），妻から主に聴き取ることにはなるかとは思います．妻としては，とくに急に困り出したことはなさそうですが，今自分が体調崩したらすぐに誰かに介護を頼めるわけではないので，その心配はあるようです．

認知症の患者さんで気をつけたい点

宮内：なるほど．現時点では，奥さんのお困りごとをみんなで共有しますよ，これからも相談に乗りますよ，という姿勢を見せることが最も大事になりそうですね．ちなみにここでも私は"「なんとかして！」と悲壮な顔で認知症の配偶者を連れて精神科病院に来る人"を想像してしまいました．どうしても"とても困って精神科病院に来院する人"を考えるクセが抜けそうにありません……．ご提示いただいたポイントで，痛みは意識しないと見落としてしまいがちで，認知症患者さんの痛みの表現が興奮や攻撃性などとなり，BPSDのように見えることがあります．その時はしっかり鎮痛を図ることが大事ですね．認知症患者さんのなかには自ら「痛い」と言えない人，そして部位まできちんと示せない人もいるので[2]．あとは視力や聴力，そして便秘のつらさもかかわってくることもありますね．

この奥さんの目下の課題としては，体調を崩した時に旦那さんの介護をどうしよう，ということでよろしいでしょうか．それとも日頃のかかわり方など，他にも何かあるでしょうか．

樫尾：たしかに，痛みの訴えに関しては，本人に聴くだけでは痛みがあっ

---

1) 佐藤健太，横林賢一，今藤誠俊，他．在宅診療の場で簡便にCGAを行うための教育ツール『modified-CGA』．日本プライマリ・ケア連合学会学術大会抄録集．1：45，2010．
2) Malara A, De Biase GA, Bettarini F, et al：Pain Assessment in Elderly with Behavioral and Psychological Symptoms of Dementia. J Alzheimers Dis, 50(4)：1217-1225, 2016.

たことも忘れてしまっていたり，痛みがあっても敢えて言わないということもあり得ると思うので，そのあたりは本人だけでなく，妻やデイサービスでの様子など，最近座っている時間や横になっている時間が長いとか，歩きたがらないという背景に痛みが隠れている可能性もあるかと思います．あと，この患者さんは内服する事に関して，とても慎重というか，薬1つ飲ませるのにも「これはなんの薬だ？ おれは薬なんて飲まない」と懐疑的になるそうで，たとえば疼痛がありそうでも鎮痛薬を内服するのは困難が予想されます．宮内先生はそういったご経験はありますでしょうか？

宮内：それがいちばん難儀します……．さっき軽々しく「入院したらどうだろう」と発言してしまいましたが，薬剤を飲んでくれないことには進展しづらく，服薬ということ自体，処方する医者を信用しないと出来ないことだと思いますし，誰かの作る食事もそうですね．だからこそ，たとえば被毒妄想は不信感が強く出ている痛々しいサインです．こういう時は「飲んで！」，「いやだ！」の押し問答になることを避けるため，服薬を保留にしてとりあえず次回の予約をとって来院してもらうことから始めています．のっぴきならない事態では患者さんの意に反して入院ということも多いのですが……．短期的な解決は難しいのですが，とりあえずここは危険な場所ではない，というアピールをするしかないですね．患者さんには患者さんの言い分があるので，それを無視したり握りつぶしたりしては治療が成立しません．うまくいく時もあればそうでない時もありますが，大体は眠りの問題にもっていけます．「毎回来てくださってありがとうございます．こうやって来ていただいているのは，ひょっとしたら神経が緊張しているところがあるのかなと思っておりますが，いかがでしょうか」などとご様子伺いをすると，「実は朝早く目が覚める」や「寝られない」といった回答を引っ張り出せます．そこまで来たら，あとは「そのつらさのなかでよく頑張ってこられましたね」とお伝えして服薬を勧められるので，その時期が来るまで忍耐だと思っています．

認知症患者さんに使えるテクニック

宮内：病識がない，という表現はあまり好きではありませんが，そういう患者さんに対してはこちらが焦らずにまずは安全安心の土台をつくっていくのが大事ではないでしょうか．『病気じゃないからほっといて』(星和書店，2016) という本には，LEAPというテクニックが載っています．

> **L (Listen：傾聴)**
> 理解しながら耳を傾け，批判したり，防衛的になったり，否定したりすることなく，聞いたことを相手に返す．自分の意見はできるだけ後で言う．
>
> **E (Empathize：共感)**
> 妄想的な思い込み，病気ではないと証明したいという欲求，治療したくないという気持ちに共感して体験を分かち合う．
>
> **A (Agree：一致)**
> 意見が一致するところを探し，意見が合わない点もそれをお互い認め合う．
>
> **P (Partner：協力)**
> 一緒に作った目標の達成への協力関係を築く．

これのポイントは，意見の一致のみを目指さないところです．モノフォニーからポリフォニーへの転換を医療者に求めているもので，精神科領域で話題のオープンダイアローグにも通ずるところかと思います．LEAPやオープンダイアローグは「自分の意見(病的体験であろうとも)を否定されない」，「話してもよい」，「安心していられる」という感覚を患者さんにもってもらうことにとても優れています．私は服薬拒否の患者さんにはこのLEAPを頭に思い浮かべて忍耐強く接することにしています．

樫尾：なるほど……この"LEAP"にはたしかに，相手が認知能低下があったとしても安心や安全を意識してもらうようにという，ユマニチュードの考え方にも通じるものがあるように感じます．眠りの問題にもっていくというのもなるほどと思いました．やはり，忍耐強く接することは大切で，たとえば，訪問診療が始まって介入点がいくつも見えたとしても，新しい担当医がすぐに薬を出したり環境整備をしたりどんどん進めてしまうと，次に会ったときに心を開いてもらえなくなるような可能性もあり得ますね．

この患者さんのように，外来から訪問診療へと，医療機関や担当医，看護師が替わることは，介入点が見えてくるチャンスでもあり，一方で慣れた医療機関のスタッフが替わってしまうリスクでもあるかと思います．「マギーズ東京」や「暮らしの保健室」で有名な秋山正子先生のお話を聴いたときに，どうしても，入院から外来，外来から在宅に，医療機関や担当スタッフは替わっていくので，その前に訪問看護の導入を早めにしてみてはという提言をされていました．この患者さんでも，訪問看護を開始したのは訪問診療を開始してからですし，急に家に新しい顔がどんどん来るようになるのは，割とストレスだったりもします．訪問看護を導入するのは，たとえば介護保険を申請すると同時などもっと早ければ，訪問看護師は2，3人でも前から同じメンバーだと，患者さんや家族にも急にそこまでストレスにはならないかと思います．訪問看護は，他の介護職，もしかしたら訪問診療担当医よりも，バイタル測定や排泄の介助，皮膚のケアなど，直接患者さんの身体に触れる機会が多く，やはり長い付き合いになっていくことが予想されるので．

宮内：たしかに，どんどんと新しいスタッフが入ってくると「なにをされるんだ？」とかえって疑心暗鬼になってしまうこともあるかと思います．"馴染み"の人であるのがいちばんですね．もちろん，スタッフの入れ替わりは避けられないのですが，可能であれば，変わらない人を1人でも残

したいものです．

ユマニチュードにも触れてくださってありがとうございます．ちょうどお話ししようと思っていたのでグッドタイミングでした．ユマニチュード自体はそれほど新しい概念ではなく，日本でも小澤 勲先生が『ケアってなんだろう』(医学書院，2006)などで同様のお考えを示していました．ただ，ユマニチュードは"技術"として明確にわかりやすく一つ一つの手順を示したところが大きかったのではないかと思います(あとは，"舶来物"というのも？)．とても細かく，たとえば介護で腕を持ち上げるときに私たちは無意識に"つかむ"ことをしていますが，そうではなく"触れる"のが重要であり，かつ下から支え，触れる面積をできるだけ広くするようにとも指摘しています．"つかむ"は「強制と不安」であり，"触れて下から広い面積で支える"は「信頼と安心」であるとまとめられていますね．私は服薬までの忍耐の時期，ご家族にはこのユマニチュードを紹介して，可能なら実践してもらうようにお願いしています．ちょっと戻りますが，ケース11の患者さんにも勧められるでしょう．夜間何度も義母が起きるのは安心できていないことの表れかもしれず，それを日中のユマニチュードで緩和できたら義母はよく眠れ，回りまわって患者さんもぐっすりとなる可能性があります．しかし，これも押し付けはよくないと思っており，ご家族のなかにはどうしても親切に接することが出来ない方も大勢います．

介護はキレイゴトじゃない

宮内：介護はキレイゴトではなく，たとえばこれまで奥さんを奴隷のように扱い愛人を何人もつくって家庭を顧みなかった人が認知症になると，「さあ旦那さんにユマニチュードで接していきましょう」とはいかないことも非常に多いのです．メディアや介護の場ではすべてを解決できる魔法のように扱われているユマニチュードですが，それをどうしてもできないご家族も多いというのは知っておいてもらいたいです．家族には家族の歴

史があり，触れられたくない部分も多いのです．そういう負の面が強い場合，ユマニチュードをご家族に勧めることは酷なことだと感じています．だからこそ，介護という2.5人称の職が役立つのでしょうね．スタッフであれば，よい意味で家族の深い歴史を知らないので，ユマニチュード的に接することができ，それによって認知症患者さんが少しでも穏やかになれば，ご家族とのあいだもほぐれてくるのではないかと思います．現場の介護士の方々は本当に頑張ってくださっていて，頭が下がります．

樫尾：たしかに，家族内の歴史やかつての葛藤・軋轢は，雨降って地固まるとはいかずに，何年，何十年経っても水に流すことができないことを訪問診療していても，在宅でお看取りになったときにも感じることがあります．それはきっと，お互い2人称の関係で近すぎるため，つらいことが見えすぎてしまうからでしょうか．今まで見てきている限り，異性の親子関係，父親と娘・母親と息子の関係は，例外はあるものの割と長続きしていくような印象です．親子の介護の状況を見る機会が増えると，なんだか自分の子どもにも複雑な気持ちになるというか，将来，自分も子どものお世話になるのかなと，今から思ったりします．このあたりの話は，川崎市立井田病院・かわさき総合ケアセンターの宮森 正先生が，ご著書『たのしい緩和ケア・面白すぎる在宅ケア』（カイ書林，2014）のなかで，「（家族や介護スタッフからも）愛される患者になることが，高齢化社会を生き抜く掟」と紹介されています．この書籍は，オピオイドの使い方，家族の介護力をどうみるか，看取りを含めたコミュニケーションについてなど，緩和ケア・在宅ケアについてのパールが盛りだくさんのお勧めの一冊です．

宮内：「（家族や介護スタッフからも）愛される患者になることが，高齢化社会を生き抜く掟」というのはまさにそうだなぁと感じました．将来の介護に備えて種を蒔いておくことが大事ですね．

倫理観にとまどう処方

樫尾：この患者さんにどう服薬してもらうかに話を戻すと，たとえば，リバスチグミン（リバスタッチ®パッチ/イクセロン®パッチ）のような貼付剤ですと，まず自分で毎日張り替えているような患者さんには会ったことがなくて，その場合は家族が張り替えていると思うのですが，患者さん自身は，それがどんな薬かは理解できていないこともあるかと思います．これは先ほどの患者さん自身の病気の理解や治療への同意の話からすると，境界線上といいますか，やむを得ない点もあるのでしょうか．たしかにリバスチグミンを始めて，そこまで興奮はきたさずに患者さんが活気を取り戻せていくことも経験するのですが，患者さん自身は「(私は)そんな貼り薬なんて使っていませんよ」と，背中に貼られてある薬のことを理解していないこともあるので……．

宮内：リバスチグミンの貼付薬は，ほとんどご家族や介護者が貼り替えていると思います．どんな薬か患者さんが理解できていないことがあるのはたしかに事実で，そこで医療者は悩むところです．そして，薬剤についての正しい理解とはなんなのだろうとも考えてしまいますね．初診でおくすり手帳を見せてもらって聞いてみると，たくさん薬剤を服用している患者さんのなかには「これなんの薬だったかなぁ」と答える人も多いですし．ただ，認知症や重度の精神疾患であれば，その疾患によって，自分自身と周囲の両方について以前のその人と同様の考えがもてなくなっていると判断され，同意を得られない状態でも治療するということになります．そのなかでも，医療者はこの行為が患者さんやご家族のためになる，つまりは"医療"になると信じて行いますし，かつそこで生じる責任を引き受けてなさねばならないですね．その覚悟がなければやってはいけないとも言えそうです．

樫尾：そうですね．認知機能低下がほとんどないような高齢の患者さんでも「どんな薬飲んでるかはわかりません，全部先生に任せているから」という人もいますよね．それまで自分で把握していたのに，急に他人任せになったら，認知機能低下のサインかも知れませんが．ヘルスリテラシーとの関連もありそうで，聖路加国際大学大学院看護学研究科の中山和弘先生はヘルスリテラシーを「健康を決める力」と表現されていますね．中山先生が，ヨーロッパに比べて日本人はヘルスリテラシーが低いと報告しています．そのなかで，処方薬の服用方法を理解することが「難しい」と感じている人が，EUでは6.5％だったのに対し，日本人は25.6％と高率でした[3]．ヨーロッパだと「薬は全部先生にお任せ」という人は少なそうですし，日本でも，全部任されたからといって医師がいい気になってはいられず，少しずつでもヘルスリテラシー向上を図りたいとは思いますが．

宮内：日本は「あなた治す人，私治してもらう人」という意識が強いですね．そのため，"治す人"である医療者にお任せする傾向が強かったと思っています．最近の若い人はどうなのでしょうね．よくも悪くもすぐにネットで調べるクセがついているので，"お任せ"は薄くなっているのでしょうか．ただ，今度は情報の吟味能力が問われてくることになってそれはそれで大変になります……．ヘルスリテラシーも"自分で"決めていく側面が強くなると，それはともすると近代的自由や自己責任論に結びつきやすいかもしれず，難しいですね．過去や現実にある制約を見つめなければならず，そこから解き放たれた"自由"なんていうのはないのだという点からじっくりと考えてみることが重要だと個人的に思っています．
同意によらない治療が暴走してしまうと精神科の負の遺産につながってし

---

[3] Nakayama K, Osaka W, Togari T, et al：Comprehensive health literacy in Japan is lower than in Europe：a validated Japanese-language assessment of health literacy. BMC Public Health, 15：505, 2015.

まうのですが，現代に生きる私たちは「同意を得ずに治療している」，「かつて恐ろしい歴史があった」ことの重みを忘れず，常に自分の治療が患者さんの医療になっているのかを反省しながら，そして自分だけでなく他の人からも確認してもらいながら進めていくことが肝要かもしれません．また，それが精一杯なのかもしれません．

樫尾：精神科の負の遺産というのは詳細はわかりませんが，たしかに，全ての治療に本人の同意を得ないとなると，ほとんど薬の投与ができない可能性もありますし，なかなか悩ましいところですね．本人は理解できていなくても，認知症への薬の投与により，BPSDが緩和されて，介護負担も軽減していくこともありますし．自分だけの視点だけでなく，他の視点も入れることは，私も大切かと思います．家庭医がヤブ化していかないためにも．

宮内：負の遺産は説明不足ですみません．同意を得ない治療による負の遺産の代表例はロボトミーだと思います．ただ，精神科のみでなく医学全体の負の遺産かもしれません．"人体実験"にもつながってしまうところで，タスキギー梅毒実験はその例でしょう．そこまで医学が暴走することはもうないと信じたいところですが[a]，他の視点を入れてチェックを怠らないことは重要ですね．

樫尾：なるほど……，華岡青洲の妻然り，脚気論争然り，医学は「失敗と実験の繰り返し」の歴史のような側面はありますが，そこに差別の要因が入ってくる傾向だけは避けるべきかと思います．最近は，公平に割り付け

---

[a] 人体実験のような明確な意図を持たない，私たちが今行っている医療行為ですら，ひょっとしたら100年後には「医療とも言えない乱暴な行為」となっているものがあるかもしれません．過去を振り返ってもそうですしね（ジョージ・ワシントンの死因など）．

ることでエビデンスを作っていこうとする向きはありますが，そこにはビジネスも絡んでくるので，医学が昔よりも純粋に成熟していっていると言えるかはわかりません．たしかに患者さんも，いろいろな媒体から医学の情報を得られる世代は「病院や医師に全部お任せ」は減ってきているかも知れません．その反面，「熱が出たのでインフルエンザの検査をしてもらって，陽性ならインフルエンザの新薬，陰性なら抗生剤ください」のような，以前は想定もされなかった患者さんからの要求も増えてきている印象で，果たして進歩しているのかどうか……．希望的観測をもちたいですが．

幅広く考えたい治療の選択肢

宮内：この患者さんに戻ると，奥さんの苦労をねぎらいつつ，LEAP的な態度で接してなんとか突破口を見つけていくことになるかと思いますが，症状はちょっとピリピリしていて，また眠れずに奥さんを起こすという点でしょうか．仮にですが，「薬を飲んでもいいよ」と言ってくれるのなら，何を選びますか？ 本書はいちおう（？）漢方も扱っているので，それも含めていかがでしょうか．意外と「漢方だったら身体に優しいから飲んでもいい」と言ってくれる認知症患者さんもいます．"身体に優しい"のは真実ではないのですが，この際否定せずに進めてしまいます（服薬のチャンスなので）．

樫尾：実は，漢方薬も考慮したいのですが，その前に同じ補完・代替療法として，アロマセラピーや鍼灸治療の可能性を考えたいと思います．まだエビデンスとしては十分とは言えないのかも知れませんが，"aromatherapy"と"BPSD"で検索すると，相当数の報告やレビューが出てきます．鍼灸については，日本では在宅患者さん中心に訪問の鍼灸治療が普及していて，むしろ認知症患者さんを介護している妻や夫に，肩凝りや腰痛など介

護による慢性疼痛に，鍼灸治療は必要かなとも思います．アロマセラピーも精油のアレルギーがあったり，鍼灸も施術によるリスクはあるので，注意は必要ですが，内服を希望しない患者さんや，すでにたくさん内服していてもう追加は控えたい患者さんでも，介入できる方法なのかとも思います．最近は，訪問看護師でアロマセラピーの資格をもっている方もいらして，在宅患者さんで提案をされたりもします．アロママッサージがBPSDに対して認知トレーニングと同等の効果があるという報告が看護の雑誌に掲載されているのを見ると[4]，看護とアロマセラピーの親和性を感じます．

宮内：アロマと鍼灸は考えも及びませんでした．その文献ではアロマ"マッサージ"なのですね．マッサージすることで手を触れるので，まさに"手当て"として働いてくれるのもあるかもしれませんね．精神症状への身体からの治療というのはとても重要だと思いました．とくに精神科医はよくも悪くも患者さんの身体をあまり触らないので，その切り口からの症状緩和の手法は新鮮でした．ユマニチュードでは「見る」，「話す」，「触れる」，「立つ」という4つのポイントを重視しますが，アロママッサージや鍼灸は，"触れる"（"つかむ"ではなく）と施術中の"話す"というのが既に含まれていますね．そのような効果も期待できるのかなと感じました．

樫尾：BPSDが強く出ているような患者さんですと，訪問診療の担当医も，患者さんとの関係がそこまで長くないと，所見を取る目的で患者さんに触れることも，患者さんからは慣れていなかったり触らないでほしいと意思表示をされるときもあります．それこそ，いきなりまだ温まっていない聴診器を「胸の音聴きますね」とだけ言ってぱっと素肌につけたり，「浮

---

4) Fung JKK, Tsang HW：Management of behavioural and psychological symptoms of dementia by an aroma-massage with acupressure treatment protocol：A randomised clinical trial. J Clin Nurs, 27(9-10)：1812-1825, 2018.

腫を診ますね」と手早く靴下を下ろして，すねや足背をぎゅっと押すなどの行為は，ゆっくりやらないと，認知症の患者さんには「いきなり何をするんだよ」と思われかねないかと思います．この点は，アロマセラピーやマッサージを学んでいる訪問看護師や柔道整復師，鍼灸師の職種の方々のほうが，まさに優しく語りかけながらゆっくりと患者さんに触れていくのは，すぐにはできない技術レベルのことなのかとも思います．

宮内：認知症患者さんは発せられた言葉の流れを理解するまでに少し時間がかかるため，そこを待つゆとりがこちら側にもほしいところですね．

樫尾：さて，この本のもう1つのテーマである漢方ですが，そうですね，BPSDというと抑肝散が有名ですが，最近は，本当に効くのかという雲行きの怪しい報告もありますね[5]．古くからも，抑肝散でBPSDのような症状（易怒性や不眠）が十分に抑えられない場合は，黄連や山梔子などまさに「熱を冷ます」生薬を抑肝散に加えていたようで，抑肝散エキスに黄連解毒湯エキスを追加投与する現代風の提案もあります[6]．黄連解毒湯のメリットは，割と即効性が期待できるので，頓用で使用できる可能性があることに加えて，錠剤があることですね（ケース9，p.238，粒は相当苦いですが）．たとえば，錠剤なら飲めるという場合には黄連解毒湯を，顆粒をお茶に溶かして飲めるという場合には，抑肝散を試してもいいのかと思います．実際に，BPSDがあって，頭痛のときに市販薬のノーシン（散剤）を飲んでいた患者さんには，頭痛ならノーシンでもいいですがイライラしたらこちらを，と抑肝散を処方したことがあります．ノーシンより抑肝散は

---

5) Furukawa K, Tomita N, Uematsu D, et al：Randomized double-blind placebo-controlled multicenter trial of Yokukansan for neuropsychiatric symptoms in Alzheimer's disease. Geriatr Gerontol Int, 17(2)：211-218, 2017.

6) 岡本英輝：抑肝散が部分的にしか奏効しない場合のもう一手【黄連解毒湯を追加投与することで効果が増強】．週刊日本医事新報，4809：52, 2016.

なかなか減っていきませんでしたが…….

宮内：抑肝散は比較的安全ではありますが，低カリウム血症はまま見られるので，とくに高齢の認知症患者さんでは1日1包から開始するくらいの慎重さがあってもよいかもしれません．臨床試験では「副作用はプラセボと有意差がなかった」と言われますが，それは臨床試験ならではの患者層・細やかさ・期間などによって，副作用が出にくい・早期に発見されやすい・副作用出現前に終了する，といったことがあげられると思います．あげてくださった論文でも抑肝散群に低カリウム血症が72人中4人に認められていますし，そもそもその論文はかなり苦し紛れのサブ解析で結果をひねり出しており，しかもabstractはちょっと"盛った"感じです．
その点を踏まえて，抑肝散に過大な期待をすることなく使用する，そして効かなければだらだらと使わないという，言ってみれば当たり前のことをしていく必要があるかと思います．黄連解毒湯は顔を真赤にして興奮しているような人に向きますね．ちょっとそれが強すぎるようなら，柴胡加竜骨牡蛎湯に少しだけ酸棗仁湯を足して使ってみてもよいかもしれません．また，黄連解毒湯がフィットしても冷ましすぎることがあるので，大建中湯や人参湯などを少量加えることでその行き過ぎをセーブするという方法もあります．他にもまだ使える漢方はあり，「抑肝散だけじゃないよ」というところを知ってもらえたらよいですね．

樫尾：宮内先生のご指摘のように，エビデンス重視の風潮か，「認知症のBPSDといえば抑肝散」と，ずっと継続処方になっていることも見かけます．興奮や易刺激性も収まっていけば，抑肝散は減量や中止が可能となると思いますが，元気なくて食欲低下しているのにまだ抑肝散が継続されたりしているのは，抑肝散が有名になり過ぎたのかとも思います．自分が勤務している地域では，健診の採血項目には，貧血や肝機能，腎機能は項目に入っていますが，電解質は含まれていないので，年1回健診で採血をし

ていたとしても，何も所見がないと甘草の含まれる漢方薬は継続しながらも，カリウム濃度を確認しないまま半年近く経ってしまうこともあり得ます．抑肝散は青筋を立てて機嫌の悪い場合に，黄連解毒湯は顔を真っ赤にして怒っている場合にと，対比がされますね．顔を真っ赤にしていると青筋も立ってそうだなとたまに思いますが……．

漢方薬の併用については，たとえば，黄連解毒湯のように熱を冷まして眠くなるのを期待できるものは夜に，大建中湯や人参湯など身体を温めるのを期待するものは朝や日中に飲んでもいいかと思います．

宮内：抑肝散と黄連解毒湯の使い分けについて，青筋という表現がわかりづらかったら，もともと顔色の悪い人，怒っても顔が赤くならない人，という言い方に変更します．抑肝散は釣藤鈎（ちょうとうこう）と川芎（せんきゅう）で上半身の血流を上げるイメージですね．そのため，真っ赤にして怒る人には向きにくいという理屈（？）になります．

樫尾：抑肝散と黄連解毒湯のどちらが合っていそうかの「怒り」の違い，まさに宮内先生がおっしゃった感じで，だんだん使っていくとわかっていけそうですね．どちらから始めるかは，私の場合先ほども話しましたが，粉が飲めそうなら抑肝散，もともとあまり胃腸が強くなさそうなら抑肝散加陳皮半夏（かちんぴはんげ）（陳皮半夏は胃薬のイメージ）から，粉薬よりも錠剤が飲めそうなら黄連解毒湯から試すことが便宜上多いです．認知症の患者さんですととくに，漢方薬は飲めてなんぼですし，ご家族や介護者も飲んでもらうのが大変ですとそれで負担が増えてしまいます．そして，やはり抑肝散も黄連解毒湯も，漫然と続けるのではなく，狙った症状が収まっていく，もしくは続けるのが大変なら，減量，中止をしていきたいです．

柴胡加竜骨牡蛎湯は，ツムラには構成生薬に大黄（下剤）が含まれず，クラシエとコタローには大黄が含まれるので，ツムラを飲んでいたのを，他のメーカーに替えたりすると便が緩くなったり，ツムラに替えると便秘に

なる可能性を，知っておいたほうがいいかと思います．

宮内：柴胡加竜骨牡蛎湯については，クリニックでコタロー（大黄あり）のものが開始されて下痢になった患者さんがいたのですが，それを処方した医師が知らなかったのか「治療中に下痢を認めました．身体表現性障害です」という紹介状をいただいたことがあるのを思い出しました．その時はさすがにお返事で「コタローのものは大黄という下剤成分を含むので，それによって下痢を認めたものと思われます」と書きました．製薬会社によって違いがあるのを知らない医療者も結構多いですね．たしかに漢方を詳しく知らない人からすると「同じ名前の薬なんだから中身も同じでしょ」と考えてしまうのは無理もないのですが．

樫尾：柴胡加竜骨牡蛎湯のようにメーカーにより構成生薬が違えばその違いは明らかですが，漢方薬は「飲んでいるとなんとなくいいです」という感触をもたれることも多い一方，意外と，メーカーを替えると「なんだか前のメーカーの方がよかったです」とその微妙な違いを言われることもあります．蒼朮と白朮，乾姜と生姜という生薬の細かい違い以外でも，全く同じ構成生薬のはずなのに，メーカーを替えると，生薬の産地による違いなのか，必ずしもプラセボではない気がします．

宮内：服用の時間帯も配慮する必要がありますね．おっしゃる通り，鎮静や睡眠を期待する漢方薬は夕食後や寝る前にしておくとよいかと思います．たとえば黄連解毒湯，桃核承気湯，酸棗仁湯などなど．もちろん，イライラする時間帯がお昼であればその前に服用するということも大事ではあります．添付文書の"毎食前"ではなく，ちょっと重み付けをしてみるというのがポイントになってきますね．

樫尾：添付文書で記載されている「毎食前」，「毎食間」も漢方薬を飲むハー

ドルですよね．他の多くの薬は食後に飲んでいるのに「あー，漢方飲む前にまた食事してしまった」という話はよく聞きます．いっそ「毎食後」で出したいですが保険診療上は空腹時投与となっているので「毎食前（コメント：食後でも可能）」と出すことが多いです．

だいぶディスカッションも進んで，この患者さんにもアプローチしていけそうです．まずは訪問看護とも相談して，現在の状況を相談し，非薬物療法と合わせて可能なら漢方薬から始めてみたいと思います．

宮内：少しでも患者さんとご家族にとってよい方向になってくれればと思っています．

> **Take Home Message**
> - 老老介護は介入が難しい．相談のドアを開けておく態度で．
> - 認知症の患者さんが無理やり連れてこられた場合，対決姿勢とせずLEAPのテクニックを念頭に．
> - ユマニチュードは患者さんを"尊厳をもった人"として認めるための具体的な技に富んでいる．
> - 医療機関が代わったり（例 外来→在宅），担当スタッフが代わることは介入のチャンスともなり得る．できれば訪問看護は早めに導入を検討したい．
> - 家族の中には凄惨な歴史があることも．こちらの善意が暴力になってしまう可能性を留め置いて．
> - BPSDへの漢方薬はなんでもかんでも抑肝散ではハズレが多い．次の一手を知っておくと手詰まりになりにくい．
> - ポリファーマシー予防の点から，可能なら漢方薬も内服の減量や中止を勧めていきたい．

総括：対話を終えて

宮内：さて，全部で12人の患者さんにご登場願いましたが，とっても真面目な対話でございました．私の方で脱線もいくつかしてしまいましたが（これでも抑えたつもりなのですが），対話ならではのさまざまな連想ということでご容赦いただければ幸いです．
　最後に，繰り返しにはなりますが，ケースという表現はしたものの，医療者，ここでは樫尾先生や私が患者さんとのあいだの一部になっているということを，皆さんの気に留めていただければと思います．"ケース"という言い方をして，その延長で「この患者さんは～だから」と進めていくのは，私たちの関与を見ていない，もしくは否認していることにもなります．私たちは人と人とのあいだに生きているのであり，患者さんの行動や感情を独立したもの，患者さん固有のもの，患者さんに"責任"が帰されるものとして扱わず，常に私たちを含めた人々の関与によって浮き上がる現象として考えてみると，さまざまな側面が発見され，治療の糸口になってくれることも多々あると思います．樫尾先生は振り返ってみていかがだったでしょうか．

樫尾：まずは，当初の想定よりも，だいぶどの対話も盛り上がったのではと思います．プライマリ・ケア医としての日頃の疑問を宮内先生にぶつけまくるかたちになりましたが，その都度，宮内先生からのパールというか，宮内語録といいますか，大変勉強になりました．
　もしかしたら，読者で「自分はもっと専門的に精神症状への対応をしているのに」と感じる方もいらっしゃるかも知れません．今回，あくまで，精神症状への対応にまだそこまで経験のない若手のプライマリ・ケア医を読者層として想定している点は，ご理解いただければと思います．また，漢方についても，そこまで習熟していない「まずは使ってみよう」というレベルを想定していますので，物足りない読者の方がいらしたら「自分はこ

んな使い方しています」と，どこかで教えていただければと思います．
最近の初期研修はわかりませんが，自分の初期研修の頃を振り返ると，精神科の研修は病棟中心で，たしか外来は部長（教授）の先生の専門外来を短時間見学させてもらうくらいだったかと思います．家庭医の後期研修でも，特別な関心や希望がない限りは，精神科の外来を見学する機会はあまりないかと思いますので，今回，精神科の先生がどのような考えで日頃の診療に臨んでいるのかを，まさに外来に陪席しているようにお聴きできたのは，大変貴重な機会でした．読者の皆さんにも「ああ，こういう困った経験あるある」と感じてもらえたり，これからの臨床で「あ，そういえばこの本の対談で話されていたな」と思い出してもらえれば幸いです．

宮内：そうですね．たしかに読者の方々の中にはもっと精神症状に対して意欲的に取り組んでいらっしゃる先生も多いでしょうし，そこは樫尾先生がおっしゃるように，対象の読者が若手のプライマリ・ケア医の先生となっている点をご理解いただければと思います．私も精神科医といえまだ若手（のつもり）なので，大御所の精神科医よりも他の科の先生方に近いと思っており，その点でも現実的な取り組みになってくれたかと考えております．漢方も"患者さんがその気になれば提示する"といった感じにしているので，日常診療に初めて取り入れる際のヒントとして捉えてみるとよいかと思います．
あとは，家庭医の先生の日頃の苦労が伝わってきて，恐れ入ると言うかなんと言うか……．私にそこまでの体力も気力も無いなと実感しました．
ぜひ，日々の診療では肩の力を抜いて，ご自身のゆとりをもつようにしていただければと思います．医療者に余裕がなければ患者さんにも余裕が生まれませんので，美味しいものを食べて寝られる時にしっかり寝てください．

樫尾：宮内先生は家庭医の視点も多くもたれていて，そのことも対話が盛り上がった1つの要因かと感じています．他の科も同じかと思いますが，

家庭医もアドレナリンがよく出ていそうなパワフルな方もいれば，非パワフルな方もおりますし，どちらかというと自分は後者かと思っています．

ゆとりや余裕，たしかに大切ですね．英国家庭医学会（Royal College of General Practitioners：RCGP）元会長のRoger Neighbour先生が『Inner Consultation（邦訳 内なる診療．カイ書林，2014）』のなかであげていた，診療スキルの5つのチェックポイント（1. Connecting, 2. Summarising, 3. Handover, 4. Safety-netting, 5. Housekeeping）の，まさに5つ目の「Housekeeping：taking care of yourself」にあたるのかと思います．海外のドクターの診察室には家族の写真が飾ってあったりして，これこそHousekeepingの1つなのかなと思いますが，自分だけの診察室ではない場合はなかなか飾るわけにもいきません（笑）．診察の合間にスマホで家族の写真を見たり，最近はSNSに（患者さんの個人情報には注意したうえで）書き込むことをHousekeepingとしている傾向もあるようです．

今回の対話のなかで感じたのは，あたりまえといえばあたりまえですが，どの診療についても，答えは一つではないという点です．読者の視点からすると，各対話を読んで「……で結局，結論はどうなの？」と感じるところもあるかも知れません．もちろん外してはいけないような原則やルールはあって，その点はなるべく紹介してきたとは思いますが，患者さんの訴えや背景も全く同じものはなかなかないように，医療者も，環境ごとに使える資源や文化も異なるなかで，試行錯誤して，次のオプションを考えていくのが日々の診療なのかと思います．そのことが，今回の対話にも表現されてきたのかと思いますし，読者の方々にも「こんなやり方もあるんだ」とか「ああ，他の人も自分と同じように考えるんだな」などと感じてもらえたら幸いです．

単純に自分が，この対話の行程をとても楽しめましたので，できればもう少し続けていきたいです（笑）．

宮内：私の方はついつい精神科病院受診という頭で考えてしまい，ちぐは

ぐな応答になってしまったところがあったかと思います．失礼いたしました．答えは1つではなく試行錯誤ということを言ってくださり，ありがとうございます．臨床では答えがなかなか出てこない状態をぐっと堪えねばならないことも多いですね．"ネガティブ・ケイパビリティ"とも最近は言われますが，慢性化した精神疾患や身体疾患，なかなか変えられない不遇な状況などのなかで医療者側がじっと耐えていくことも，とくに重要になってくるのだと思います．そのなかで，小さなチャンスを見逃さないように毎回の診察で下地をつくっていくような，そんな心がけが大事になってくるのでしょうね．

寄り道しながらの対話ではありましたが，読者の皆さんもここまでお付き合いくださりありがとうございました．

索引

生薬

阿膠	アキョウ	66, 240
茵蔯蒿	インチンコウ	240, 243
烏薬	ウヤク	66, 243
延胡索	エンゴサク	66
黄耆	オウギ	66, 240
黄芩	オウゴン	28, 66, 241, 243
黄柏	オウバク	66, 240, 241, 243
黄連	オウレン	66, 240, 241, 243
遠志	オンジ	66, 240
艾葉	ガイヨウ	240, 243
何首烏	カシュウ	66
葛根	カッコン	240
滑石	カッセキ	240, 243
栝楼根	カロコン	240, 243
栝楼仁	カロニン	240
乾姜	カンキョウ	225, 243, 298
甘草	カンゾウ	15, 28, 66, 77, 173, 240, 243
枳殻	キコク	240
枳実	キジツ	66, 240
菊花	キッカ	66, 240
牛膝	ギュウシツ	66
金銀花	キンギンカ	240
苦参	クジン	240
桂枝	ケイシ	66
桂皮	ケイヒ	28, 240, 243
膠飴	コウイ	240
紅花	コウカ	66, 240, 243
紅参	コウジン	107
香附子	コウブシ	66, 165
粳米	コウベイ	240
厚朴	コウボク	66
呉茱萸	ゴシュユ	66, 240, 243

牛蒡子	ゴボウシ	240
五味子	ゴミシ	240
柴胡	サイコ	61, 66, 242, 243
細辛	サイシン	240, 243
山査子	サンザシ	240
山梔子	サンシシ	28, 66, 241, 243
山茱萸	サンシュユ	66
山椒	サンショウ	243
酸棗仁	サンソウニン	66, 224, 225
山薬	サンヤク	66
地黄	ジオウ	29, 66, 225, 243
地骨皮	ジコッピ	243
紫蘇葉	シソヨウ	66, 240
芍薬	シャクヤク	15, 29, 66, 225, 243
車前子	シャゼンシ	66, 240, 243
縮砂	シュクシャ	66, 240
朮	ジュツ	66, 164, 298
生姜	ショウキョウ	66, 167, 240, 243, 298
小麦	ショウバク	240
升麻	ショウマ	240
辛夷	シンイ	240
石膏	セッコウ	66, 243
川芎	センキュウ	66, 240, 243, 297
川骨	センコツ	240
蘇木	ソボク	66
大黄	ダイオウ	28, 66, 225, 240, 243, 297
大棗	タイソウ	66, 240
沢瀉	タクシャ	66, 243
竹茹	チクジョ	240
竹葉	チクヨウ	240
知母	チモ	66, 146, 243
茶葉	チャヨウ	240
丁子	チョウジ	240
釣藤鈎	チョウトウコウ	66, 242, 297
猪苓	チョレイ	66, 240

陳皮	チンピ	66, 167
天花粉	テンカフン	225
天麻	テンマ	66
天門冬	テンモンドウ	66, 243
当帰	トウキ	28, 66, 225, 240, 243
桃仁	トウニン	66
人参	ニンジン	28, 66
忍冬	ニンドウ	240
貝母	バイモ	240, 243
薄荷	ハッカ	66, 243
半夏	ハンゲ	66, 166, 167, 240
白芷	ビャクシ	243
白朮	ビャクジュツ	240
茯苓	ブクリョウ	66, 164, 240
附子	ブシ	28, 31, 214, 243
防已	ボウイ	66, 240, 243
芒硝	ボウショウ	240, 243
樸樕	ボクソク	240
牡丹皮	ボタンピ	66, 243
牡蛎	ボレイ	66, 76, 211, 240
麻黄	マオウ	28, 30, 240, 243
麻子仁	マシニン	29
木通	モクツウ	66, 243
木香	モッコウ	66, 240
益母草	ヤクモソウ	66, 243
薏苡仁	ヨクイニン	66, 240, 243
龍眼肉	リュウガンニク	240
竜骨	リュウコツ	66, 76, 211
竜胆	リュウタン	66, 240, 243
連翹	レンギョウ	240, 243
蓮肉	レンニク	66

漢方薬

安中散	アンチュウサン	238
茵ちん蒿湯	インチンコウトウ	238
温清飲	ウンセイイン	29, 241
黄連解毒湯	オウレンゲドクトウ	29, 63, 64, 92, 238, 240, 243
葛根湯	カッコントウ	29, 238, 243
葛根湯加川芎辛夷	カッコントウカセンキュウシンイ	238
加味帰脾湯	カミキヒトウ	29, 76, 81, 92, 94, 173, 224, 238, 243
加味逍遙散	カミショウヨウサン	29, 48, 62, 173, 243
甘麦大棗湯	カンバクタイソウトウ	21, 77, 78, 173
帰脾湯	キヒトウ	76, 92, 223
芎帰膠艾湯	キュウキキョウガイトウ	165, 243
芎帰調血飲	キュウキチョウケツイン	165, 166, 173, 243
桂枝加芍薬湯	ケイシカシャクヤクトウ	77, 212, 238
桂枝加竜骨牡蛎湯	ケイシカリュウコツボレイトウ	63, 76, 81, 92, 224, 243
桂枝加苓朮附湯	ケイシカリョウジュツブトウ	238
桂枝湯	ケイシトウ	243
桂枝茯苓丸	ケイシブクリョウガン	28, 165, 238, 243
香蘇散	コウソサン	62, 165, 166, 173
五虎湯	ゴコトウ	238
牛車腎気丸	ゴシャジンキガン	29, 48, 243
呉茱萸湯	ゴシュユトウ	21, 29, 243
五苓散	ゴレイサン	21, 28, 173, 238, 243
柴胡加竜骨牡蛎湯	サイコカリュウコツボレイトウ	
		21, 29, 63, 64, 66, 76, 78, 92, 173, 224, 238
柴胡桂枝乾姜湯	サイコケイシカンキョウトウ	29, 63, 76, 78, 92, 173, 224, 243
柴胡桂枝湯	サイコケイシトウ	29, 66, 131, 238
柴胡清肝湯	サイコセイカントウ	29, 241
柴朴湯	サイボクトウ	29, 63
三黄瀉心湯	サンオウシャシントウ	29, 238, 243
酸棗仁湯	サンソウニントウ	31, 79, 91, 94, 146, 224, 243
四逆散	シギャクサン	62, 64, 173
四君子湯	シクンシトウ	238

307

四物湯	シモツトウ	28, 66, 77, 81, 173, 212, 238
芍薬甘草湯	シャクヤクカンゾウトウ	21, 77, 92, 243
十全大補湯	ジュウゼンタイホトウ	62, 64, 77, 165, 243
十味敗毒湯	ジュウミハイドクトウ	238
小柴胡湯	ショウサイコトウ	29, 65, 66, 238
小青竜湯	ショウセイリュウトウ	29, 238, 243
真武湯	シンブトウ	29
大黄甘草湯	ダイオウカンゾウトウ	29, 47, 238
大建中湯	ダイケンチュウトウ	29, 49, 243
大柴胡湯	ダイサイコトウ	29, 63, 239, 243
釣藤散	チョウトウサン	48, 63, 92
桃核承気湯	トウカクジョウキトウ	29, 173, 239, 243
当帰芍薬散	トウキシャクヤクサン	28, 77, 78, 165, 166, 239, 243
女神散	ニョシンサン	29, 173, 243
人参湯	ニンジントウ	243
人参養栄湯	ニンジンヨウエイトウ	62, 76, 92, 243
麦門冬湯	バクモンドウトウ	215
八味丸	ハチミガン	239
八味地黄丸	ハチミジオウガン	29, 239, 243
半夏厚朴湯	ハンゲコウボクトウ	28, 62, 79, 165, 166, 239
半夏瀉心湯	ハンゲシャシントウ	29, 107, 239
半夏白朮天麻湯	ハンゲビャクジュツテンマトウ	16
白虎加人参湯	ビャッコカニンジントウ	239
防已黄耆湯	ボウイオウギトウ	239
防風通聖散	ボウフウツウショウサン	239
補中益気湯	ホチュウエッキトウ	22, 61, 64, 92, 165, 215
麻黄湯	マオウトウ	29, 243
麻黄附子細辛湯	マオウブシサイシントウ	29, 239, 243
麻子仁丸	マシニンガン	29
よく苡仁湯	ヨクイニントウ	239
抑肝散	ヨクカンサン	47, 62, 64, 92, 230, 242
抑肝散加陳皮半夏	ヨクカンサンカチンピハンゲ	297
六君子湯	リックンシトウ	61, 64, 165, 166
苓桂朮甘湯	リョウケイジュツカントウ	62, 64, 77, 78, 81, 107
六味丸	ロクミガン	28, 77, 243

単 語

欧文・数字

ACP（advanced care planning）　270
ADHD（attention deficit hyperactivity disorder）　230, 235
β遮断薬　71
BATHE technique　32, 139, 221
BPSD（behavioral and psychological symptoms of dementia）　60, 64, 282, 293, 295
CBT-I　84, 190
EBM（evidence-based medicine）　144
LEAP　286
m-CGA　283
MCV　99
NAID（non-anaemic iron deficiency）　101
NaSSA（noradrenergic and specific serotonergic antidepressant）　54, 70, 222
nomogram　115
noradrenergic paradox　23
nurse practitioner　219
pragmatic trials　50
PTSD（post traumatic stress disorder）　7, 8, 211, 213
restless legs syndrome　83, 104, 235
SDM（shared decision making）　179, 183
SGLT2阻害薬　118, 120
SNRI（serotonin & norepinephrine reuptake inhibitors）　23, 54, 70, 174, 203
SSRI（selective serotonin reuptake inhibitors）　54, 70, 79, 174, 213
2.5人称　274
4-7-8呼吸法　191

あ

相見処方　131
悪夢　8, 92, 142, 213
アセトアミノフェン　254, 257
アリピプラゾール　236
アロマセラピー　293
安神　66, 75, 90, 173, 211, 243

い

意思決定支援　180, 183
依存性　26, 30, 141, 186
イライラ　6, 44, 55, 57, 61, 64, 76, 223, 239
飲酒　54
咽頭閉塞感（ヒステリー球）　62, 164, 166

う

うつ病　7, 51, 98, 209, 258, 273
——エピソード　52, 199, 204
——の向精神薬治療　54
——の診断　52
——モドキ　99
運転　25, 95, 124

単語

え

栄養　39, 43
エクスポージャー　70
エスシタロプラム　24, 174
エチゾラム　127, 173
エネルギー　39, 43
エンパグリフロジン　120

お

嘔気　79, 107, 165
オープンダイアローグ　286
瘀血　43, 44, 165, 173
オセルタミビル　149
億劫　57, 64, 93
思い悩み　76, 278
オランザピン　202

か

介護　265, 272, 282, 288
解離　7, 69
解離性障害　7
カウンセリング　175, 208, 228, 277
化湿　241
風　58, 90
家族ライフサイクル　276
ガバペンチン　71
カプセル　238
かゆみ　240
空咳　241
ガランタミン　267
カリフォルニアの娘症候群　270
カルバマゼピン　121
寒　44

肝　59
肝気鬱結　59, 65
関係づけ　6, 69
看護の力　219
丸剤　238
患者中心の医療　180, 183
神田橋処方　212
感度　114
漢方薬
　——とエビデンス　46
　——の依存性　30
　——の処方量　16
　——の勧めかた　14
　——の副作用　29
　——の服用のタイミング　16
　——の併用　15
顔面紅潮　240

き

気　43, 59
気虚　43, 59, 74, 90
希死念慮　18, 142
偽性アルドステロン症　15, 28, 147, 215
気滞　43, 59
気疲れ　76, 172
気分　6, 8
気分安定薬　121, 203
逆説志向　86
逆転移　245, 251
境界性パーソナリティ障害　195, 252
強迫症　7
恐怖　7, 34, 74, 173
近医とのやりとり　123
筋弛緩法　191

単語

く

グアンファシン　235, 241
クエチアピン　202
駆瘀血　66, 165, 173
雲のエクササイズ　36
グリーフケア　209, 217
クロニジン　235, 241

け

血　43, 59
血虚　43, 59, 74, 90
月経異常　43, 170
月経痛　21
血中濃度　121
検査前確率　114
倦怠感　99, 152, 164, 166

こ

抗うつ薬　12, 54, 70, 103, 174
　──の個性　24
　──の副作用　23
口渇　43, 44, 76, 241
効果判定　20
高血圧　29, 63, 93, 216
向精神薬
　──と漢方薬の使い分け　12
　──と漢方薬の併用　13, 79
抗てんかん薬　121, 236
行動化　7, 194
口内炎　240
公認心理師　175, 209, 229
更年期障害　169, 173, 232
子育て　153, 157, 234

こむら返り　21, 43

さ

サーモスタット　41, 57
柴胡剤　61, 92, 224
散寒　63, 76, 225
産後　5, 43, 152, 154, 165, 167
酸棗仁湯パルス療法　91

し

刺激制御法　84
自己責任　183
自殺企図　18, 254
自殺しない約束　259
支持　32
自死　206
自死遺族支援　210
事前確率　113
自閉スペクトラム症　231
死別　215
シャッフル睡眠法　86, 190
柔肝　60, 63, 66, 225
周産期うつ病　154, 228
　──の漢方薬　166
重症度　9, 18
終末期気分動揺　200
授乳中　18, 160
潤性　66
証　29, 46, 213
錠剤　238
症状の方向性　6
上熱下寒　172
情報提供書　123
生薬　15, 28, 66
　──の味覚　240

311

単語

食前　16
食欲不振　39, 43, 61, 64, 152, 166
女性の不調　164
心　74
神　74
腎　77
津液　43
心肝火旺　243
鍼灸　293
津虚　43, 61
心神不安　74, 90
人生会議（ACP）　270
身体化　7, 13, 20
身体疾患　2, 68
　――を疑う12ヵ条　5
身体症状症　7
心的外傷　8, 223

す

水滞　43
随伴症状　7
水分　39, 43, 164
睡眠12箇条　83, 136
睡眠時無呼吸症候群　83, 235
睡眠制限法　85
睡眠薬　88, 134, 141, 222
頭痛　21, 58, 63, 240
ストレス　57, 64, 73, 92, 212, 224
スボレキサント　88, 142, 177
スルピリド　54
スローモーション　36

せ

生津　63, 76, 91
精神科への紹介　18, 161, 176, 261

清熱　59, 66, 90, 241
生物心理社会モデル　228
セルトラリン　24, 103, 160, 174, 198
浅眠多夢　62, 92

そ

躁　6, 197
双極性障害　7, 51, 55, 118, 163, 198, 201
燥性　65, 225, 241
躁病エピソード　51, 163, 199
疏肝解鬱　59, 65, 66
熄風　59, 66, 90
即効性　20, 241
ゾピクロン　27, 141
ゾルピデム　27, 81, 141, 177, 196

た

脱抑制　26, 195, 263
ダムの水位のイメージ　140

ち

チアプリド　267
中断症状　24, 31, 80, 178
中途覚醒　91
治療抵抗性　128, 233

つ・て

疲れやすい　43, 101, 164, 214
低カリウム血症　295
適応障害　35
鉄欠乏性貧血　99, 105
鉄剤　104, 108
デュロキセチン　24
転移　245, 251
てんかん　124, 131, 236

と

――の精神症状　126

投影性同一視　252
動悸　44, 68, 76, 79, 93, 173, 224
統合失調症　6, 180, 207
慟哭　76
動脈硬化　63
ドキドキ　92, 173
ドキビク　76, 224
特異度　114
トラゾドン　54, 89, 142, 174, 177, 222
頓用　20, 26, 78, 92, 167, 173

に

入眠困難　90, 145, 206, 235
認証　34
妊娠中　18, 154, 160, 165, 166
認知行動療法　83, 190, 220
認知シャッフル睡眠法　86, 191
認知症　26, 47, 126, 242, 265, 273, 284

ね

寝汗　76, 92
熱　41, 44, 59, 73, 90, 146, 241

の

ノセボ　15, 27, 55, 81
のぼせ　28, 44, 173

は

パーソナリティ障害　7
肺　65
パターナリズム　185
葉っぱのエクササイズ　36

パニック障害　21, 62, 68, 78
バルプロ酸　118, 121
バロキサビル　149
パロキセチン　24, 176

ひ

冷え　41, 78, 172, 226, 242
鼻出血　63, 239
ヒステリー球（咽頭閉塞感）　62, 164, 166
必要総鉄量　105
疲労感　30, 43, 61, 64, 88, 101, 164, 215

ふ

不安　7, 23, 34, 43, 62, 68, 73, 76
　　――の向精神薬治療　70
フェリチン　99, 104
副作用　13, 23, 28
腹痛　21, 28
婦人科疾患への漢方薬　172
不眠　8, 28, 43, 82, 90, 94, 134, 142, 187, 266, 273, 282
　　――の向精神薬治療　88
　　――用漢方薬の使い方　94
プラセボ　15, 27, 55, 81, 88
プラゾシン　211
フラッシュバック　207, 211
フルボキサミン　24, 176
プレガバリン　71
プロプラノロール　71

へ

平肝熄風　243
ヘモグロビン　99
ヘルスリテラシー　188, 245, 291

313

単語

ベンゾジアゼピン受容体作動薬　12, 25, 70, 80, 148, 186, 194, 263
ベンラファキシン　24, 203

ほ

補気　59, 66, 79, 90
補血　60, 75, 90
ホットフラッシュ　171
ほてり　44, 76, 223
ポリファーマシー　122
ボルチオキセチン　24

み・む

ミアンセリン　222
ミルタザピン　24, 174, 177, 222
ミルナシプラン　24
むずむず脚症候群　83, 104, 235

め・も

メチルフェニデート　230
メトホルミン　120
メマンチン　267
喪の仕事　207, 210

や・ゆ・よ

薬剤の減量　124
尤度比　113
ユマニチュード　287
夢の問診　211
抑うつ　6, 44, 57, 165, 173, 206

ら・り・れ

ラメルテオン　81, 88, 142, 177, 235
理気　59, 66
利水　61, 66
リストカット　258
リスペリドン　118, 202, 267
離脱症状　26, 80, 148
リチウム　122, 203
リバスチグミン　290
臨床心理士　175, 209, 228
レベチラセタム　125

わ

ワンオペ育児　152

著者略歴

宮内倫也 精神科医
2009年 新潟大学医学部医学科 卒業．名古屋大学医学部附属病院で前期研修の後，名古屋大学医学部附属病院精神科．2013～2017年 名古屋大学大学院医学系研究科（満期退学）．現在は，民間の精神科病院に勤務．

樫尾明彦 プライマリ・ケア医
2004年 聖マリアンナ医科大学 卒業．2010年 昭和大学大学院医学研究科修了．2010年～2013年 医療福祉生協連・家庭医療学開発センター（CFMD）にて家庭医療後期研修．2014年より和田堀診療所，2017年より給田ファミリークリニック 副院長，現在に至る．

対話で学ぶ精神症状の診かた

2019年11月19日　1版1刷　　　　　　　©2019

著　者
宮内倫也　樫尾明彦
（みやうちともや）（かしおあきひこ）

発行者
株式会社 南山堂　代表者 鈴木幹太
〒113-0034　東京都文京区湯島 4-1-11
TEL 代表 03-5689-7850　www.nanzando.com

ISBN 978-4-525-38181-3　　定価（本体3,600円＋税）

[JCOPY] ＜出版者著作権管理機構 委託出版物＞
複製を行う場合はそのつど事前に（一社）出版者著作権管理機構（電話03-5244-5088，FAX 03-5244-5089，e-mail: info@jcopy.or.jp）の許諾を得るようお願いいたします．

本書の内容を無断で複製することは，著作権法上での例外を除き禁じられています．また，代行業者等の第三者に依頼してスキャニング，デジタルデータ化を行うことは認められておりません．